Onder redactie van:
Cecilia Huisman
Henk Mallo
Christel van Riel
Anneke Hulshoff
Jeanne van Steijn

Immuno-/targeted therapie

Onder redactie van:
Cecilia Huisman
Henk Mallo
Christel van Riel
Anneke Hulshoff
Jeanne van Steijn

Immuno-/targeted therapie

in de hemato-/oncologische zorg

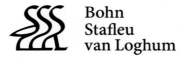

Bohn
Stafleu
van Loghum

Houten, 2016

Eerste druk, Elsevier gezondheidszorg, Maarssen 2008
Tweede t/m vierde druk, Reed Business, Amsterdam 2012-2014
Vijfde, (ongewijzigde) druk, Bohn Stafleu van Loghum, Houten 2016

ISBN 978-90-368-1285-6   ISBN 978-90-368-1286-3 (eBook)
DOI 10.1007/978-90-368-1286-3

NUR 870
Basisontwerp omslag en binnenwerk: Martin Majoor, Arnhem
Foto omslag: Jim Zuckerman/Corbic

Bohn Stafleu van Loghum
Het Spoor 2
Postbus 246
3990 GA Houten

www.bsl.nl

Medewerkers

Redactie
Cecilia Huisman
Henk Mallo
Christel van Riel
Anneke Hulshoff
Jeanne van Steijn

Auteurs

Leden SIG Immuno-/Targeted Therapy:
Jan Bink
    Leids Universitair Medisch Centrum (LUMC), Leiden

Christine Boers-Doets
    Waterlandziekenhuis (WLZ), Purmerend

Trudy Bollen
    Vrije Universiteit, medisch centrum (VUmc) Amsterdam

Gerry Dijkzeul
    Leids Universitair Medisch Centrum (LUMC), Leiden

Ruth Egger
    Universitair Medisch Centrum Groningen (UMCG)

Peggy den Hartog
    Sint Lucas Andreas Ziekenhuis, Amsterdam

Ans van Hoof
    Catharina Ziekenhuis, Eindhoven

Cecilia Huisman
Penthecilia B.V., Research management en coaching, Schiedam

Anneke Hulshoff
Universitair Medisch Centrum St Radboud, Nijmegen (UMC St Radboud)

José Koldenhof
Universitair Medisch Centrum (UMC) Utrecht

Henk Mallo
Nederlands Kanker Instituut-Antoni van Leeuwenhoek Ziekenhuis, Amsterdam (NKI-AVL)

Hetty Muller
Reinier de Graaf Gasthuis, Delft

Hans Polderdijk
HagaZiekenhuis, locatie Leyweg, Den Haag

Christel van Riel
Universitair Medisch Centrum St Radboud, Nijmegen (UMC St Radboud)

Jeanne van Steijn-van Tol
Leids Universitair Medisch Centrum (LUMC), Leiden

Mariëtte Weterman
Academisch Medisch Centrum (AMC), Amsterdam

Niet-leden SIG Immuno-/Targeted Therapy :
Diane M. Batchelor RN (EC), MScN, CON (C) PHCNP
Department of Family Medicine, Queen's University
Kingston, Ontario, Canada

Jojanneke van Staveren
Vrije Universiteit, medisch centrum (VUmc) Amsterdam

Marieke Schoordijk, lid SIG Nederlandse Stamceltransplantatie Verpleegkundigen
Vrije Universiteit, medisch centrum (VUmc) Amsterdam

Inleiding

Voor u ligt een geheel nieuwe uitgave van het boek 'Immuno-/targeted therapie in de hemato-/oncologische zorg'. Dit boek is samengesteld door leden van de Special Interest Group (SIG) Immuno-/Targeted Therapy, de voormalige Verpleegkundige Werkgroep Immunotherapie Nederland (VWIN, 1990).
De SIG Immuno-/Targeted Therapy is opgericht in 2004 en functioneert als een van de permanente vakgroepen binnen de Vereniging van Verpleegkundigen & Verzorgenden Nederland (V&VN), afdeling Oncologie, en heeft als belangrijkste doel het optimaliseren van de kwaliteit van zorg voor de patiënt die met immuno-/targeted therapie wordt behandeld. Informatie over de SIG, de organisatie, haar leden en producten is te vinden op http://oncologie.venvn.nl.

Dit boek is geschikt als naslagwerk voor (oncologie)verpleegkundigen en andere zorgverleners zoals huisartsen die patiënten begeleiden die worden behandeld met immuno-/targeted therapie. Het boek kan ondersteuning bieden bij het opstellen van afdelingsgebonden protocollen of richtlijnen, patiënteninformatie of klinische lessen. Ook voor cursisten/studenten van diverse opleidingen kan dit boek een verdieping en aanvulling zijn.

De eerste editie van het boek, 'Immuno-/biotherapie, theorie en verpleegkundige praktijk', werd uitgebracht in 1997. Inmiddels zijn we in de 21e eeuw beland en worden we geconfronteerd met nieuwe ontwikkelingen en inzichten op het gebied van biotechnologie, genetica, proteomics en pathofysiologie. Tegelijkertijd heeft de verworven kennis van het menselijk genoom ons het inzicht gebracht dat individuen, ondanks een gelijke set aan genen, onderling sterk verschillend zijn en mogelijk ook verschillend reageren op behandelingen. Dit maakt het ontwikkelen van nieuwe geneesmiddelen een complex, tijdrovend en kostbaar proces. Dit laatste geldt vooral voor antikankermiddelen die de afgelopen jaren zijn ontwikkeld. Hierbij wordt gebruikgemaakt van enerzijds kennis over het immuunsysteem en de fysiologie van de normale cel en anderzijds de biologie van het ontstaan van kanker.

In het eerste deel van het boek wordt uitgebreid ingegaan op immunotherapie, waarbij het immuunsysteem wordt ingezet in de strijd tegen kanker.

Deel twee is met name gericht op targeted oftewel doelgerichte therapie. Dit betreft geneesmiddelen die zijn gericht tegen specifieke moleculaire doelwitten (targets) in en op de tumorcel, of in de omgeving van de tumorcel. Door deze specifieke aangrijpingspunten worden deze middelen vaak aangeduid als targeted therapie.

Sinds 2001 zijn nieuwe targeted geneesmiddelen vanwege hun bewezen effectiviteit versneld op de markt gekomen. Aangezien deze middelen binnen een korte periode geregistreerd zijn, bestaat er nog onvoldoende (wetenschappelijke) kennis en ervaring over optimale dosering, toedieningschema en het ontstaan van specifieke bijwerkingen. In dit boek hebben we getracht zo veel mogelijk de laatste nieuwe ontwikkelingen te beschrijven.

Voor elk middel geldt dat informatie is verkregen op basis van de Samenvatting van de Productkenmerken (SmPC), literatuur en de medische en verpleegkundige praktijk.

In dit boek worden alleen middelen vermeld die in de hemato-/oncologie worden toegepast en een zogenaamde marketing authorization hebben verkregen. Met andere woorden voor deze middelen zijn specifieke indicaties beschreven en de bijbehorende handelsvergunningen afgegeven op basis van de balans werkzaamheid/schadelijkheid opgemaakt door het College ter Beoordeling van Geneesmiddelen (CBG) of European Medicines Agency (EMEA). Gekozen is om de middelen aan te duiden met de generieke naam.

Voor het beschrijven van alle middelen is tevens gebruikgemaakt van de websites van de EMEA (http://emea.europa.eu/) en het CBG (http://www.cbg-meb.nl/cbg/nl). Hier vindt u de aanbevelingen van EMEA voor het gebruik van nieuwe middelen gebaseerd op het Europees openbaar beoordelingsrapport (EPAR) waarin onder andere de wetenschappelijke gegevens worden beschreven.

De producenten van de betreffende producten zijn allen in de gelegenheid gesteld om de inhoud te becommentariëren.

Naast de hoofdstukken 'Het immuunsysteem', 'Biologie van kanker' en de 'Geschiedenis van immunotherapie' is in deel 1 een hoofdstuk opgenomen over veelvoorkomende of zeer ernstige toxiciteit. Dit hoofdstuk geeft informatie over het achterliggende werkingsmechanisme, bij welke middelen de beschreven toxiciteit voorkomt, toe te passen interventies en specifieke aandachtspunten voor de zorg. Daarnaast is in deel 1 een hoofdstuk toegevoegd over veilig omgaan met immuno-/targeted therapieën waarin aandacht wordt besteed aan de veiligheidsaspecten rondom het gebruik van deze middelen op basis van hedendaagse kennis.

Deel 2a bevat alle vormen van immunotherapie, zoals cytokinen (interferonen, hematopoëtische groeifactoren en erytropoëtinen (ESa's), vaccinatietherapie (preventief en therapeutisch) en gentherapie. Allogene perifere stamceltransplantatie (al-loPSCT) valt, gezien het werkingsmechanisme, ook onder immunotherapie en werd om die reden aan deel 2a toegevoegd. Deze paragraaf is tot stand gekomen door me-dewerking van de Special Interest Group (SIG) Nederlandse Stamceltransplantatie Verpleegkundigen (NSV). Deel 2b beschrijft alle middelen die vallen onder targeted therapie.

Grofweg zijn deze te verdelen in de monoklonale antilichamen en de 'small molecules'.

Naast informatie over het werkingsmechanisme wordt per middel ingegaan op de bijwerkingen. Er is gekozen voor het benoemen van alle bijwerkingen die meer dan 10% voorkomen en/of als ernstig zijn beoordeeld naar aanleiding van het grade-ringsysteem van de Common Toxicity Criteria for Adverse Events versie 3.0 (CTC AE)2006. Dit overzicht is te vinden op http://ctep.cancer.gov/forms/CTCAEv3.pdf. In appendix 2 is opgenomen een lijst met de meest voorkomende toxiciteit bij im-muno-/targeted therapie, beschreven volgens deze criteria.

Indien beschikbaar worden relevante informatiebronnen genoemd zoals informatie-brochures voor patiënten, verpleegkundigen behandelrichtlijnen en websites.

Ter verdieping wordt bij elk middel een literatuurlijst vermeld.

De sluitingsdatum voor het opnemen van geregistreerde middelen was maart 2008. Dit betekent dat met de huidige snelle ontwikkelingen bij het verschijnen van het boek nieuwe middelen niet aan bod zijn gekomen. De SIG is voornemens om deze nieuwe middelen na registratie beschikbaar te stellen op de website van de V&VN Oncologie, op de webpagina van de SIG Immuno-/Targeted Therapy.

Door de enorme snelle ontwikkelingen binnen de immuno-/targeted therapie zijn we ons bewust van het feit dat dit praktische naslagwerk steeds dient te worden aan-gepast en staan open voor feedback en suggesties. We nodigen een ieder uit die dit boek leest en gebruikt op- en aanmerkingen kenbaar te maken via de leden van de SIG Immuno-/Targeted Therapy of via de website van de V&VN Oncologie.

Tot slot hopen wij dat dit boek een bijdrage zal leveren aan de verdere professiona-lisering van de (oncologie)verpleegkundigen en andere zorgverleners, waardoor de zorg voor de patiënt die wordt behandeld met immuno-/targeted therapie verbetert.

Dankwoord van de redactie

Dit boek is tot stand gekomen door de inzet van heel veel personen.

Onze speciale dank gaat uit naar alle auteurs die ondanks al hun andere werkzaam-heden toch tijd vrij wisten te maken om de verschillende hoofdstukken te schrijven. Zonder hun inzet en expertise was dit resultaat niet bereikt.

Daarnaast hebben artsen medisch-inhoudelijk veel teksten beoordeeld en adviezen gegeven ter verbetering en verduidelijking. Ook hen willen we bedanken voor hun ondersteuning. Dit zijn geweest:

prof.dr. W.T.A. van der Graaf, internist-oncoloog, dr. C.M.L. van Herpen, internist-oncoloog, dr. P.B. Ottevanger, internist-oncoloog, prof.dr. C.J.A. Punt, internist-oncoloog, dr. R.A.P. Raymakers internist-hematoloog, dr. J.N.H. Timmer-Bonte, internist-oncoloog, allen werkzaam in het Universitair Medisch Centrum Nijmegen St Radboud, dr. J.B.A.G. Haanen, internist-oncoloog, Nederlands Kanker Instituut – Antoni van Leeuwenhoek Ziekenhuis (NKI-AVL), Amsterdam, prof.dr. P. Huijgens, internist-hematoloog, Vrije Universiteit medisch centrum, VUmc, Amsterdam, dr. T. Netelenbos, internist-hematoloog, dr. S. Osanto, internist-oncoloog, Leids Universitair Medisch Centrum (LUMC), dr. M.R. Schipperus, internist-hematoloog HagaZiekenhuis Den Haag, dr. H.M.W. Verheul, internist-oncoloog en dr. C. van Montfrans, dermatoloog, Universitair Medisch Centrum Utrecht (UMCU).

Tevens willen we alle betrokken farmaceuten bedanken voor het beoordelen van en het adviseren over hun producten, ook al moest dit vaak in een korte tijdsspanne plaatsvinden.

Bayer-Schering Pharma, Pfizer, Amgen, Roche en Wyeth willen we bedanken voor het ter beschikking stellen van verschillende illustraties.

Als laatste willen we de firma Roche bedanken voor de financiële ondersteuning waardoor de vierde druk van het boek mogelijk werd gemaakt. Mede dank zij deze ondersteuning is dit boek een professioneel naslagwerk geworden.

Redactie SIG Immuno-/Targeted Therapy
Najaar 2008

Inhoud

Deel 1

1 Het immuunsysteem

D.M. Batchelor en H.A. Mallo

1.1 INLEIDING

Het immuunsysteem is een uiterst complex en nuttig afweermechanisme om ons dagelijks te beschermen en vrij van ziekte te houden. 'Immuun' komt van het Latijnse woord 'immunis' en betekent 'vrijheid van', wat verwijst naar bescherming tegen indringers van buiten. Het immuunsysteem herkent, onthoudt, valt aan en vernietigt of inactiveert ongewenste pathogenen zoals bacteriën, virussen en schimmels, en tracht tumorcellen en virusgeïnfecteerde cellen te elimineren.

Een belangrijke eigenschap van het immuunsysteem is om lichaamseigen, veranderde lichaamseigen en lichaamsvreemde cellen en organismen van elkaar te onderscheiden. Dit onderscheid wordt gemaakt doordat het immuunsysteem bepaalde structuren herkent die op de oppervlakte van cellen aanwezig zijn. Dergelijke structuren noemen wij antigenen. Bij lichaamseigen antigenen treedt in principe geen reactie op, maar bij veranderde lichaamseigen of lichaamsvreemde antigenen wel. Deze herkenning en het maken van een onderscheid is de eerste stap in een immuunrespons.

Aanvankelijk functioneert vanaf de geboorte het immuunsysteem dat door de moeder is meegegeven. Deze tijdelijke natuurlijke immuniteit is dus passief verworven. Het functioneren van het latere immuunsysteem wordt bepaald door erfelijkheid. Vervolgens wordt gedurende het leven door herhaalde blootstelling aan vreemde of lichaamseigen veranderde cellen een actief verworven immuniteit verkregen. De eerste respons tegen pathogenen is de eerstelijnsafweer. Deze wordt gevolgd door de tweedelijnsafweer indien de eerstelijnsafweerreactie niet voldoet. De tweedelijnsafweer wordt gekenmerkt door de cellulaire afweer die wordt uitgevoerd door T-lymfocyten. De humorale afweer en aanmaak van specifieke antilichamen is de basis van de verworven immuniteit.

Om het immuunsysteem volledig te begrijpen worden het immuunsysteem en de immuunreactie onderverdeeld in twee componenten: de structuur en de functie. In dit hoofdstuk worden de structuur en de functie van het immuunsysteem en het werkingsmechanisme van de immuunreactie uiteengezet.

1.2 DE STRUCTUUR VAN HET IMMUUNSYSTEEM

Het immuunsysteem is opgebouwd uit specifieke cellen en eiwitten die door onderlinge interactie in de huid en slijmvliezen, lymfoïde organen, lymfeklieren, lymf- en bloedbaan zorg dragen voor een immuunrespons tegen pathogenen of veranderde lichaamseigen cellen. De huid is het zichtbare gedeelte van het immuunsysteem en fungeert als fysieke en chemische barrière tegen binnendringende pathogenen in ons lichaam. De epidermis bevat Langerhans-cellen die een rol spelen bij de eerstelijnsafweer. Tranen, speeksel en slijm bevatten lysozym, een enzym dat pathogenen vernietigt. In de slijmvliezen in het hoofd-halsgebied zitten veel mestcellen, immunoglobulinen en macrofagen. Flora in het vaginale en darmslijmvlies vormt een barrière waardoor infecties worden voorkomen. Een tweedelijnsimmuunrespons komt pas op gang als deze barrières worden doorbroken of niet goed functioneren.

1.3 DE ORGANEN VAN HET IMMUUNSYSTEEM

De organen van het afweersysteem bevinden zich verspreid door het lichaam. Deze organen bevatten allemaal lymfoïde weefsel waarin de cellen van het immuunsysteem zich bevinden. Zij zijn onderverdeeld in primaire lymfoïde organen en secundaire lymfoïde organen.

Primaire lymfoïde organen zijn het beenmerg en de thymus, waar de uitrijping van immuuncompetente (volwassen) lymfocyten plaatsvindt. T-cellen rijpen uit in de thymus en B-cellen in het beenmerg. Secundaire lymfoïde organen zijn de milt, het lymfatische weefsel van de darmen (Peyerse Plaques), de tonsillen, amandelen en de lymfeklieren. De lymfeklieren zijn onderling verbonden door lymfevaten.

1.3.1 De thymus

De thymus ligt achter het borstbeen, vlak boven het hart en is verantwoordelijk voor de productie en uitrijping van T-cellen. De thymus is voornamelijk van belang in het eerste levensjaar, want tijdens die periode wordt het kind aan veel pathogenen blootgesteld. T-cellen worden 'opgeleid' om het kind te beschermen (verworven immuniteit). Na het eerste levensjaar is de thymus minder van belang.

1.3.2 Het beenmerg

In het beenmerg worden alle cellen van het immuunsysteem geproduceerd. Bij volwassenen bevindt zich het actieve beenmerg voornamelijk in het bekken en het borstbeen, waar pluripotente stamcellen kunnen uitrijpen tot alle verschillende bloedcellen (hematopoëse, zie figuur 1.1). De pluripotente stamcel is meestal in een rustfase en vormt het reservoir voor de beenmergcellen. Bij een verlies van beenmergcellen door bijvoorbeeld bestraling en/of geneesmiddelen, bij verlies van veel bloed of tijdens een infectie vindt aanvulling van de beenmergcellen plaats doordat de pluripotente stamcel in deling gaat. De proliferatie en differentiatie van de pluripotente stamcel tot aan een rijpe bloedcel wordt gereguleerd door hematopoëtische

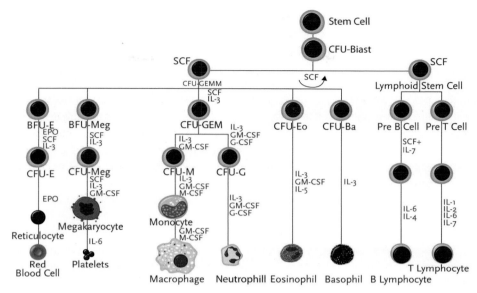

Figuur 1.1   Hematopoëse

groeifactoren, ook wel colony-stimulating factors (CSF) genoemd. Deze hematopoëtische groeifactoren behoren tot de groep van cytokinen.

1.3.3 Het lymfevatenstelsel

De lymfevaten verbinden alle organen en lymfeklieren en transporteren lymfe – een
kleurloos weefselvocht waarin zich lymfocyten bevinden – door het lichaam. Een
lymfeklier is een orgaan dat bestaat uit verschillende compartimenten waarin zich
veel lymfocyten bevinden. Aanvoerende lymfevaten monden uit in de lymfeklieren,
waarbij de lymfocyten reageren op de binnenstromende lymfe. Het immuunsysteem
wordt gestimuleerd om pathogenen en/of antigenen uit de lymfe te verwijderen en
te vernietigen. Hierdoor raakt de lymfeklier gezwollen. De 'schone' lymfe vloeit vervolgens naar de afvoerende lymfvaten. De lymfeklieren vormen tevens de verbinding
tussen het lymfevatenstelsel en het bloedvatenstelsel en er vindt interactie tussen
bloed en lymfe plaats. Lymfeklieren zijn onder andere te vinden in de hals, buik-
holte, de oksels en liezen.

1.3.4 De milt

De milt bevindt zich links in de bovenbuik en bevat voornamelijk B-lymfocyten en
erytrocyten. De milt filtert het bloed op zoek naar pathogenen en veranderde cellen en verwijdert afvalstoffen. In de milt worden plasmacellen gedifferentieerd uit
B-lymfocyten en worden rode bloedcellen afgebroken. Een mens kan zonder milt

leven, maar wordt hierdoor vatbaarder voor infectie. Bij het ontbreken van de milt wordt de levensduur van rode bloedcellen nauwelijks verlengd. Ook elders in het lichaam zijn plaatsen waar deze bloedcellen kapotgaan en waar restanten worden opgeruimd.

1.4 CELLEN BETROKKEN BIJ HET NIET-SPECIFIEKE IMMUUNSYSTEEM

Witte bloedcellen zijn de cellen van het immuunsysteem en omvatten lymfocyten, granulocyten en monocyten/macrofagen. Witte bloedcellen bestaan uit cellen die zowel tot het niet-specifieke als het specifieke immuunsysteem behoren. De myeloïde voorlopercellen afkomstig van de pluripotente stamcel, differentiëren tot granulocyten (neutrofielen, eosinofielen en basofielen), monocyten/macrofagen, dendritische cellen en natural-killercellen (NK-cellen) en maken onderdeel uit van het niet-specifieke immuunsysteem.

- Granulocyten maken 50-60% van alle leukocyten (witte bloedcellen) uit. De granulocyten bestaan uit: neutrofielen, eosinofielen en basofielen. Granulocyten worden gekenmerkt door granulen (korreltjes) in het cytoplasma. De granulen laten enzymen zoals histamine en lysozym los die bijdragen aan het bestrijden van onder andere bacteriële infecties.
  - Neutrofielen omvatten 70-80% van alle granulocyten en zijn betrokken bij het bestrijden van bacteriële infecties. Bovendien hebben zij het vermogen tot fagocyteren, dat wil zeggen dat zij bacteriën en andere micro-organismen kunnen vernietigen en opruimen.
  - Eosinofielen en basofielen komen minder voor en spelen een belangrijke rol bij allergische en ontstekingsreacties.
- Monocyten vormen 1-6% van alle witte bloedcellen. Monocyten die zich in weefsel bevinden worden macrofagen of histiocyten genoemd. De weefselmacrofaag houdt continu toezicht om pathogenen op te sporen en na fagocytose te presenteren om het specifieke immuunsysteem op gang te brengen. Monocyten hebben ook een belangrijke functie in het reguleren van ontstekingsreacties. Zij bezitten het vermogen om uit de bloedbaan te treden en te migreren naar een ontstekingsplaats, een proces dat chemotaxie wordt genoemd. Deze migratie wordt geïnitieerd door chemokinen.
- Dendritische cellen zijn afkomstig van monocyten en zijn gespecialiseerd in antigeenpresentatie. Dat wil zeggen dat zij antigenen van micro-organismen of tumorcellen opnemen, afbreken tot kleine brokstukken en dan presenteren aan het celoppervlak, waarmee zij T-cellen activeren. Dendritische cellen zijn veel effectievere antigeenpresentators dan de macrofagen, want zij hebben costimulatiemoleculen die een sterkere immuunrespons kunnen induceren.
- NK-cellen kunnen direct onder invloed van interleukine-2 met name virusgeïnfecteerde cellen en tumorcellen doden, en produceren zelf ook cytokinen.

Tabel 1.1 Belangrijke cellen van het niet-specifieke immuunsysteem

Celtype	Oorsprong	Functie
Granulocyt	Beenmerg	
■ Neutrofielen		Fagocytose en opruimen van organische resten
■ Eosinofielen		Bestrijden bacteriële infecties
■ Basofielen		Allergische en onstekingsreacties
Monocyt	Beenmerg	Fagocytose, op gang brengen van de immuunreactie, betrokken bij chemotaxie
Macrofaag	Idem	Fagocytose van antigeen
Dendritische cel	Lymfoïde en niet-lymfoïde organen	Presenteren van antigeen Induceren immuunrespons
NK-cel	Beenmerg	Doden van virusgeïnfecteerde cellen, activatie van fagocyten en stimulatie immuunreactie
Langerhans cel	Idem	Opname van antigeen in de huid, transport naar lymfklier

1.5 CELLEN BETROKKEN BIJ HET SPECIFIEKE IMMUUNSYSTEEM

De lymfoïde voorlopercellen rijpen uit tot lymfocyten, bloedcellen van het specifieke immuunsysteem, en vormen 30-40% van alle leukocyten. Zij zijn onderverdeeld in twee groepen: T-lymfocyten voor de cellulaire immuniteit en B-lymfocyten voor de humorale immuniteit. Tussen deze beide vormen van immuniteit is sprake van interactie.

T-lymfocyten rijpen uit tot een aantal verschillende T-lymfocyten met elk een andere functie. T-lymfocyten zijn belangrijk in het bestrijden van virale infecties en elimineren van tumorcellen. Zij kunnen direct vreemde of veranderde cellen vernietigen. Dit heet cellulaire immuniteit. T-lymfocyten zijn onderverdeeld in de volgende cellen.

T-helpercellen, ook wel CD4+ genoemd. Deze cellen zijn vanwege hun sterk regulerende functie de belangrijkste cellen voor de specifieke immuniteit. Deze T-lymfocyten herkennen vreemde binnendringers of veranderde cellen en werken samen met het niet-specifieke immuunsysteem. De functie van de T-helpercel is de immuunrespons op gang te brengen nadat de macrofaag op zijn celoppervlak het antigeen heeft gepresenteerd. De T-helpercel wordt geactiveerd door de productie van interleukine-1, afkomstig van macrofagen. Als de T-helpercellen zijn geactiveerd produceren zij interleukine-2, interferon en andere cytokinen die op hun beurt B-cellen laten ontwikkelen tot plasmacellen die overgaan tot productie van antilichamen.

T-suppressorcellen. Deze cellen remmen uiteindelijk de immuunrespons weer af als het vreemde organisme geëlimineerd is.

Cytotoxische T-cellen, ook wel CD8+ genoemd. De vernietiging van de cellen wordt voornamelijk uitgevoerd door cytotoxische T-lymfocyten. Cytotoxische T-lymfocyten

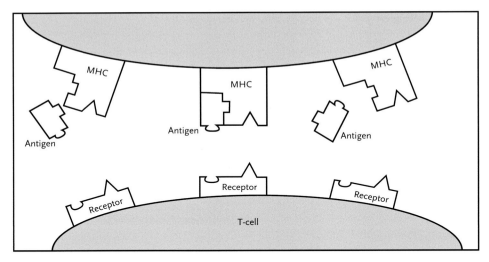

Figuur 1.2 HLA/MHC

kunnen alleen vreemde cellen herkennen als deze zichtbaar gemaakt worden door het major histocompatibility complex (MHC). Het MHC bevat verschillende antigenen, waaronder het humaan leukocyte antigeen (HLA) dat op het celoppervlak zit. Antigenen van vreemde of veranderde cellen worden gepresenteerd in het HLA, dat als een herkenningsmechanisme fungeert. Hierdoor worden cellen gelabeld als 'eigen' of als vreemd. Als een pathogeen of eigen cel dit kenmerk niet draagt, wordt het aangevallen en vernietigd. Er zijn twee hoofdklassen van HLA: klasse I en klasse II. Klasse I is op bijna alle lichaamscellen aanwezig en kan worden herkend door cytotoxische T-cellen. HLA, klasse II is alleen op antigeen presenterende cellen aanwezig zoals macrofagen en dendritische cellen. Deze cellen presenteren na opname en verwerking van vreemde en/of veranderde cellen stukjes eiwit, ook wel peptiden genoemd, samen met HLA klasse II aan de T-helpercellen. Het komt zelden voor dat twee mensen gelijke HLA-typering hebben. Specifieke immuniteit komt wat langzamer op gang en leidt ook tot geheugenvorming, waardoor bij een tweede contact met het micro-organisme een versnelde reactie plaatsheeft.

De B-cel rijpt onder stimulans van antigeenpresentatie uit tot een plasmacel. Deze heeft het vermogen om antilichamen te maken; dit kunnen er miljoenen zijn. Elk antilichaam is specifiek voor een antigeen van een vreemde cel of organisme. Door de binding van het antilichaam aan het antigeen wordt een immuunrespons op gang gebracht. Dit resulteert in het vernietigen van de vreemde cel of het organisme. Deze immuunreactie met behulp van B-cellen wordt de humorale immuunrespons ge-noemd.

Tabel 1.2   Belangrijke cellen van het specifieke immuunsysteem

Celtype	Oorsprong	functie
T-lymfocyt	Beenmerg, thymus	Cellulaire immuniteit
T-helpercel	Idem	Regulatie humorale en cellulaire immuunreacties via cytokinen
T-suppressorcel	Idem	Remming van humorale en cellulaire immuunreacties
Cytotoxische T-cel	Idem	Doden van met virus geïnfecteerde cellen
B-lymfocyt	Beenmerg	Betrokken bij humorale en antigeen presentatie aan T-cellen
Plasmacel	O.a. lymfklier, milt	Productie van antistoffen

Naast de cellulaire factoren van het niet-specifieke en specifieke immuunsysteem, zijn er ook een aantal eiwitten die een rol spelen in immuniteit. Hiertoe behoren onder andere antilichamen, complementeiwitten en cytokinen.

1.6 EIWITTEN BETROKKEN BIJ HET IMMUUNSYSTEEM

1.6.1 Cytokinen

Cytokinen zijn eiwitten (glycoproteïnen) die vrijkomen uit witte bloedcellen en zich binden aan celreceptoren; ze hebben een boodschapperfunctie binnen het immuunsysteem. Zij brengen cel-celinteracties tussen immuuncellen tot stand. Sommige cytokinen zijn betrokken bij de hematopoëse en worden dan hematopoëtische groeifactoren (HGF) genoemd. Cytokinen worden met name geproduceerd door monocyten en T-helpercellen. Daarnaast kunnen cytokinen door allerlei andere celtypen worden gemaakt, zoals endotheelcellen.

Tot de cytokinen behoren de interferonen, de interleukinen en de hematopoëtische groeifactoren. Deze kunnen onder bepaalde omstandigheden, zoals bijvoorbeeld bij een virusinfectie, ook door het eigen lichaam worden aangemaakt en behoren dus tot de normale lichaamsbiologie.

Daarnaast bestaat er een groep van ten minste 25 kleine cytokinen, de zogenoemde chemokinen. Deze komen vrij op ontstekingsplaatsen en kunnen hechten aan endotheelcellen. Chemokinen dragen zorg voor het signaal tot migratieactiviteit van voorbijkomende granulocyten: chemotaxie.

Werkingsmechanisme

Cytokinen binden aan receptoren op het celmembraan waarna een signaal wordt afgegeven naar de celkern (boodschap, signaaltransductie) met als gevolg verandering in het celgedrag zoals activatie, celdood, proliferatie en differentiatie in functie. De betrokken cel wordt ontvankelijk voor stimuli van buitenaf. De werking van de cyto-

Tabel 1.3 Overzicht cytokinen

Cytokinen	Effect
Interferon-alfa	■ direct en indirect virusremmend ■ remt de groei van sneldelende cellen ■ reguleert klasse-I-MHC expressie
Interferon-beta	vrijwel gelijk aan Interferon–alfa
Interferon-gamma	activeert T- en B-lymfocyten, macrofagen en NK-cellen
Interleukine-1	zorgt voor de uitrijping van stamcellen
Interleukine-2	■ stimuleert de T- en B-lymfocyten en NK-cel groei ■ stimuleert LAK (lymfokine activating killer cellen)
Interleukine-6	■ stimuleert de groei van plasmacellen ■ beïnvloedt T-lymfocyten
Interleukine-4	stimuleert voornamelijk de groei van de B-lymfocyten
Tumor Necrosis Factor	necrotiseert tumoren door aantasting van de bloedvaten van de tumor
G-CSF	activering, proliferatie en uitrijping van granulocyten en myeloïde voorlopercellen
GM-CSF	activering, proliferatie en uitrijping van hematopoëtische voorlopercellen, granulocyten en monocyten
EPO	activering, proliferatie en uitrijping van erytrocytaire voorlopercellen

kinen blijft in principe beperkt tot de naaste omgeving van de producerende cellen, een zogenoemde paracriene werking. Hierdoor communiceert het niet-specifieke immuunsysteem met het specifieke immuunsysteem en de cellen van het specifieke immuunsysteem onderling. Immuuncellen, gestimuleerd door cytokinen, vermenigvuldigen zich en kunnen vreemde binnendringers beter herkennen, aanvallen en vernietigen.

Cytokinen kunnen doordat het immuunsysteem geïntegreerd is met het zenuwstelsel en het endocriene systeem ook effecten op afstand hebben: IL-1, interferon-alfa en IL-6 hebben bijvoorbeeld directe effecten op de hypothalamus of hypofyse. Met behulp van de recombinant-DNA-techniek kunnen cytokinen in grote hoeveelheden worden geproduceerd: de zogenoemde biological-response modifiers (BRM's). Cytokinen beïnvloeden elkaars productie en werking: synergie, antagonisme en cascadevorming. Dit kan soms door overexpressie van receptoren door de specifieke stimuli of door juist de productie van cytokinen te remmen. Er zijn tevens nog cytokinen die een rol spelen in de hematopoëse: de hematopoëtische groeifactoren. Granulocyte-colony stimulating factor (G-CSF) zorgt voor de aanmaak van granulocyten en granulocyte-macrophage-colony stimulating factor (GM-CSF) zorgt voor aanmaak van granulocyten, macrofagen en dendritische cellen.

1.6.2 Antilichamen

Antilichamen (antistoffen) – ook wel immuunglobulinen (Ig) genoemd – zijn eiwitten en worden in groten getale door plasmacellen geproduceerd. Bij de geboorte worden door de moeder antilichamen aan het kind meegegeven (natuurlijke immuniteit). Deze antilichamen zijn antigeenspecifiek; tegen elk nieuw/vreemd pathogeen of eiwit dat het lichaam binnendringt wordt een antilichaam aangemaakt. Het immunoglobulinemolecuul is Y-vormig en bestaat uit een constant gedeelte dat nooit verandert en een variabel gedeelte. Het constante deel heeft continu contact met receptoren op immuuncellen. Het variabele deel heeft een bindingsplaats die specifiek is voor één bepaald antigeen. Ook kunnen antilichamen binden aan een receptor op de oppervlakte van pathogenen of veranderde cellen, de zogenoemde effectorfunctie. Vervolgens ontstaan er drie mechanismen om de cel te doden:

1 antibody dependent cell-mediated cytotoxicity (ADCC): door binding van het antilichaam aan de tumorcel kunnen deze cellen aangevallen worden door granulocyten en macrofagen waarbij ze kunnen worden gefagocyteerd;
2 complement dependent cytotoxicity (CDC): dit mechanisme wordt beschreven onder paragraaf 1.6.3;
3 antilichamen kunnen door binding aan de tumorcel apoptose initiëren (geprogrammeerde celdood).

Er worden vijf soorten klassen van immunoglobulinen onderscheiden met elk een andere functie: IgA, IgD, IgE, IgG en IgM.

De IgA-immunoglobulinen bevinden zich in het speeksel en secreta van het gastro-intestinale en respiratoire systeem en in moedermelk, en dienen voor lokale afweer. De functie van de IgD-immunoglobulinen is niet goed bekend. De IgE-immunoglobulinen bevinden zich in de slijmvliezen en werken samen met mestcellen en basofielen die na binding aan een antigeen histamine, chemokinen en andere

Tabel 1.4 Humane immunoglobulinen

	IgA	IgD	IgE	IgG	IgM
Locatie	Speeksel en secreta gastro-intestinale en respiratoire systeem en traanvocht en moedermelk	Membraam B-cel	In slijmvliezen	In serum, milt	Membraam B-cel
Functie/ resultaat	Lokale afweer tegen bacteriën bescherming	Onbekend	Werken samen met mestcellen en basofielen, allergische reactie	Bestrijden infectie, vorming van immuuncomplexen, complement actvatie	Bestrijden infectie, complement actvatie

vasoactieve factoren vrijlaten die verantwoordelijk zijn voor de kenmerkende allergische reactie. De IgG- en IgM-immunoglobulinen zijn de belangrijkste immunoglobulinen bij infecties die ontstaan door bacteriën, schimmels en/of virussen. Een antigeen met bijbehorend immunoglobuline wordt samen een immuuncomplex genoemd.

1.6.3 Complementeiwitten

Het complementsysteem bestaat uit 25 verschillende plasma-eiwitten die samenwerken met antilichamen om vreemde of veranderde cellen te vernietigen. Antilichamen binden aan antigenen van pathogenen en tumorcellen en kunnen vervolgens complementeiwitten binden. De complementeiwitten kunnen zich ook rechtstreeks aan vreemde cellen binden, waardoor deze cellen direct worden vernietigd, dit wordt het CDC-complex genoemd. Door de vorming van porievormende moleculen kunnen gaatjes in de celwand van de tumor worden gemaakt. Deze lijken qua structuur veel op perforine, wat door T-lymfocyten wordt gebruikt om de celmembraan van bijvoorbeeld tumorcellen te penetreren, en op gelijksoortige moleculen die in de granulae van eosinofielen wordt aangetroffen. Dit wordt het CDC-mechanisme genoemd.

1.7 FYSIOLOGIE VAN HET IMMUUNSYSTEEM

De functie van het immuunsysteem in ons lichaam is het voorkomen van ziekte en/of beschermen tegen ziekte. Het immuunsysteem doet dit door een barrière te vormen die voorkomt dat pathogenen het lichaam kunnen binnendringen: de afweer. Als pathogenen toch binnendringen, komt een afweerreactie op gang. Immuniteit wordt verkregen door het doormaken van een immuunrespons.

1.7.1 Afweer

Eerstelijnsafweer

Onze huid en slijmvliezen fungeren als eerste lijn in de verdediging en zorgen ervoor dat pathogenen het lichaam niet binnen kunnen dringen. Indien de huid intact is, fungeert hij als een goede barrière. Melk- en vetzuren in zweet en talg en een lage zuurgraad belemmeren de groei van micro-organismen. Bij het doordringen van de huid zullen onderhuids de macrofagen en andere immuuncellen zoals Langerhanscellen worden geactiveerd om het ontstekingsproces lokaal te houden. Het gebied van de ontsteking wordt gekenmerkt door roodheid, zwelling, warmte en pijn.

In het slijmvlies van de ademhalingsorganen vormen mechanismen zoals trilhaarbewegingen, hoesten en niezen een fysieke barrière voor besmetting. Ook de wassende mechanismen van tranen, speeksel, urine en de zuurgraad in de maag vormen een fysieke barrière. Samen met de huid vormen deze mechanismen de eerstelijnsafweer tegen vreemde binnendringers. De aanwezigheid van IgA-immunoglobulinen in de slijmvliezen helpt mede de toegang van bacteriën of virussen te blokkeren, indien men eerder een specifieke infectie heeft doorgemaakt.

Tweedelijnsafweer

Als de eerstelijnsafweer onvoldoende is, komt de cellulaire en humorale afweer op gang. Dit noemt men de tweedelijnsafweer. Na de eerste verdediging tegen vreemde binnendringers door granulocyten, monocyten en NK-cellen worden signalen gestuurd naar de T-helpercellen die de regie hebben in dit proces.

Cellulaire afweer

Dit is het afweermechanisme dat primair wordt uitgevoerd door T-lymfocyten nadat zij zijn geactiveerd door macrofagen en dendritische cellen. De T-helpercellen laten cytokinen los, onder andere interleukine-2, -4, -5, -6 en -10, γ-Interferon, TNF-β en chemokinen die zorgen voor de activering, vermenigvuldiging en de uitrijping van B-cellen en cytotoxische T-cellen. Daarnaast worden meer macrofagen aangemaakt en geactiveerd, en worden ook B-cellen geactiveerd waardoor de humorale afweer op gang wordt gebracht. Bij deze cellulaire respons vindt tevens vorming van T-geheugencellen plaats.

Humorale afweer

Na activatie door de T-helpercel worden B-cellen geactiveerd. Vervolgens vermenigvuldigen B-cellen zich en rijpen uit tot plasmacellen die de immunoglobulinen/antilichamen aanmaken. Tevens vindt uitrijping plaats tot B-geheugencellen. CDC, ADCC en complementactivatie zijn bij dit proces betrokken.

Primaire en secundaire respons

Tijdens de primaire respons ontstaan de antilichaamvormende plasmacellen en B-geheugencellen. De secundaire respons wordt op gang gebracht door T- en B-geheugencellen die specifiek zijn voor een bepaald pathogeen. Het geheugen van de B-cel kan in interactie met de T-cel een sterkere immuunreactie geven. Deze secundaire respons is sneller en sterker dan de primaire respons. Komt het antigeen via de bloedbaan het lichaam binnen, dan zal de antilichaamvorming plaatsvinden in het beenmerg en de milt. Komt het antigeen via de huid binnen, dan zal de antilichaamproductie in eerste instantie op gang komen in de afvoerende lymfeklieren, en later ook in het beenmerg. Komt het antigeen via de slijmvliezen binnen, dan zal de antilichaamreactie ter plaatse op gang komen.

1.7.2 Immuniteit

Het proces van het ontwikkelen van specifieke afweer noemt men immuniteit. Er is onderscheid te maken tussen natuurlijke immuniteit en verworven immuniteit.

Natuurlijke immuniteit is verkregen via de moeder en bestaat met name uit immunoglobulinen en complementeiwitten die al aanwezig zijn bij de geboorte. Daarnaast bereiken immuunstoffen via de borstvoeding het kind. Dit vormt de eerste afweer van het kind gedurende de eerste 3-6 maanden van zijn leven.

Het blootstellen aan veel verschillende micro-organismen zorgt voor de aanmaak van een verscheidenheid aan antilichamen die immuun maakt voor verdere besmetting. Ieder persoon ontwikkelt een unieke immuniteit, maar dit is sterk afhankelijk van de leeftijd van de persoon en de hoeveelheid, aard en wijze van binnendringen van het antigeen. Als iemand van een besmetting herstelt en bij een hernieuwde zelfde besmetting niet meer ziek wordt, spreekt men van verworven immuniteit. Dit fenomeen vindt plaats door de geheugenfunctie van het immuunsysteem, karakteristiek voor de B- en T-lymfocyten. Immuniteit wordt beïnvloed door ervaring, waardoor bij herhaalde blootstelling aan pathogenen of veranderde cellen de immuunrespons sneller, heftiger en sterker op gang komt om het lichaam te verdedigen. Dezelfde antigenen zullen bij herhaalde blootstelling zelfs beter worden herkend, aangevallen en vernietigd. Dit principe vormt de basis voor vaccinatie. Door het toedienen van een verzwakte of gedode vorm van een virus of bacterie worden T- en B-geheugencellen gevormd, zodat iemand immuun wordt voor dit virus of deze bacterie.

1.7.3 Stoornissen van het immuunsysteem
Een te sterke reactie van het immuunsysteem kan worden ingedeeld in de volgende drie soorten reacties.

1 Allergie is een te sterke activiteit tegen lichaamsvreemde antigenen. Het immuunsysteem reageert te sterk op een tamelijk onschuldig pathogeen/allergeen, bijvoorbeeld huisstof.
2 Auto-immuniteit is een te sterke activiteit tegen lichaamseigen antigenen. Het immuunsysteem valt lichaamseigen antigenen aan en veroorzaakt (auto-immuun) ziektes, zoals type-I-diabetes (jeugd) en reumatoïde artritis.
3 Afstotingsreacties, zoals bij orgaantransplantaties.

Een onderactiviteit van het immuunsysteem wordt immuundeficiëntie genoemd. Dit kunnen humorale, cellulaire, granulocytaire en complementdeficiënties zijn. Deze deficiënties zijn gebaseerd op defecten in of het ontbreken van goed functionerende immunoglobulinen, T-lymfocyten, granulocyten en complementeiwitten. Ook humaan immuundeficiëntievirus (hiv) valt onder een immuundeficiëntie. Deze inadequate immuunreacties worden bepaald door verschillende factoren, zoals genetische en hormonale factoren, leeftijd, medicatie en omgevingsfactoren.

1.7.4 De immuunrespons samengevat

Een immuunrespons is gebaseerd op vele complexe processen van het immuun-systeem, waarbij sprake is van communicatie en interactie tussen de verschillende componenten zoals cellen en celproducten van het immuunsysteem.

Wanneer besmetting met een vreemde of veranderde cel optreedt, start na her-kenning van dit organisme de eerstelijnsafweer. Onder de huid en in de slijmvlie-zen bevinden zich macrofagen, IgA-antilichamen en complementeiwitten die samen proberen de bacteriën of virussen te lokaliseren, aan te vallen en te vernietigen. Hier-bij komt een lokale immuunrespons op gang: de ontstekingsreactie. Het weefsel wordt door macrofagen en andere immuuncellen rood, warm, gezwollen en pijnlijk. Indien deze lokale eerstelijnsafweerreactie niet voldoet, dan komt er een algehele immuunrespons in de vorm van een tweedelijnsafweer op gang: de humorale en cellulaire afweer.

De macrofagen en dendritische cellen van het niet-specifieke immuunsysteem verwerken het micro-organisme door deze op te nemen en presenteren het antigeen

Figuur 1.3   Immuunrespons

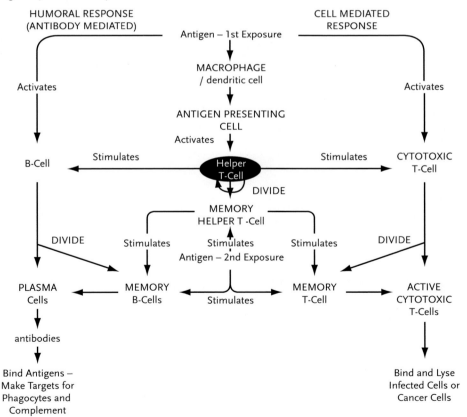

via de HLA klasse-II-moleculen aan de T-helpercel van het specifieke immuunsysteem. Hiermee worden macrofagen en dendritische cellen antigeenpresenterende cellen (APC). De T-helpercel wordt geactiveerd en produceert cytokinen, waaronder interleukinen, en zorgt dat meer T-cellen worden aangemaakt. Tevens worden B-cellen en cytotoxische T-cellen geactiveerd. Daarnaast worden hematopoëtische groeifactoren geproduceerd, zodat meer witte bloedcellen aangemaakt worden. Hoe heftiger de reactie en hoe meer cellen en cytokinen aangemaakt worden, des te heftiger zijn de bijbehorende klachten zoals koude rillingen, koorts en een grieperig gevoel.

Dit proces is efficiënt en zorgt voor bescherming. Soms kunnen echter antigenen of tumorcellen ontsnappen aan de bewakingsfunctie van het immuunsysteem, waardoor kanker kan ontstaan. De tumorcellen kunnen stoffen afgeven om het immuunsysteem te remmen of antigenen te veranderen of te verbergen waardoor zij ongemerkt door het lichaam kunnen zwerven, nestelen en groeien. De afweer tegen kankercellen is dus niet altijd optimaal.

LITERATUUR
Batchelor D, Mallo HA. Het immuunsysteem. In: Immunotherapie/Biotherapie theorie en de verpleegkundige praktijk. Nijmegen: Drukkerij Trio Print 2004.
Batchelor D. Biological Therapy. In: Kearny N, Richardson A, (eds). Nursing Patients with Cancer. 2006. Elsevier. London. Pagina 303-329.
Benner R, Dongen JJM van, Ewijk W van, Haaijman JJ. (red.). Medische immunologie. Utrecht: Wetenschappelijke uitgeverij Bunge, 1996.
Benner R, Dongen JJM van (red.). Medische immunologie. Maarssen: Elsevier gezondheidszorg, 2006.
Burmester G, Pezzutto A. Atlas van de Immunologie. Baarn: SESAM/HBuitgevers, 2003.
Koeller J, Tami JA (eds) Concepts in immunology and immunotherapeutics 2nd edition. Bethesda: American Society of hospital Pharmacists, 1992.
Rieger PT. Biotherapy, A Comprehensive Overview. 2nd ed. Sudbury: Jones and Bartlett Publishers, 2001.
Riott I. Essential immunology. 8th edition. London: Blackwell Science Publication, 1994.
Male D, Celmigratie en ontsteking. In: Riott I, Brostoff J, Male D (red.). Immunologie, 2e druk, Bohn Stafleu van Loghum. Houten/Diegem, 2000. Pagina 61-69.
Rijkers GT, Herbrink P. Weefsels, cellen en moleculen: bouw en functie van het immuunsysteem Ned Tijdschr Klin Chem Labgeneesk 2004; 29:134-137.
Stites DP, Terr AI, Parslow TG. Basic and clinical immunology. 8th edition. Connecticut: Appleton Leng, 1994.

Website
www.diagnose-kanker.nl/immunologie.htm2007-11-21

2 De biologie van kanker

D.M. Batchelor en H.A. Mallo

2.1 INLEIDING

Kankercellen ontstaan door mutaties in genen die optreden tijdens complexe biologische processen in de cel. Mutaties kunnen zowel erfelijk als verworven zijn en leiden tot een verandering in het gedrag van een cel, waarbij deze ongeremd gaat delen en het evenwicht tussen celgroei en celdood verstoord raakt. Aanvankelijk kunnen tumorsuppressorgenen en herstelgenen dit proces beïnvloeden of kan het immuunsysteem deze cellen opruimen. Kankercellen kunnen echter ook in staat zijn om op een gegeven moment overlevingsstrategieën te ontwikkelen en zodoende te ontsnappen aan deze processen. Voor een beter begrip van de werking van immunotherapie

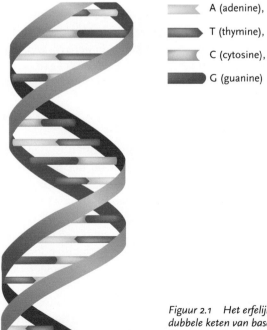

A (adenine),

T (thymine),

C (cytosine),

G (guanine)

Figuur 2.1   Het erfelijk materiaal, DNA, bestaat uit een zeer lange dubbele keten van basenparen in de vorm van een dubbele helix. Basenparen bestaan uit nucleotiden A T C en G.

en targeted therapie en de rol in het bestrijden van kanker, moet eerst kennis worden genomen van genetica en immunologie.

2.2 GENETICA EN IMMUNOLOGIE
Genetica is de leer van de erfelijkheid en specifiek de wetenschap van erfelijk overdraagbare menselijke eigenschappen. In 1953 werd door Watson en Crick het deoxyribonucleic acid (DNA) ontdekt. Het DNA in de kern van de cellen is een gegevensbank die ongeveer veertigduizend genen bevat. De genen zijn kleine onderdelen van het DNA, gelegen op de chromosomen. Genen zijn uniek voor ieder mens en zijn verantwoordelijk voor de structuur en functie van het lichaam. Apart of in combinatie bepalen ze de eigenschappen van het individu. Genen coderen voor bepaalde eiwitten en/of enzymen. Dat wil zeggen: eiwitten/enzymen vertalen de informatie afkomstig van het gen en geven de boodschap door aan de cel. Bij mitose (celdeling) wordt genetische informatie overgedragen aan andere cellen. Tijdens de verschillende fases in de celdeling zijn controlemomenten ingebouwd zodat regelgenen kunnen ingrijpen als er fouten optreden.

Immunologie is de wetenschap die de biologie van het immuunsysteem bestudeert. Kennis van de immunologie opgedaan in de afgelopen halve eeuw heeft geleid tot het aantonen van de relatie tussen het immuunsysteem, de immuunrespons (afweer) en kanker.

2.3 RELATIE GENETICA EN KANKER
Veel ziekteprocessen vinden hun oorsprong op cellulair niveau en vaak is hiervoor een genetische oorzaak aan te wijzen. Er zijn meer dan vierduizend ziektes die ontstaan ten gevolge van genetische veranderingen. Ook kanker is genetisch bepaald. Een klein aantal van de genen, de regelgenen, stuurt het gedrag van de cel aan, zoals de celdeling en de functie. Als deze regelgenen worden beschadigd, raken de normale celprocessen verstoord.

2.4 DE REGELGENEN
Proto-oncogenen zijn verantwoordelijk voor de aanmaak van eiwitten die zorgen voor normale celgroei en differentiatie en zijn vaak betrokken bij het proces van signaaltransductie. Proto-oncogenen zijn groeistimulerend, en coderen voor onder andere groeifactoren, tyrosinekinasereceptoren en de in het cytoplasma aanwezige tyrosinekinasen en serine/threoninekinasen.

Door mutatie of toenemende expressie kunnen proto-oncogenen zich ontwikkelen tot oncogenen. Hierdoor raakt de signalering tijdens de verschillende fases ontregeld en wordt de groei te lang en te veel gestimuleerd. Dit leidt vervolgens tot ongeremde celvermeerdering: celproliferatie.

Indien een fout is opgetreden bij de DNA-duplicatie tijdens de celdeling, kunnen tumorsuppressorgenen een signaal afgeven waardoor deze fase van de celdeling wordt gestopt. Zij werken dus groeiremmend. Dit mechanisme beschermt de cel tegen kwaadaardige ontaarding en kan apoptose van kankercellen initiëren.

Een van de tumorsuppressorgenen is het p53-gen. Dit gen speelt een belangrijke rol tijdens de verschillende fases in de celdeling en speelt een sleutelrol in apoptose. Mutaties in dit gen worden bij ongeveer de helft van de menselijke kankersoorten aangetroffen.

DNA-herstelgenen proberen beschadiging van het DNA te herstellen. Na herstel van het DNA kan de celdeling alsnog in een volgende fase komen. Lukt het niet om het DNA te herstellen, dan zou een cel over moeten gaan tot apoptose.

Ook kan een translocatie of breuk in een bepaald chromosoom ontstaan. Een voorbeeld hiervan is een translocatie die onder andere voorkomt bij chronische mye-loïde leukemie (CML): het zogenoemde philadelphiachromosoom ontstaat door een breuk in zowel chromosoom 9 (Abl-gen) als 22 (Bcr-gen). Doordat een stukje van chromosoom 9 van plaats wisselt met een stukje van chromosoom 22 ontstaat er een fusiegen (het Bcr-Abl-gen) op chromosoom 22.

Beschadiging aan het menselijk genoom kan veroorzaakt worden door exogene factoren zoals bepaalde voedselbestanddelen, chemische stoffen, sigarettenrook, virussen en radioactieve (achtergrond)straling. Echter ook endogene factoren zoals hormonen kunnen een oorzaak zijn.

Als genen veranderen en normale cellen ontaarden in kankercellen, kan dit lei-den tot expressie van tumorantigeen op het celmembraan. Hierdoor worden kanker-cellen herkenbaar voor het immuunsysteem en geneesmiddelen. Soms komen deze tumorantigenen vrij in het bloed. Dit zijn de zogenoemde tumormarkers die worden gebruikt bij de diagnostiek en responsbepaling van kankerbehandelingen.

2.5 CONCLUSIE EN SAMENVATTING

Kanker ontstaat door een opeenstapeling van mutaties in genetische informatie. In de meeste gevallen zijn gemiddeld zeven mutaties nodig om een normale cel te laten ontsporen tot kankercel. Dit proces heet carcinogenese.

Hanahan en Weinberg hebben in 2000 de zes kenmerken van kanker gedefini-eerd. Deze kenmerken, in de volgende opsomming benoemd, bieden aanknopings-punten voor juiste inzet van immuno- & targeted therapieën in de behandeling van kanker (zie figuur 2.2).

1 Tumorcellen kunnen onafhankelijk van groeisignalen zich vermenigvuldigen, bijvoorbeeld door een mutatie in een groeifactorreceptor.
2 Tumorcellen kunnen ongevoelig worden voor signalen die de celgroei remmen.
3 Tumorcellen kunnen geprogrammeerde celdood – apoptose – voorkomen, bij-voorbeeld door een mutatie van het p53-gen.
4 Tumorcellen kunnen zich ongelimiteerd vermenigvuldigen door activiteit van telomerase te behouden.

5   Tumorcellen kunnen angiogenese bevorderen, bijvoorbeeld door groeifactoren voor de vorming van nieuwe bloedvaten af te scheiden.
6   Tumorcellen zijn in staat tot invasie van omliggend weefsel door afbraak van de extracellulaire matrix en te metastaseren.

Een aantal van de kenmerken van kanker biedt aanknopingspunten voor immunotherapie en targeted-therapieën. Hierbij valt te denken aan het verbeteren van antigeenherkenning, blokkering van groeifactorreceptoren met monoklonale antilichamen en het remmen van de angiogenese door monoklonale antilichamen en

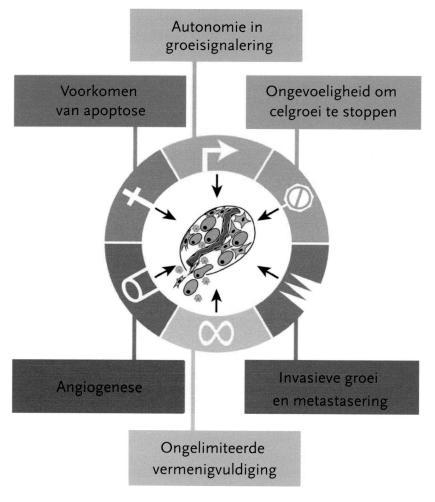

Figuur 2.2   Kenmerken van kanker
Bron: Hanahan & Weinberg, Cell Vol. 100

tyrosinekinaseremmers. Gentherapie kan mogelijk in de toekomst op DNA-niveau, bijvoorbeeld bij p53-mutaties bij kanker worden toegepast.

Helaas bestaan er voor tumorcellen ontsnappingsmechanismen. Zo kunnen tumor-antigenen veranderen, worden ingetrokken of losgelaten waardoor herkenning door het immuunsysteem wordt bemoeilijkt of de 'target' waarop een geneesmiddel zich richt niet meer aanwezig of veranderd is. Kennis vergaren over ontsnappingsmecha-nismen is belangrijk om met behulp van nieuw te ontwikkelen targeted-therapieën ook deze overlevingsstrategieën van tumorcellen te kunnen gaan bestrijden.

LITERATUUR

Bosman FT. Fundamentele aspecten van kanker. In: Oncologie. Velde CJH van de, Bosman FT, Wagener DJTh. (eds) 6e, herziene druk 2001. Bohn Stafleu Van Loghem. Houten/Diegem. pagina 3-34.

Volker DL. Normal Cell Biology and the Biology of Cancer. In: Rieger, PT. Biotherapy, A Comprehensive Overview, 2nd edition 2001. Jones and Bartlett. Sudbury, MA. Pagina 65-84.

Hanahan D, Weinberg R.A. The Hallmarks of Cancer. Cell, 2000;100(7):57-70.

Websites

www.qub.ac.uk/cm/pat/education/Carcinogenesis/tsld014.htm
http://themedicalbiochemistrypage.org/

3 De geschiedenis van immunotherapie/biotherapie en targeted therapie

C.A.M. Huisman en H.A. Mallo

3.1 INLEIDING

Immunologie is de wetenschap die zich bezighoudt met de afweer van mens en dier tegen lichaamsvreemde organismen en het bestuderen van alle processen waarbij het immuunsysteem betrokken is. Het immuunsysteem is een uiterst complex en nuttig afweermechanisme om ons dagelijks te beschermen en vrij van ziekte te houden door onder andere een barrière te vormen die voorkomt dat pathogenen het lichaam kunnen binnendringen. Dit noemen we de afweer. Als pathogenen toch in het lichaam binnendringen, komt een afweerreactie of immuunrespons op gang. Een immuunrespons is gebaseerd op veel complexe processen van het immuunsysteem, waarbij sprake is van communicatie en interactie tussen de verschillende componenten zoals cellen en celproducten van het immuunsysteem.

Immunotherapie/biotherapie houdt in: het gebruikmaken van het eigen immuunsysteem of immuunstoffen om lichaamsvreemde organismen, zoals virussen, bacteriën of schimmels te vernietigen of ontspoorde cellen zoals kankercellen te verwijderen. Historisch werd alleen de term 'immunotherapie' gebruikt. Het ging toen vooral om het reguleren van een immuunrespons. Tegenwoordig wordt ook veel de term 'targeted therapie' oftewel 'doelgerichte therapie' gebruikt, omdat het zoveel meer is geworden dan het reguleren van een immuunrespons. Geneesmiddelen kunnen nu ook acties in gang zetten zoals vermeerderen, moduleren en herstellen van de immuunrespons.

Op dit moment zijn verschillende geneesmiddelen op de markt die als doel hebben:

1 stimulatie van de geprogrammeerde celdood;
2 reactie van de afweercellen en eiwitten;
3 remming van de bloedvoorziening;
4 remming van de celgroei.

3.2 IMMUNITEIT

3.2.1 Actief verworven immuniteit

Immuniteit staat voor een toestand van onvatbaarheid. Gedurende het leven wordt door herhaalde blootstelling aan vreemde of lichaamseigen ontspoorde cellen een actief verworven immuniteit verkregen. Het principe van actief verworven immuniteit werd vooral duidelijk in de middeleeuwen toen grote pokkenepidemieën Europa teisterden. Men zag dat iemand die de ziekte had overleefd, deze ziekte niet opnieuw kreeg. Met deze kennis werd geprobeerd mensen bewust te immuniseren door een mildere vorm van de ziekteveroorzakende smetstof bij een persoon in te spuiten – variolaties genoemd – in de hoop dat dit hen in de toekomst zou beschermen tegen de ziekte. Dit bleek soms echter even gevaarlijk te zijn als het oplopen van de ziekte zelf.

In 1798 werd er op wetenschappelijke wijze naar dit fenomeen gekeken door een Engelse arts, Edward Jenner. Hij merkte op dat mensen die al koepokken hadden gehad, niet besmet raakten met de menselijke pokken tijdens pokkenepidemieën. Dit bracht hem op het idee om gezonde mensen bescherming te geven door ze met de kennelijk minder gevaarlijke koepoksmetstof te injecteren. De eerste stap naar vaccinatie was gelegd. Het duurde echter nog tot 1980; toen werd in Genève verklaard dat uitroeiing van deze ziekte officieel een feit was.

Het principe van actief verworven immuniteit kreeg verder gestalte in de negentiende eeuw door het werk met kippencholera van Louis Pasteur, grondlegger van de bacteriologie. Hij ontdekte dat het ziekteverwekkende organisme in zuivere kweek moest worden gebracht om te groeien. Daarna konden gezonde mensen worden ingeënt met dit preparaat waardoor zij waren beschermd tegen de ziekte. Al gauw bleek dat niet alle micro-organismen konden worden geïsoleerd of dat ze geen immuniteit opleverden. Dit laatste is het geval bij difterie. De Duitse onderzoeker Louis von Behring ontdekte dat deze bacteriën giftige stoffen uitscheiden (toxinen). Door dieren met dit toxine in te spuiten bleek vervolgens dat deze dieren in het bloed 'iets' (aan)maakten dat andere dieren bescherming bood. Spoot men het serum van deze dieren in bij gezonde dieren, dan werden deze ongevoelig voor die gifstoffen. Daaruit werd geconcludeerd dat het bloed 'iets' moest bevatten dat deze toxinen neutraliseerde. Dat 'iets' bleken later antistoffen of antilichamen te zijn (humorale immuniteit). Hoe antistoffen precies werken en hoe ze worden geproduceerd is het werk geweest van Paul Ehrlich (1897).

3.2.2 Cellulaire immuniteit

Elie Metchnikoff (1845-1916) publiceerde in 1884 de fagocytentheorie, waarin cellen de belangrijkste verdedigers van de afweer werden genoemd. Hij ontdekte dat fagocyten een belangrijke rol spelen bij afweerprocessen tegen binnengedrongen lichaamsvreemde moleculen/organismen. In 1908 werd de Nobelprijs voor geneeskunde toegekend aan Ehrlich en Metchnikoff vanwege de ontwikkeling van hun theorie over de cellulaire en de humorale immuniteit. Echter pas in 1948 wordt door Astrid Fargraeus opnieuw verband gelegd tussen cellen en antistoffen. Zij toont aan dat de ontwikkeling van antistoffen na immunisatie steeds samengaat met de ontwikkeling van plasmacellen. Hierdoor nam kennis en inzicht naar het verloop van immuunprocessen, de productie van antistoffen en de rol van cellen in deze processen enorm toe.

Toch was de rol van de lymfocyt in die dagen nauwelijks bekend. In 1964 kon men met behulp van radioactief gelabelde lymfocyten het uitreden van deze cellen in de lymfklieren aantonen en de zogenoemde recirculatie via de ductus thoracicus om vervolgens weer te worden afgegeven in alle lymfoïde organen. Het feit dat de lymfocyt de precursorcel is waaruit de plasmacel zich ontwikkelt, gaf het onderzoek naar de lymfocyt een enorme stimulans. Zo bleek dat lymfocyten verschillende structuren en functies hebben. T-lymfocyten afkomstig van de thymus zijn betrokken bij de cellulaire immuniteit en B-lymfocyten afkomstig uit de bursa van Fabricius zijn betrokken bij humorale immuniteit. Tussen deze beide vormen van immuniteit is sprake van interactie.

3.3 IMMUNITEIT EN KANKER
De relatie tussen immuniteit en kanker kreeg vooral bekendheid door het werk van William Coley, een chirurg uit New York, in het begin van de twintigste eeuw. Hij rapporteerde in the American Journal of Medical Science over zijn behandeling van tien kankerpatiënten met inoculaties van erysipelas, veroorzaakt door zijn interesse voor een patiënt met een gemetastaseerd sarcoom, die bleek te zijn genezen na twee perioden van een erysipelasinfectie. Coley ontwikkelde vijftien verschillende soorten bacteriële suspensies die bekend werden als *Coley's toxins*. Responsen met deze vorm van behandeling werden gezien, maar na de komst van de chemo- en radiotherapie werd dit niet meer toegepast. Waarschijnlijk was de actieve component voor deze behandeling endotoxine, dat zorgt voor het vrijkomen van de tumornecrosefactor (TNF) en andere cytokinen. Alhoewel in het begin van de twintigste eeuw Bacillus Calmette-Guérin (BCG) was ontwikkeld als een vaccin tegen tuberculose, werd pas in 1969 voor het eerst geschreven over het gebruik van BCG als adjuvante behandeling na chemotherapie bij patiënten met acute lymfatische leukemie. Tegelijkertijd werden ook positieve resultaten met BCG bij patiënten met een melanoom gerapporteerd. Onderzoek op dit gebied ging door tot in de jaren '70 van de twintigste eeuw. Echter, langdurige remissies werden niet bereikt. Tegenwoordig wordt het nauwelijks meer toegepast, behalve bij patiënten met een blaascarcinoom in een vroeg stadium waarvoor BCG-blaasspoeling is geregistreerd.

Paul Ehrlich veronderstelde in het begin van de vorige eeuw dat cellulaire immuniteit beschermt tegen tumorgroei. Thans is bekend dat dit in ieder geval geldt voor virusgeïnduceerde tumoren, zoals met het Epstein-Barr-virus (EBV) samenhangende tumoren en het humaan-papillomavirus (HPV) dat baarmoederhalskanker veroorzaakt. De laatste tijd is bekend geworden dat sommige tumoren van niet-virale oorsprong zoals melanomen, ook immuunreacties bij de patiënt kunnen oproepen.

3.3.1 Biological-response modifiers (BRM's)

In de tweede helft van de twintigste eeuw is de ontwikkeling van de immunotherapie in een stroomversnelling gekomen. De term biological-response modifiers (BRM) werd oorspronkelijk door dr. Vincent De Vita van het National Cancer Institute in de Verenigde Staten gebruikt (1979). BRM's zijn middelen die het eigen immuunsysteem versterken en stimuleren teneinde de aanwezige tumor aan te vallen met als doel een therapeutisch effect. De eerst ontwikkelde BRM is interferon-alfa.

Interferon alfa (IFN-α)

In de jaren '30 van de twintigste eeuw werd voor het eerst melding gemaakt van de zogenoemde virale interferentie. Als een cel besmet wordt door een bepaald virus, dan wordt deze cel gestimuleerd om interferon te produceren. Het interferon interfereert (belemmert) de verdere besmetting van de andere cellen door het virus. De theoretische verklaring hiervan zou de volgende kunnen zijn:

1   Virussen gaan vaak alleen op speciale plaatsen, via de zogenoemde receptoren, de cel binnen. Het eerste virus vernietigt de receptoren, die het andere virus nodig heeft om de cel binnen te gaan.
2   Sommige virussen schakelen een deel van de gastheerstofwisseling uit, het kan zijn dat een virus voor zijn groei dit deel juist nodig heeft.

Isaacs en Lindemann bestudeerden in 1957 de eigenschappen van het griepvirus (influenzavirus). Zij voegden dit virus toe aan cellen die afkomstig waren van een bevrucht kippenei en verwachtten dat de activiteit van de celweekstof zou afnemen, omdat het griepvirus de kippencellen binnengaat en dus uit de celweekstof verdwijnt. Het omgekeerde gebeurde: de elkaar beïnvloedende capaciteit nam toe. Isaacs en Lindemann ontdekten dat deze toename het gevolg was van een stof met een interfererende activiteit. De stof die zij vonden was niet afkomstig van het virus, maar werd door de geïnfecteerde cel gemaakt. Zij noemden de stof interferon.

Interferon bleek zeer divers in de natuur voor te komen. Bijna alle dierlijke en menselijke cellen blijken tot interferonproductie in staat te zijn. Men ontdekte dat niet alleen het griepvirus, maar ook allerlei andere virussoorten lichaamscellen tot interferonproductie konden aanzetten.

De volgende drie eigenschappen van interferon veroorzaakten veel enthousiasme onder de virologen:

1   Cellen die met interferon in contact zijn geweest, bleken beschermd tegen bijna alle soorten virussen.
2   Het interferon bracht in de cellen geen schade teweeg.

3   Interferon is soortgebonden, dat wil zeggen: interferon afkomstig uit een muis is voornamelijk actief in muizencellen.

Het heeft tot het midden van de jaren '70 van de twintigste eeuw geduurd voordat de eerste echte proefnemingen bij de mens op beperkte schaal konden beginnen. Pas met de komst van de recombinant-DNA-technologie, begin jaren '80, werd het mogelijk interferon op grote schaal te produceren, te gebruiken en te onderzoeken. In 1996 werd door onder anderen Kirkwood aangetoond dat patiënten met een melanoom die na een regionale lymfklierdissectie vanwege kliermetastasen werden nabehandeld met hoge dosis IFN-α een iets betere overleving hadden dan zij die alleen werden geobserveerd. Voor deze indicatie werd interferon-alfa in de VS geregistreerd. In Europa is interferon-alfa niet geregistreerd voor deze indicatie.

Interleukine-2 (IL-2)

Menselijke IL-2 (mIL-2) wordt in kleine hoeveelheden geproduceerd door de geactiveerde helper-T-lymfocyten die aanwezig zijn in het perifere bloed. Beperkte hoeveelheden van menselijk IL-2 verhinderde het gebruik van IL-2 in onderzoek. In 1982 ontdekte Tanaguchi en collega's de DNA-sequentie voor IL-2, waardoor de recombinant-DNA-techniek toegepast kon worden en grote hoeveelheden konden worden gemaakt voor klinisch onderzoek. Inmiddels is er veel onderzoek met dit middel gedaan, al dan niet in combinatie met LAK- en TIL-cellen, andere BRM's en chemotherapie. Het eerste klinisch onderzoek met IL-2 vond plaats in het National Cancer Institute (NCI) in Amerika. IL-2 werd gegeven als hoge dosis bolusinjectie. Dit veroorzaakte extreme bijwerkingen, wat intensieve zorg voor de patiënt vereiste. West rapporteerde in 1987 de resultaten van de behandeling met continue infusie IL-2. Ook bij dit onderzoek bleek dat de bijwerkingen indrukwekkend waren.

3.4 CELLULAIRE IMMUNOTHERAPIE

3.4.1 IL-2 en adoptieve immunotherapie

In 1985 voerden S. Rosenberg en anderen van het NCI de eerste studies uit met non-specifieke en specifieke adoptieve cellulaire immunotherapie. Het betreft hier de behandeling van een ziekte door toediening van bloedcellen die buiten het lichaam gestimuleerd zijn door een lymfokine (in dit geval IL-2). Uit onderzoek van behandeling bolus IL-2 versus bolus IL-2 met ex-vivo geactiveerde LAK-cellen werd geen duidelijk verschil zichtbaar in het remissiepercentage en het percentage overleving. Combinaties van IL-2 en IFN-α zijn door verschillende groepen in 1993 en 1998 onderzocht. Hierbij bleek dat de combinatie veel toxischer is, met name sterk cardiotoxisch.

3.4.2 Allogene stamceltransplantatie

Allogene stamceltransplantatie (AlloSCT) is ook een vorm van cellulaire immunotherapie. De eerste allogene stamceltransplantatie werd in 1957 uitgevoerd door Thomas et al. bij een patiënt met een eindstadium leukemie. De ontdekking van humane leukocytenantigenen (HLA) maakte het mogelijk om passende donoren voor patiënten te vinden (matchen). De eerste succesvolle transplantaties werden uitgevoerd in 1968 bij patiënten met ernstige, gecombineerde immunodeficiënte aandoeningen. Thomas et al. toonden als eersten aan dat patiënten met een anders niet meer te genezen acute leukemie kunnen genezen door een beenmergtransplantatie met behulp van HLA-identieke broers of zussen te verrichten. Sindsdien zijn wereldwijd meer dan 200.000 allogene stamceltransplantaties uitgevoerd, met een jaarlijks aantal van ongeveer 20.000 transplantaties.

Omdat er vaak graft-versus-hostdisease (GVHD) optreedt bij AlloSCT's, is men overgegaan op een procedure waarbij de donor-T-cellen uit het transplantaat werden verwijderd. Dit leidde echter tot een toename van het aantal recidieven. Voorts bleek dat bij patiënten met GVHD minder recidieven voorkwamen. Dit effect van donor-T-cellen tegen de leukemie wordt het graft-versus-leukemie-effect (GVL) genoemd. Uit onderzoek bij patiënten met een chronische myeloïde leukemie (CML) met een recidief blijkt na toediening van donor-lymfocyteninfusie (DLI) in 75-80% van de gevallen de leukemie verdwenen te zijn. Ook bij patiënten met verschillende solide tumoren wordt onderzoek gedaan naar het effect van graft-versus-tumor (GVT). Een onderzoek bij patiënten met een melanoom, waarbij tumorspecifieke cytotoxische T-cellen werden geïsoleerd uit tumor-infiltrerende-lymfocyten (TIL's) liet waardevolle remissies zien.

Adoptieve cellulaire therapie met donorleukocyten gericht tegen het Epstein-Barr-virus (EBV) en later ook met gezuiverde donor anti-EBV's heeft geleid tot complete remissies van EBV-geïnduceerde lymfomen bij patiënten. Deze patiënten waren in remissie na chemotherapie en allogene beenmergtransplantaties, zoals bleek uit onderzoek van Papadopoulos en Heslop in 1994. In Nederland worden op jaarbasis ongeveer 350-400 AlloSCT's verricht. Door de ontwikkelingen en nieuwe inzichten in de behandeling van hematologische maligniteiten zullen mogelijk in de toekomst meer patiënten in aanmerking komen voor een AlloSCT.

3.4.3 Tumornecrosefactor (TNF)

TNF kwam in 1975 in onderzoek. Dit middel is afgeleid van de Coley's Toxins en werd door Carswell en collega's beschreven. In 1984 kwam recombinant TNF beschikbaar voor onderzoek. In fase I-studies is therapie met TNF te toxisch gebleken. Bij patiënten met een sarcoom of met multipele satelliet en/of in-transitmetastasen van een melanoom die werden behandeld met een geïsoleerde extremiteitperfusie is gebleken, dat toevoeging van TNF tijdens de perfusie met hyperthermie en melfalan betere resultaten geeft. Dit is toegeschreven aan het specifieke effect van TNF op het tumorvaatbed. Door de zeer ernstige bijwerkingen bij klinische toepassingen is lokale behandeling (dat wil zeggen perfusie) de enige indicatie voor TNF.

3.4.4 Colony-stimulating factors (CSF)

CSF's (zogenoemde hematopoëtische groeifactoren) zijn in de jaren '80 van de twintigste eeuw ter beschikking gekomen. Het zijn hormoonachtige stoffen die in het lichaam worden geproduceerd. Ze zorgen voor de proliferatie en rijping van de bloedcellen en worden middels recombinant-DNA-technologie geproduceerd. Tegenwoordig worden deze middelen breed ingezet ter ondersteuning van een behandeling met chemotherapie, radiotherapie, immunotherapie of (allo)stamceltransplantatie.

3.4.5 Monoklonale antilichamen

Monoklonale antilichamen zijn antilichamen die een interactie met specifieke antigenen hebben. Zij worden gemaakt door middel van de hybridomatechniek of de recombinant-DNA-technologie en kunnen tumorcellen direct herkennen en vernietigen of signaaltransductiepaden beïnvloeden. De ontwikkeling van deze behandeling was in handen van Köhler en Milstein (1975), die later voor hun werk de Nobelprijs hebben ontvangen.

De toepassing van monoklonale antilichamen bij de behandeling van B- en T-cel-lymfomen dateert van halverwege de jaren '80. Klinische studies met I[131]-gelabelde bispecifieke (anti-CD20) antilichamen lieten remissies zien bij patiënten met chemoresistent B-cel-lymfoma's. Tegenwoordig zijn vele monoklonale antilichamen ontwikkeld zoals trastuzumab (Herceptin®), rituximab (MabThera®) en alemtuzumab (MabCampath®) voor de behandeling van solide en niet-solide tumoren. Daarnaast zijn sinds kort ook monoklonale antilichamen ontwikkeld die betrokken zijn bij de specifieke groeiprocessen van de (tumor)cel. Voorbeelden hiervan zijn cetuximab (Erbitux®), panitimumab (Vectibix®) en bevacizumab (Avastin®).

3.4.6 Gen- en vaccinatietherapie

In 1910 werd al door Morgan en Watson het concept van een gen ontwikkeld, maar pas in 1953 werd de structuur van DNA door Watson en Crick ontdekt. In 1960 omschrijft Crick het RNA als de brug tussen DNA en het aanmaken van eiwitten. In 1970 ontwikkelden Sanger en Gilbert bepaalde methoden om beschadigde genen te ontdekken. Tien jaar later werd het mogelijk door de ontdekking van virale gentransfertechnieken, defecte genen te corrigeren door normale genen over te brengen naar de 'zieke cellen'. Het klinisch toepassen van dit concept, genoemd gentherapie, vond plaats in 1990 toen Morgan en Anderson de eerste trial uitvoerden.

Het allereerste experiment met genetisch gemodificeerde cellen betrof een genmerkerstudie (Rosenberg et al., 1990). Hierbij werd aangetoond dat genetische modificatie van cytotoxische tumor-infiltrerendelymfocyten (TIL's) met behulp van een retrovirale vector mogelijk is en dat toediening van de met het neomycinegen gemarkeerde TIL's veilig is.

Bij dierexperimenten is aangetoond dat vaccinatie met genetisch gemodificeerde tumorcellen, in het bijzonder met cytokinenproducerende tumorcellen, een effectieve immuunrespons tegen zowel de gemodificeerde als niet-gemodificeerde cellen induceert. Dit gaat uitgroei van niet-gemodificeerde tumorcellen tegen. Uit onderzoek blijkt dat de cytokinen IL-2, IL-4 en GM-CSF het meest effectief zijn. Dieronderzoek vormt de basis voor een aantal klinische trials waarbij kankerpatiënten worden gevaccineerd met genetisch gemodificeerde tumorcellen in de hoop een efficiënte immuunrespons tegen de tumor en metastasen te induceren. Er wordt gebruikgemaakt van autologe tumorcellen, maar ook van allogene tumorcellen en zelfs van genetisch gemodificeerde fibroblasten die met niet-gemodificeerde autologe tumorcellen aan de patiënt worden toegediend. Hierdoor worden de concepten van gen- en vaccinatietherapie bij elkaar gebracht.

Door identificatie van HLA-bindende peptiden op kankercellen van virale en niet-virale oorsprong en het bekend worden van de afkomst van deze peptiden, worden nu antikankervaccins ontwikkeld. Er zijn verschillende soorten kankervaccins; vaccins op basis van tumorcellen, antigeenspecifieke vaccins, vaccins op basis van recombinant virale vectoren, met dendritische cellen, met kaal DNA en vaccins op basis van antistoffen. Naast antitumoreffectiviteit zal het controleren van de immunologische respons zeer belangrijk zijn. Tot op heden is er nog geen enkele vorm van gentherapie als standaardbehandeling beschikbaar.

3.5 TARGETED THERAPIE

Hanahan en Weinberg definieerden in 2000 'The Hallmarks of Cancer' Deze zes kenmerken werden omschreven als een onafhankelijkheid van groeisignalen, een ongevoeligheid voor celgroeiremmende signalen, het voorkomen van geprogrammeerde celdood (apoptose), het vermogen tot ongelimiteerde vermenigvuldiging, in staat zijn tot het bevorderen van angiogenese en als laatste kenmerk een invasieve groei en metastasering. Een aantal van deze kenmerken van kanker bood nieuwe aanknopingspunten voor het ontwikkelen van immuno- en targeted therapieën.

Sinds de jaren '90 wordt melding gemaakt van het begrip 'targeted therapie' (doelgerichte therapie). Door nieuwe kennis en inzichten in de verschillende biologische processen in de normale en in de kankercel – zoals het signaaltransductieproces – worden medicijnen ontwikkeld die invloed hebben op dergelijke processen. Bij targeted therapie worden geneesmiddelen toegepast die gericht zijn tegen specifieke moleculaire doelwitten, zoals groeifactorreceptoren of eiwitten die in en op de tumorcel of in de omgeving van de tumorcel voorkomen. Sommige middelen kunnen op meerdere punten in het proces van signaaltransductie ingrijpen. Uit onderzoek blijkt een grote mate van effectiviteit van deze middelen in het bestrijden van kanker. Minder bekend zijn de bijwerkingen en effecten op de lange termijn. Hiervoor blijft onderzoek noodzakelijk.

Targeted therapie wordt meestal onderverdeeld naar het specifieke werkingsmechanisme. Zo onderscheiden we angiogeneseremmers en tyrosinekinaseremmers.

Deze middelen kunnen monoklonale antilichamen en 'small molecules' omvatten. Deze laatste worden zo genoemd omdat het om kleine moleculen gaat die in staat zijn om door het celmembraan heen te dringen en intracellulair een effect op het tyrosinekinasedomein te bewerkstelligen.

3.6 ONTWIKKELING IMMUNOLOGIE IN NEDERLAND
In Nederland zien we vanaf de jaren '60 van de twintigste eeuw in de verschillende academische centra onderzoeksgroepen ontstaan die zich uitgebreid bezighouden met zowel basaal humane immunologie (normaal, pathologisch) als klinische immunologie en worden verschillende leerstoelen aan de universiteiten gecreëerd. Inmiddels is de immunologie niet meer weg te denken uit de gezondheidszorg en is deze wetenschap uitgegroeid tot een zelfstandige discipline. Door de intensieve samenwerking met laboratoria en de onderzoeksgroepen onderling worden tot op heden nog steeds nieuwe ontdekkingen gedaan in het functioneren van het immuunsysteem.

3.6.1 De zorg voor de oncologische patiënt met immuno-/targeted therapie
De komst van immunotherapie, en tegenwoordig ook de opkomst van targeted therapie, heeft veranderingen teweeggebracht in de behandeling en verpleging van de oncologische patiënt. Door nieuwe inzichten in de verschillende biologische processen betrokken bij normale en kwaadaardige celgroei, groeit tevens het aantal nieuwe geneesmiddelen. Veel van deze nieuwe middelen hebben een bijwerkingenprofiel dat sterk verschilt in vergelijking met chemotherapie of radiotherapie. Pas sinds eind jaren '70 verschijnen artikelen over de verpleegkundige aspecten van immunotherapie en sinds 2000 ook over targeted-therapieën.

Belangrijke aspecten die besproken worden zijn:
- kennis van het werkingsmechanisme van immunotherapie/targeted therapie;
- kennis van aard en doel van de behandeling;
- omgaan met de middelen (bereiden en toediening);
- beoordelen en bestrijden van specifieke bijwerkingen;
- voorlichting aan patiënten en naasten: schriftelijke informatie inclusief instructies voor zelftoediening (sommige van deze middelen worden subcutaan of oraal in de thuissituatie toegediend);
- patiënten leren om te gaan met de duur van de behandeling, de verwachtingen en de mogelijke psychische veranderingen;
- organisatie van de afdeling en scholing van hulpverleners;
- ethische aspecten;
- het ontwikkelen van specifieke verpleegkundige protocollen en richtlijnen voor immunotherapie/targeted therapie.

3.6.2 Verpleegkundige werkgroep immunotherapie

Eind jaren '80 wordt de Verpleegkundige Werkgroep Immunotherapie Nederland opgericht (VWIN). Sinds 2004 ressorteert de VWIN formeel als permanente taakgroep onder de V&VN oncologie en verandert de naam in Special Interest Group (SIG) Immuno-/Targeted therapy. Binnen de leden van de SIG zijn alle IKC-regio's vanuit zowel perifere ziekenhuizen als Universitaire Medische Centra (UMC's) vertegenwoordigd. Het doel van de SIG is de kwaliteit van zorg voor patiënten die worden behandeld met immunotherapie, de kennis en ervaring op dit gebied en de deskundigheid van de zorgprofessional te bevorderen en te verbeteren.

De zorg voor de oncologische patiënt die behandeld wordt met immuno-/targeted therapie is nog in ontwikkeling. Scholing en instructie over deze nieuwe behandelingsmodaliteiten blijven een belangrijk aspect voor de juiste toepassing en gebruik van deze middelen in de verpleegkundige praktijk. De SIG Immuno-/Targeted Therapy probeert hier mede een bijdrage aan te leveren.

LITERATUUR

Batchelor DM. Genetica en kanker, de gevolgen voor de oncologieverpleegkundige. Oncology Nurses 1997;2:11

Batchelor DM, Gast de BCG, Mallo HA. Immunotherapie/biotherapie, In: De kankerpatiënt. Tóth-van den Berg J en T van Rees (red.). Houten/Diegem: Bohn Stafleu Van Loghum, 2001: 155-179.

Batchelor DM. Reader gentherapie, vaccintherapie een ontwikkeling in de medische en verpleegkundige zorg. Amsterdam: 1998.

Benner R, ed. Geschiedenis van de immunologie. In: Medische Immunologie, Benner R (red.), Maarssen, Elsevier gezondheidszorg, 2006: 475-512.

Bruning H. Humorale immuniteit: opsporen en aanhouden van indringers. Natuur en techniek 1981;49(10):758-777.

Hanahan, D., Weinberg, R.A. The Hallmarks of Cancer. Cell 2000;100 (7): 57–70.

Mulder NH, Hospers GAP. Gentherapie in de kankergeneeskunde. Tijdschrift Kanker, 1998 (4);14-17.

Osanto S, Stoter G, Kruit WHJ, Melief CJM. Immunotherapie van kanker. In: Oncologie. Velde van de, Bosman, Wagner (red.), Houten/Diegem: Bohn Stafleu Van Loghum, 2001: 249-264.

Osanto S, Hoeben RC. Gentherapie van kanker. In: Oncologie. Velde van de, Bosman, Wagner (red.) Bohn Stafleu Van Loghum, Houten/Diegem, 2001: 265-275.

Ouwerkerk J. Gentherapie in Nederland. Oncologica 1996; (3):21-23.

Tweel JG van den. Immunologie: een historisch overzicht. Natuur en techniek 1981;49(1):3-17.

Tweel JG van den. Cellulaire Immunologie. Natuur en techniek 1981;49(5):382-397.

Vita de VT Jr, Hellman S, Rosenberg S.A. Cancer Principles & Practice of Oncology, 6e editie. Philadelphia: Lippincott Williams&Wilkins, 2001.

Waldmann TA. Immunotherapy: past, present and future. Nature Medicine 2003;9:269-277.

Websites

www.fda.gov/cder/cancer/druglistframe.htm

HISTORISCH OVERZICHT

1796	Jenner introduceert immunisatie met koepokken (vaccinia).
1879-1886	Pasteur introduceert eerste kunstmatig verzwakte infectieuze agens en verzwakt rabies voor actieve immunisatie.
1883	Elie Metchnikoff, ontdekking van fagocyten, die een belangrijke rol spelen in de cellulaire afweer.
1888	Roux en Yersin isoleren difterietoxine, ontdekking bacterietoxine.
1890	von Behring en Kitasato: ontdekking productie van antitoxine in het serum, met als gevolg passieve immunisatie.
1891	Koch: eerste toepassing van antidifterieserum.
1895	Willem Conrad Rontgen ontdekt röntgenstralen, dit geeft een enorme stimulans in het diagnosticeren van o.a. kanker.
1896	Henry Becquerel: ontdekking van natuurlijke radioactieve straling, alfa (α), bèta (β) en gamma (γ) straling. Bèta en gammastraling worden tegenwoordig toegepast in radio-immunotherapie.
1900	Ehrlich: de eerste principes van antilichaam-gemedieerde passieve immunotherapie, de zogenoemde zijketentheorie.
1900	Landsteiner: ontdekking van de verschillende bloedgroepen: A-, B- en O.
1900	Morgan en Watson ontwikkelen het concept van een gen.
1902	Portier en Richet: ontdekking van het verschijnsel 'anafylaxie'.
1906	Pirquet: ontdekking van het verschijnsel 'allergie', gevormd uit allos(ander) en uit ergon(werking).
1908	Metchnikoff en Ehrlich ontvangen de Nobelprijs voor geneeskunde in verband met de ontdekking van cellulaire en humorale immuniteit.
1921	Calmette en Guérin, eerste toepassing Bacillus Calmette-Guérin- (BCG)vaccinatie.
1953	Watson en Crick ontdekken de structuur van DNA.
1938	Tisselius en Kabat, antistoffen zijn gammaglobulinen.
1940	Landsteiner en Wiener: ontdekking van rhesusfactor.
1944	Medawar: eerste toepassing van transplantatie-immunologie.
1948	Fagraeus: antistofvorming gaat samen met de ontwikkeling van plasmacellen.
1950	Pressman: eerste proof of principles van tumortargeting.
1951	Dausset: ontdekking van het HLA-systeem bij de mens.
1954-1955	Salk en Sabin introduceren verzwakte poliovaccins leidend tot de eliminatie van poliomyelitis.
1955	Coons: antistoffen worden geproduceerd door plasmacellen.
1957	Isaacs en Lindemann beschrijven interferon.
1960	Crick omschrijft het RNA als de brug tussen DNA en het aanmaken van eiwitten.
1961	Nirenberg en Matthaei ontcijferen de genetische code.
1961	Miller: beschrijving van de betekenis van de thymus voor het immuunsysteem.
1969	Gebruik van BCG vaccin als adjuvant behandeling na cytostatica.
1969	Edelman: ontdekking T-helpercel als subset van thymuscellen.
1970	Gilbert en Sanger ontwikkelen een methode om beschadigde genen te ontdekken.
1972	Berg combineert het DNA van een virus met dat van een bacterie.
1973	Het voor de eerste keer inbrengen van een vreemd gen (voor antibioticaresistentie) in een bacterie is geslaagd.
1973	Steinman, Cohn en Veldman: betekenis van dendritische cellen.
1975	in de Verenigde Staten verklaart president Nixon de 'War on Cancer'. Hierdoor komen grote bedragen vrij voor onderzoek naar kanker.
1975	Eerste wetenschappelijke conferentie over de gevaren van de gentechniek in Asilomar, VS.
1975	Kohler en Milstein ontwikkelen de hybridomatechnologie om monoklonale antilichamen te genereren.
1975	Kiessling en Herberman: 'natural killer'-cellen (NK-cellen).

1976	Morgan, Ruscetti en Gallo ontdekken interleukine.
1977	Door vaccinatie wordt pokken uitgeroeid verklaard en ontdekking van Langerhans-cellen in de huid betrokken bij immuunrespons.
1979	De Vita: introductie van de term biological-response modifier (BRM).
1980	Gilbert en Sanger krijgen de Nobelprijs voor hun methode voor het bepalen van de sequentie (volgorde) van DNA.
1982	Het eerste succesvolle gebruik van een monoklonaal antilichaam bij de behandeling van een menselijke tumor wordt gerapporteerd.
1983	Marrack en Kappler: ontdekking rol van T-celreceptor.
1984	Productie van IL-2 door middel van de recombinant-DNA-techniek.
1984	Hedrick en Davis: herkenning MHC-peptidecomplex.
1986	Het eerste monoklonale antilichaam, muromonab-CD3 (Orthoclone OKT3), wordt goedgekeurd door de FDA.
1986	Het eerste gehumaniseerde antilichaam wordt geproduceerd door de complementaire gebieden in een humaan antilichaam te vervangen voor die van de muis.
1986-2000	IL-2,IFN-a, IFN-ß en IFN-γ worden goed gekeurd voor de behandeling van oncologische aandoeningen, hepatitis en multiplesclerose.
1988	Eerste patent voor een zoogdier: de'Harvard-muis' met een menselijk kankergen.
1988-1991	De methode om tumorantigenen die door CTL's worden herkend te isoleren wordt geïntroduceerd. Het eerste door CTL's herkende humane antigen in melanoom patiënten wordt geïsoleerd.
1989	Hematopoëtische groeifactoren middels DNA-recombinant-technologie geproduceerd.
1990	Officiële start van het 'Human Genome Project' waarmee het menselijk genoom in kaart wordt gebracht.
1990	Morgan en Anderson voeren de eerste trial uit met gentherapie.
1993	Mullis krijgt de Nobelprijs voor zijn methode waarmee stukjes DNA miljarden malen vermenigvuldigd kunnen worden.
1996	Lanier en Vivier: signaaltransductie van KIR.
1997	Het eerste gehumaniseerde monoklonale antilichaam (daclizumab Zenapax) wordt goedgekeurd door de FDA.
1997	Het eerste monoklonale antilichaam(rituximab, Rituxan®) voor de behandeling van maligniteiten wordt goedgekeurd.
1999	Desequentie van het eerste menselijke chromosoom (chromosoom 22) is volledig bepaald. Het bevat 33,4 miljoen DNA-bouwstenen.
2000	Het eerste toxine- gekoppelde monoklonale antilichaam (gemtuzumab ozogamicin, Mylotarg®) wordt goedgekeurd door de FDA.
2002	Het eerste radionuclide-gekoppelde monoklonale antilichaam Ibritumomab tiuxetan (^{90}Y-Zevalin®) wordt goedgekeurd door de FDA.
2001	Imatinib (Glivec®) eerste tyrosinekinaseremmer wordt goedgekeurd door FDA.
2008	Registratie thalidomide (voorheen Softenon®) als anti-kankermiddel voor multipel myeloma.

4 Toxiciteit bij immuno-/targeted therapie

4.1 INLEIDING

De specifieke toxiciteit die wordt gezien bij middelen in de immuno- en targeted therapie hangt samen met het werkingsmechanisme van ieder van deze middelen en wordt bij de beschrijving van alle middelen vermeld. Gekozen is voor het benoemen van bijwerkingen die:

- bij meer dan 10% van de patiënten die met het betreffende middel zijn behandeld zijn voorgekomen en/of
- ernstig zijn, dat wil zeggen conform graad 3 of 4 volgens de CTCAE-lijst versie 3.0 van het NCI zijn beoordeeld.

In sommige gevallen worden bijwerkingen om die reden tweemaal genoemd.

Omdat een aantal bijwerkingen bij meer (groepen van) middelen terugkomen en bij sommige van de nieuwe middelen bijwerkingen optreden van bijzondere aard, is hier een apart hoofdstuk aan gewijd. In de uitwerking van deze veel voorkomende bijwerkingen wordt naast informatie over het werkingsmechanisme, de verschijnselen, mogelijke preventie en behandelingen, middelen genoemd waarbij de betreffende bijwerking wordt gezien. Deze opsommingen zijn niet volledig; ze dienen slechts als voorbeeld.

4.2 ALLERGISCHE REACTIES

H.A. Mallo

4.2.1 Inleiding

Een allergische reactie wordt gedefinieerd als een systemische reactie op blootstelling aan een lichaamsvreemde substantie/stof. Een ernstige allergische reactie wordt ook wel een anafylactische reactie genoemd.

Behandeling met monoklonale antilichamen geeft een verhoogde kans op het ontstaan van een allergische reactie resulterend in een cardiovasculaire reactie en/of respiratoir falen met mogelijk de dood tot gevolg. In theorie wordt een onderscheid gemaakt tussen een immunologische reactie als gevolg van binding van het monoklonale antilichaam aan het antigeen op de tumorcel en een échte allergische reactie. Bij de eerste toediening van bijvoorbeeld rituximab (Mabthera®) kunnen symptomen als koorts, koude rillingen, misselijkheid, hoofdpijn en asthenie een uiting zijn van een door cytokinen gemedieerde immunologische reactie. Bij een tweede toediening zullen deze symptomen veel minder of helemaal niet meer optreden. Een allergische reactie verschilt van deze immunologische reactie omdat er een immuunrespons tegen het antilichaam ontstaat. Voor de praktijk maakt dit onderscheid echter niets uit. De symptomen van beide soorten reacties worden op dezelfde manier behandeld.

4.2.2 Werkingsmechanisme

Bij een acute allergische reactie op de genoemde middelen is meestal sprake van een type-I allergische reactie. Dit is een immunoglobuline-E (IgE) gerelateerde reactie waarbij kort na blootstelling aan het middel een heftige reactie op kan treden.

De gedachte is dat bij een overgevoeligheidsreactie op een eerste toediening van een monoklonaal antilichaam een eerdere blootstelling heeft plaatsgevonden aan een op het monoklonaal antilichaam gelijkende stof of een gedeelte ervan. De grote hoeveelheid geproduceerde IgE, specifiek voor het antilichaam, leidt tot een allergische reactie.

Het ontstaan van een IgE-gemedieerde reactie verloopt via verschillende fasen.

1   In de eerste fase wordt als reactie op het lichaamsvreemde antigeen, wat lijkt op (gedeelten van) het antilichaam, door het immuunsysteem IgE geproduceerd. Dit bindt aan receptoren op mestcellen en basofielen. Organen die frequent in aanraking komen met vreemde substanties en daarom veel mestcellen bevatten zijn de huid, het maagdarmkanaal en de luchtwegen. Basofielen komen functioneel overeen met mestcellen, maar verblijven in de circulatie.

2   De volgende fase begint op het moment dat voor het eerst het monoklonaal antilichaam wordt toegediend. Antigenen van het monoklonaal antilichaam binden aan het IgE op de mestcellen. Door deze binding ('cross-linking') komt een proces op gang waarbij calcium de mestcel wordt ingepompt, resulterend in mestceldegranulatie. Hierbij komen chemische mediatoren waaronder histamine vrij. Histamine bindt aan histaminereceptoren die op verschillende plekken in het lichaam (onder andere gladde spiercellen, endotheelcellen, zenuwcellen) aanwezig zijn.

3   Daarna volgt de reactie van organen en weefsels op deze binding: vasodilatatie, contracties van glad spierweefsel, toegenomen doorlaatbaarheid van bloedvaten, tachycardie, spasmen van coronairarteriën, prikkeling van de nervus vagus en toename van slijmvorming van de mucosa. Bijbehorende verschijnselen kunnen onder andere hypotensie, verhoogde hartslag, drukgevoel op de borst, benauwdheid, piepende ademhaling en roodheid van de huid zijn. Dit alles gaat gepaard met een angstgevoel.

Een allergische reactie kan acuut optreden, maar ook op langere termijn plaatsvinden. Het mechanisme achter het ontstaan van een verlate allergische reactie op monoklonale antilichamen is niet geheel bekend. Het heeft mogelijk te maken met het vormen van antistoffen tegen het chimere of gehumaniseerde gedeelte van het toegediende antilichaam: *human anti chimeric antibodies* (HACA's), *human anti mouse antibodies* (HAMA's) of *human anti human antibodies* (HAHA's). Daarna worden immuuncomplexen gevormd die kunnen leiden tot een verlate allergische reactie.

Bij de toediening van monoklonale antilichamen gaat het vaak om acute allergische reacties gerelateerd aan de toediening. Bij monoklonale antilichamen treden in het algemeen milde overgevoeligheidsreacties op, meestal bij de eerste of tweede infusie en binnen dertig minuten tot twee uur na infusie. Het kan zeer moeilijk en zelfs onmogelijk zijn om onderscheid te maken tussen klinische symptomen ten gevolge van een acute overgevoeligheidsreactie of het cytokine releasesyndroom (CRS). Potentieel ernstige symptomen die onmiddellijk (binnen tien minuten) ontstaan zijn meestal het gevolg van een acute overgevoeligheidsreactie. Klinische symptomen die later ontstaan zijn waarschijnlijk eerder door cytokinen veroorzaakt.

4.2.3 Middelen

Het risico op het ontstaan van een allergische reactie is afhankelijk van het type monoklonaal antilichaam. Monoklonale antilichamen van chimere oorsprong (~ximab) zoals rituximab (Mabthera®) en cetuximab (Erbitux®) hebben een grotere kans op het ontstaan van een allergische reactie. Bij gehumaniseerde monoklonale antilichamen (~zumab) of humane monoklonale antilichamen (~umab) is deze kans kleiner, bijvoorbeeld trastuzumab (Herceptin®) en panitumumab (Vectibix®). Echter ook bij volledig humane antilichamen blijven minimale verschillen aanwezig vergeleken met menselijke antilichamen. Hierdoor blijft de kans op het ontstaan van een allergische reactie aanwezig.

De incidentie van een ernstige allergische reactie van rituximab, 10% tijdens de eerste toediening, ligt aanzienlijk hoger dan de incidentie van een ernstige allergische reactie op trastuzumab, welke 0,3% is. Panitumumab geeft in vergelijking met cetuximab een kleinere kans op een allergische reactie, terwijl beide dezelfde target – namelijk EGFR1 – remmen.

4.2.4 Preventie

De preventieve farmacologische interventies hangen af van het gebruikte monoklonale antilichaam en kunnen bestaan uit het geven van premedicatie: paracetamol, corticosteroïden en antihistaminica. Corticosteroïden worden gegeven om een late allergische reactie te voorkomen. Antihistaminica binden aan histaminereceptoren in diverse organen en voorkomen dat vrijgekomen histamine aan deze receptoren bindt en er een overgevoeligheidsreactie ontstaat of deze wordt verzwakt.

Het opbouwschema dat wordt gebruikt bij de toediening van monoklonale anti-lichamen bij de behandeling van hematologische tumoren heeft als doel om de im-munologische reactie die optreedt bij het begin van de behandeling, zoveel mogelijk te beperken. Bij het goed verdragen van de startdosis kan deze stapsgewijs volgens protocol worden opgehoogd.

4.2.5 Behandeling

Interventies op het moment van het ontstaan van een overgevoeligheidsreactie be-staan uit het stoppen van de infusie, het toedienen van infuusvloeistoffen, het meten van de vitale functies, het uitvoeren van medicamenteuze interventies op aanwijzing van de arts en zo nodig *basic life support*.

Medicamenteuze interventies bij een overgevoeligheidsreactie zijn afhankelijk van de ernst van de reactie en de symptomen. Medicamenteuze interventies kun-nen bestaan uit het toedienen van bronchodilatoren, corticosteroïden, adrenaline en antihistaminica.

Afhankelijk van de ernst van de allergische reactie kan na stabilisatie de behan-deling weer worden opgestart op de halve snelheid van de infusie waarop de reactie ontstond, al dan niet ondersteund met premedicatie. Meestal kan dan de infusie weer op de volledige snelheid worden toegediend. Afhankelijk van het monoklonaal antilichaam en de ernst van de reactie wordt deze halve snelheid van toedienen soms ook gehandhaafd tijdens alle vervolginfusies. Maar ook kan de behandeling met het monoklonaal antilichaam bij een zeer ernstige allergische reactie direct definitief worden gestaakt.

4.2.6 Aandachtspunten

- Bij de behandeling met monoklonale antilichamen dient gebruik te worden gemaakt van een protocol of richtlijnen met daarin informatie over het mono-klonale antilichaam en – indien van toepassing – premedicatie, oplaad- of op-bouwschema, testdoses, de duur van de observatieperiode en interventies bij een allergische reactie. Op de afdeling dienen reanimatiefaciliteiten aanwezig te zijn en de verpleegkundigen dienen te zijn geschoold in *basic life support*.
- De patiënt moet voorafgaand aan de behandeling worden geïnformeerd over het risico op het ontstaan van een allergische reactie en welke symptomen daarbij kunnen optreden. Benadrukt dient te worden om direct melding te maken bij het optreden van symptomen en dat door het toedienen van medicatie de symp-tomen weer snel onder controle kunnen worden gebracht.
- De verpleegkundige dient voorafgaande aan een behandeling op de hoogte te zijn van comorbiditeit en klachten van de patiënt die een verhoogde kans kun-nen geven op het ontstaan van een allergische reactie.

- Voor aanvang van de toediening dienen (hulp)middelen, zoals zuurstof, een extra infuuslijn en medicatie, aanwezig te zijn en dient eventuele premedicatie te zijn toegediend.
- Tijdens de eerste toediening(en) dient een arts beschikbaar te zijn voor calamiteiten.
- De verpleegkundige is degene die als eerste de situatie moet inschatten: herkenning van klachten van de patiënt en symptomen die worden geobserveerd passend bij een (beginnende) allergische reactie en daar vervolgens adequaat op anticiperen.
- Een kalme benadering, het uitvoeren van een efficiënte manier van handelen volgens protocol op het moment dat een reactie ontstaat kan de angst doen afnemen bij de patiënt en zijn naasten.
- Bij een verlengde infusieduur dient rekening te worden gehouden met de houdbaarheid van het betreffende monoklonale antilichaam.
- Een zorgvuldige documentatie in het dossier van de symptomen en het tijdstip van optreden, de vitale functies en de eventuele interventies die hebben plaatsgevonden, zijn van belang voor de verdere behandeling van de patiënt met het betreffende monoklonale antilichaam.

LITERATUUR
Boekhout A, Mallo HA. Reactie vraagt actie: Allergische reacties bij antikankerbehandelingen. Oncologica no. 4. 2006. Pagina 14-17.
Battiato, LA, Wheeler VS. Biologic and Targeted Therapy. In: Yarbro, CH, Frogge, MH, Goodman, M. (eds.) Cancer Nursing. Sudbury. Jones and Bartlett Publishers. 2005. Pagina 51-0-558.
Schulmeister L. Legal Issues. In: Yarbro, CH, Frogge, MH, Goodman, M (eds) Cancer Nursing. Sudbury. Jones and Bartlett Publishers. 2005. Pagina 1786-1799.
Lenz, HJ. Management and Preparedness for Infusion and Hypersensitivity Reactions Oncologist 2007;12;601-609.

Websites
http://emea.europa.eu. Samenvatting van de productkenmerken van Erbitux. Merck. 2004. download 15/02/2008
http://emea.europa.eu. Samenvatting van de productkenmerken van Herceptin. Roche. 2005. download 15/02/2008
http://emea.europa.eu. Samenvatting van de productkenmerken van MabCampath. Bayer. 2006. download 15/02/2008
http://emea.europa.eu. Samenvatting van de productkenmerken van MabThera. Roche. 2003. download 15/02/2008
http://emea.europa.eu. Samenvatting van de productkenmerken van Avastin. Roche. 2005. download 15/02/2008
http://emea.europa.eu. Samenvatting van de productkenmerken van Zevalin. Bayer. 2004. download 15/02/2008

4.3 CYTOKINE RELEASE SYNDROOM (CRS)

C.A.M. Huisman

4.3.1 Inleiding

Patiënten kunnen direct na de eerste toediening van monoklonale antilichamen een CRS ontwikkelen. Dit acute klinische beeld ontstaat door het vrijkomen van cytokinen als het gevolg van de activatie van lymfocyten en monocyten. Het kan zeer moeilijk en zelfs onmogelijk zijn het ziektebeeld te onderscheiden van een acute overgevoeligheidsreactie (bijvoorbeeld anafylaxie). Anafylaxie ontstaat vaak zeer kort na de toediening terwijl het CRS 30 tot 60 minuten na de toediening optreedt.

Patiënten met de volgende aandoeningen hebben een verhoogd risico om CRS te ontwikkelen:

- niet-instabiele angina pectoris;
- recent doorgemaakt myocardinfarct of andere ischemische hartaandoening;
- hartfalen ongeacht etiologie;
- elke vorm van chronisch-obstructieve pulmonaire aandoeningen;
- cerebrovasculaire aandoeningen;
- patiënten met convulsies in de voorgeschiedenis.

4.3.2 Werkingsmechanisme

Monoklonale antilichamen binden aan de T-celreceptor waardoor deze wordt geactiveerd en vervolgens in overmaat cytokinen (onder andere TNF-α, IFN-gamma, IL-1 and IL-6) produceert. Hierdoor wordt de aanmaak van lymfocyten gestimuleerd en ontstaat een reactie in het lichaam die vergelijkbaar is met een ernstige infectie gepaard gaande met hypotensie, koorts en koude rillingen. De hoge mate van release van cytokinen vindt slechts gedurende een korte periode plaats en wordt in principe gereguleerd door onder andere ongebonden receptoren die vrij in de bloedbaan voorkomen.

4.3.3 Middelen

De kans op het ontwikkelen van een CRS komt vooral voor na intraveneuze toediening van monoklonale antilichamen, zoals rituximab (Mabthera®), trastuzumab (Herceptin®), alemtuzumab (MabCampath®), erbitux (Cetuximab®) en bevacizumab (Avastin®).

Bij een hoge tumorlast (laesies met een diameter > 10 cm en een hoog aantal maligne cellen in het bloed) is de incidentie van deze ernstige bijwerking groter. Bij meer dan 50% van deze groep patiënten treedt een infusie gerelateerd symptomencomplex op, overwegend tijdens de eerste infusie, en gewoonlijk tijdens de eerste twee uur. De voornaamste symptomen zijn koorts, rillingen en rigor. Andere symptomen zijn: hypotensie en bronchospasmen, angio-oedeem, misselijkheid, exantheem/urticaria, vermoeidheid, hoofdpijn, keelirritatie, rinitis, braken en tumorpijn. Minder frequent treedt een exacerbatie op van bestaande cardiale aandoeningen, zoals angina pectoris of hartfalen. Ernstig CRS kan samengaan met symptomen van tumorlysissyndroom, soms leidend tot het uitvallen van meerdere orgaanfuncties en overlijden (zie 4.7).

4.3.4 Preventie en behandeling

Het CRS kan worden voorkomen of geminimaliseerd door een koortswerend middel en een antihistaminicum ongeveer één uur voor start van de behandeling toe te dienen en door nauwgezet de aanbevelingen voor dosering en behandelingsduur te volgen. Aangezien het CRS ook kan optreden bij het hervatten van de behandeling, dienen in dat geval dezelfde voorzorgsmaatregelen te worden genomen.

Interventies op het moment van het ontstaan van een CRS bestaan uit het stoppen van de infusie, het toedienen van infuusvloeistoffen, het bewaken van de vitale functies, het uitvoeren van medicamenteuze interventies op aanwijzing van de arts en zo nodig *basic life support* toepassen.

Bij het optreden van een ernstige vorm van het CRS kan een intensivecarebehandeling nodig zijn met intraveneuze vochttoediening, corticosteroïden, inotropica, intubatie en beademing. Afhankelijk van de ernst van de reactie kan na stabilisatie de behandeling weer worden hervat op de halve infusiesnelheid waarop de reactie ontstond, al dan niet ondersteund met premedicatie. Meestal kan vervolgens de infusie weer op de volledige snelheid worden toegediend. Afhankelijk van het monoklonaal antilichaam en de ernst van de reactie wordt deze halve snelheid soms ook gehandhaafd tijdens alle vervolginfusies. Maar ook kan de behandeling met het monoklonaal antilichaam bij een zeer ernstige reactie definitief worden gestaakt.

4.3.5 Aandachtspunten

- Bij de behandeling met monoklonale antilichamen dient gebruik te worden gemaakt van een (verpleegkundig) protocol of richtlijnen met daarin informatie over het monoklonale antilichaam en – indien van toepassing – premedicatie, oplaad- of opbouwschema, testdoses, de duur van de observatieperiode en interventies bij het ontwikkelen van ernstige reacties zoals het CRS. Op de afdeling dienen reanimatiefaciliteiten aanwezig te zijn en de verpleegkundigen dienen te zijn geschoold in basic life support.
- De patiënt moet voorafgaand aan de behandeling worden geïnformeerd over het risico op het ontstaan van een CRS en welke symptomen daarbij kunnen optreden. Benadrukt dient te worden dat de patiënt direct melding maakt bij optreden van symptomen. Doorgaans zullen de symptomen weer snel onder controle worden gebracht.
- De verpleegkundige dient voorafgaande aan een behandeling op de hoogte te zijn van comorbiditeit en klachten van de patiënt die een verhoogde kans kunnen geven op het ontstaan van een CRS.

- Voor aanvang van de toediening dienen (hulp)middelen, zoals zuurstof, een extra infuuslijn en medicatie, aanwezig te zijn en dient eventuele premedicatie te zijn toegediend.
- Tijdens de eerste toediening(en) dient een arts beschikbaar te zijn voor calamiteiten.
- De verpleegkundige is degene die als eerste de situatie moet inschatten, klachten moet herkennen die passen bij een (beginnende) CRS en daar vervolgens adequaat op anticiperen. Een kalme benadering, het uitvoeren van een efficiënte manier van handelen op het moment dat een reactie ontstaat kan de angst doen afnemen bij de patiënt en zijn naasten. Bij een verlengde infusieduur dient rekening te worden gehouden met de houdbaarheid van het betreffende monoklonale antilichaam en de logistiek op de afdeling. Een zorgvuldige documentatie in het medisch en verpleegkundig dossier van de symptomen en het tijdstip van optreden, de vitale functies en de eventuele interventies die hebben plaatsgevonden, zijn van belang voor de verdere behandeling van de patiënt met het betreffende monoklonale antilichaam.

LITERATUUR

Lenz HJ. Management and Preparedness for Infusion and Hypersensitivity Reactions Oncologist 2007;12;601-609.

Wing GM. et al., Mechanisme of First-Dose Cytokine-release Syndrome by Campath-1-H± involvement of CD16 (Fc γRIII) and CD11a/CD18 (LFA-1) on NK cells, *J. Clin. Invest.* 1996;98(12):2819-2826.

Websites

http://emea.europa.eu. Samenvatting van de productkenmerken van Erbitux. Merck. 2004. download 15/02/2008

http://emea.europa.eu. Samenvatting van de productkenmerken van Herceptin. Roche. 2005. download 15/02/2008

http://emea.europa.eu. Samenvatting van de productkenmerken van MabCampath. Bayer. 2006. download 15/02/2008

http://emea.europa.eu. Samenvatting van de productkenmerken van MabThera. Roche. 2003. download 15/02/2008

http://emea.europa.eu. Samenvatting van de productkenmerken van Avastin. Roche. 2005. download 15/02/2008

4.4 CARDIOTOXICITEIT

H.A. Mallo

4.4.1 Inleiding

Sommige antikankerbehandelingen kunnen hartschade veroorzaken. Anthracyclines bevattende therapieën en radiotherapie zijn daar bekende voorbeelden van. Een van de bekendste middelen binnen de targeted-therapieën dat kan leiden tot cardiotoxiciteit is trastuzumab (Herceptin®). Cardiotoxiciteit kan zich uiten als symptomatisch hartfalen of als een asymptomatische vermindering van de linkerventrikelfunctie.

4.4.2 Werkingsmechanisme

Het precieze werkingsmechanisme achter cardiotoxiciteit is niet bekend, maar is het best onderzocht bij trastuzumab. De humane epidermale groeifactorreceptor-2 (HER2) speelt een rol in de ontwikkeling en functie van hartspiercellen, de cardiomyocyten. HER2 maakt onderdeel uit van een mechanisme dat ontstaat als reactie op cardiale stress. Dit kan ontstaan door verschillende stimuli, bijvoorbeeld door anthracyclinen. Dit compensatoire mechanisme leidt tot ontwikkeling en verbetering van de functie van cardiomyocyten. Wat precies het mechanisme is dat leidt tot cardiotoxiciteit door trastuzumab is nog onbekend, maar zou kunnen ontstaan door binding van trastuzumab aan HER2 op cardiomyocyten. De cardiotoxiciteit door trastuzumab – al dan niet ondersteund met medicamenteuze therapie – is ten dele reversibel.

4.4.3 Middelen

In theorie kunnen tyrosinekinaseremmers, waarvan (één van) de targets tevens een rol spelen in de functie van hartspiercellen, cardiotoxiciteit tot gevolg hebben. Dit is echter niet goed uitgezocht, maar verdient wel de aandacht bij de behandeling van patiënten met deze middelen. De middelen die het best onderzocht zijn en aangetoond cardiotoxiciteit kunnen veroorzaken zijn trastuzumab en imatinib (Glivec®). Vanwege hun werkingsmechanisme en target(s) zijn mogelijk ook bevacizumab (Avastin®) en sorafenib (Nexavar®) cardiotoxisch. Bij sunitinib (Sutent®) is een daling van de linkerventrikelejectiefractie (LVEF) aangetoond.

4.4.4 Preventie

Er zijn tot op heden geen preventieve farmacologische interventies beschikbaar. De enige preventieve maatregel is het selecteren van patiënten die een verhoogd risico lopen op het ontstaan van cardiotoxiciteit. De enige bewezen voorspellende waarden voor trastuzumab gerelateerde cardiotoxiciteit zijn gevorderde leeftijd (> 60 jaar) en eerdere anthracyclines bevattende therapie. Andere factoren zoals hypertensie en voorgaande radiotherapie hebben geen aangetoonde voorspellende waarde, maar dienen niet te worden uitgesloten als risicofactor. Ook een marginale of laagnormale LVEF na een anthracylines bevattende therapie, geeft een verhoogd risico.

4.4.5 Behandeling

Symptomatisch hartfalen of een asymptomatische daling van de LVEF beneden de normaalwaarde, gemeten via MUGA-scan of echocardiogram, betekent dat de behandeling onderbroken dient te worden. Afhankelijk van de ernst dient het hartfalen door de internist of cardioloog medicamenteus te worden behandeld. Indien de LVEF niet dramatisch is gedaald, kan worden volstaan met staken van het middel en beoordelen of herstel van de LVEF plaatsvindt. Indien herstel optreedt zou het middel opnieuw kunnen worden gegeven onder monitoring van de LVEF. Herstarten van het middel leidt in veel gevallen niet voor een tweede keer tot cardiotoxiciteit. Een en ander is natuurlijk ter afweging aan de behandelend specialist: de voordelen van het continueren van de behandeling versus de nadelen van cardiotoxiciteit.

4.4.6 Aandachtspunten

- De verpleegkundige dient alert te zijn op tekenen die zouden kunnen duiden op cardiotoxiciteit. Patiënten met kortademigheid, vermoeidheid en oedeemvorming van de extremiteiten lijden mogelijk aan hartfalen. Dit zijn echter tevens klachten die kunnen voorkomen bij een gevorderd kankerproces.
- Belangrijk is om de linkerventrikelfunctie regelmatig te controleren, bijvoorbeeld iedere drie maanden. De patiënt dient op de hoogte te zijn van de reden van het onderzoek en het belang van de regelmatige herhaling, in sommige gevallen ook nog na het staken van de behandeling met het betreffende middel.

LITERATUUR

Battiato LA, Wheeler VS. Biologic and Targeted Therapy. In: Yarbro, CH, Frogge, MH, Goodman, M (eds.) Cancer Nursing. Jones and Bartlett Publishers. Sudbury. 2005. Pagina 510-588.

Boekhout A, Mallo HA. Cardiotoxiteit bij trastuzumab. Oncologica no. 2. Elsevier. 2008. Pagina 12-15.

Force T., Krause DS, Etten, RA van. Molecular mechanisms of cardiotoxicity of tyrosine kinase inhibition. Nature reviews/Cancer 2007;7:332-344.

Healy Bird BRJ, Swain SM. Cardiac toxicity in Breast Cancer Survivors: Reviews of Poetential Cardiac Problems. Clin Cancer Res 2008;14.1:14-24.

Camp-Sorell D, Langhorne ME. Cardiomyopathy. In: Camp-Sorell D, Hawkins RA (eds.) Advanced Oncology Nursing Practice. Oncology Nursing Society. Pittsburgh. 2006. Pagina 263-269.

Telli ML, Hunt SA, Carlson RW, et al. Trastuzumab-Related Cardiotoxicity: Calling Into Question the Concept of Reversibility. Journal of Clinical Oncology. Vol. 25. no 23. 2007;Pagina 3525-3533.

Websites

http://emea.europa.eu. Samenvatting van de productkenmerken van Herceptin. Roche. 2005. download 15/02/2008

http://emea.europa.eu. Samenvatting van de productkenmerken van Avastin. Roche. 2005. download 15/02/2008

http://emea.europa.eu. Samenvatting van de productkenmerken van Glivec. Novartis. 2006. download 15/02/2008

http://emea.europa.eu. Samenvatting van de productkenmerken van Sutent. Pfizer. 2006. download 15/02/2008

http://emea.europa.eu. Samenvatting van de productkenmerken van Nexavar. Bayer. 2006. download 15/02/2008

http://www.gsk.com/ControllerServlet?appId=4&pageId=402&newsid=1166 Full describing information of Tykerb® US. 2007. GlaxoSmithKline

4.5 DIEPVENEUZE TROMBOSE/PULMONALE EMBOLIE (DVT/PE)

A. Hulshoff

4.5.1 Inleiding

Veneuze trombo-embolische gebeurtenissen komen bij kanker en tijdens de behandeling hiervan relatief vaak voor. Diepveneuze trombose (DVT) en pulmonale embolie (PE) maken deel uit van hetzelfde pathologische proces.

DVT is de vorming van een stolsel (trombus) in een diepe ader, meestal in een
been (kuitvene of hele beenvene) of in het bekken, soms ook in een arm of de buik.
Symptomen treden niet altijd op, maar kunnen bestaan uit warmte, roodheid, pijn
en zwelling van betreffende arm of been. Als (een gedeelte van) een stolsel loslaat
en via het hart in het vaatbed van de longen terechtkomt en daar een afsluiting veroorzaakt, is er sprake van een longembolie. Dit kan gepaard gaan met slechts lichte
kortademigheid en eenzijdige, ademhalingsgebonden pijn. Grotere stolsels kunnen
leiden tot afsluitingen van grote longgebieden, waardoor levensbedreigende situaties
ontstaan. De symptomen van een longembolie treden meestal acuut op (in de loop
van minuten tot uren), maar kunnen ook geleidelijk ontstaan (in de loop van dagen
tot zelfs weken).

De diagnose van een trombose in arm of been wordt gesteld door middel van
het duplexonderzoek. Dit is een combinatie van ultrageluidsgolven (Doppler) en
echobeelden van de bloedstroom, waarmee de verstopping in de ader(en) kan worden aangetoond. Voor trombose in de vena subclavia is het echo-onderzoek soms
niet voldoende; dit kan een reden zijn om een flebografie te doen. Bij dit onderzoek
worden de perifere venen opgespoten met contrast waarbij de afvloed naar centraal
wordt bestudeerd door middel van röntgenopnamen.

Indien er geen directe aanleiding is voor een trombose, zoals een (centraal) veneuze katheter of immobilisatie, dan kan er reden zijn, zeker bij herhaalde trombose, om andere oorzaken na te gaan. Bij laboratoriumonderzoek wordt dan behalve
op stollingsparameters PT en APTT ook getest op mogelijke erfelijke stollingsafwijkingen.

Daarnaast kan bij het vermoeden op een trombose of longembolie ook laboratoriumonderzoek gedaan worden naar activatie van de stolling. D-dimeren (een af-

braakproduct van fibrine) zijn verhoogd bij grote trombi. Dus, indien niet verhoogd sluit het diagnose DVT/PE met voldoende zekerheid uit. Zijn echter de D-dimeren verhoogd, dan kan dat bij patiënten met maligniteiten ook door de ziekte worden veroorzaakt, dus indien positief is er geen afdoende bewijs.

Een longembolie geeft in > 80% geen afwijkingen op een X-thorax. Indien de D-dimeren verhoogd zijn, dan is een CT-angiografie geïndiceerd, de meest gebruikte methode om de trombi in de longvenen zichtbaar te maken. Als een CT-angiografie niet mogelijk of niet conclusief is, is een nucleaire ventilatie-perfusiescan een alternatief. De ventilatiescan toont de gaswisseling in de longvelden, de perfusiescan de doorbloeding van de longvenen.

4.5.2 Werkingsmechanisme

Patiënten met maligniteiten hebben een verhoogd risico op het ontwikkelen van veneuze trombose en/of longembolie. Factoren die hierin een rol spelen zijn bijvoorbeeld hogere spiegels van stollingsfactor VIII en de Von Willebrand-factor (VWF), waardoor een verhoogde stollingsneiging ontstaat, of een verstoring in de afbraak van een reeds gevormd stolsel (fibrinolyse). Daarnaast kan de antikankerbehandeling een extra risicofactor vormen.

De oorzaken voor het ontstaan van trombotische gebeurtenissen zijn afhankelijk van het werkingsmechanisme van de respectievelijke betrokken middelen. Bij gebruik van erytropoëtine wordt een kunstmatige polycytemie gecreëerd, waardoor het bloed 'stroperiger' wordt en het tromboserisico toeneemt. Er is dan vooral een grotere kans op arteriële infarcten, indien een te hoge hematocriet wordt nagestreefd. Andere middelen hebben effect op de stollingsfactoren waardoor een verhoogde stollingsneiging ontstaat.

4.5.3 Middelen

Verschillende middelen binnen de immuno- en targeted therapie worden geassocieerd met diepe veneuze trombose en longembolie.

Erytropoëse-stimulerende middelen (ESA's) kunnen door hun invloed op de viscositeit van het bloed stolselvorming veroorzaken.

Thalidomide en lenalidomide leiden, vooral in combinatie met antracyclines (cytostatica) en met dexamethason, tot een verhoogd risico op trombose en pulmonale embolie. Dit risico lijkt het grootst te zijn gedurende de eerste vier maanden van de behandeling.

Ook tijdens een behandeling met bevacizumab, vooral in combinatie met chemotherapie, ontstaat een verhoogd risico op veneuze trombo-embolische aandoeningen.

4.5.4 Preventie

Voorafgaand aan de behandeling met genoemde middelen dient tijdens de anamnese het individuele tromboserisico van de patiënt te worden vastgesteld. Risicofactoren kunnen onder meer zijn: cardiale aandoeningen (vooral infarcten), obesitas, erfelijke stollingsafwijkingen, een recente operatieve ingreep, een verminderde mobiliteit, (familie)geschiedenis van trombose en/of embolie en een leeftijd hoger dan 65 jaar.

Afhankelijk van de bevindingen wordt gekozen voor het zorgvuldig monitoren van mogelijke symptomen, dan wel tromboseprofylaxe te starten in de vorm van ascal of laagmoleculaire heparines (LMWH).

Bij erytropoëtinebehandeling wordt aanbevolen te streven naar een hemoglobinewaarde (Hb) tussen 6,2-7,5 mmol/l, het Hb-gehalte regelmatig te controleren en niet te laten stijgen tot boven 7,5 mmol/l.

Voorzichtigheid dient betracht te worden bij het gebruik van combinaties van middelen die het risico op trombose kunnen verhogen zoals hormoonvervangingstherapie of anticonceptiva.

4.5.5 Behandeling

Een trombose of longembolie moet altijd behandeld worden. De antikankertherapie kan voortgezet worden, tenzij er sprake is van een levensbedreigende situatie. Medicamenteuze behandeling van een trombose of longembolie bestaat uit toediening van laagmoleculaire heparines subcutaan, waarbij de mogelijkheid bestaat om ook orale antistollingstherapie te starten. Bij voldoende antistolling kan dan de laagmoleculaire heparine worden gestaakt.

In geval van trombopenie dient het trombocytengetal boven de 30 gehouden te worden. Antistollingbehandeling wordt bij een subclaviatrombose gedurende zes weken gegeven, bij een trombosebeen drie maanden en bij een longembolie zes maanden.

De klassieke heparine wordt vrijwel niet meer toegepast; deze behandeling vereist nauwkeurige monitoring van de mate van ontstolling (APTT).

Een massale longembolie kan zoveel van het venenbed afsluiten dat de rechterhartkamer in zijn functie tekortschiet en er een acute rechtsdecompensatie ontstaat. Dit is een reden om trombolyse te overwegen met middelen als urokinase, die afbraak van het stolsel bewerkstelligen.

Bij een obstructie van het diepe veneuze systeem van vooral het been ontstaat er druk op de oppervlakkige aderen, doordat de afvloed van bloed wordt belemmerd. Het gevolg is dat de aderen zwellen, waardoor de kleppen insufficiënt kunnen worden ('veneuze insufficiëntie'). Dit kan leiden tot een chronische aandoening waarbij het hele aderstelsel van het been slecht gaat functioneren met oedeem, pijn, zwaar vermoeid gevoel en op termijn slecht genezende wonden tot gevolg. Dit wordt een posttrombotisch syndroom (PTS) genoemd.

Om dit te voorkomen moet naast medicamenteuze behandeling gestart worden met een compressieverband. Het been wordt met een rekverband gezwachteld tot de zwelling is afgenomen. Daarna wordt een elastische kous aangemeten. Over het algemeen wordt geadviseerd deze elastische kous gedurende twee jaar te blijven dragen gezien de herstelperiode van de aangedane aderen.

Plaatsing van een filter in de vena cava inferior kan worden overwogen indien er een absolute contra-indicatie is voor het gebruik van orale anticoagulantia of wanneer er ondanks adequate behandeling een recidief longembolie optreedt. Filters vangen de stolsels die losschieten op en beschermen zo tegen het optreden van een longembolie, maar gaan gepaard met een frequent optreden van recidief diepe veneuze trombose indien er geen orale anticoagulantia of heparine als onderhoudsbehandeling wordt gegeven.

4.5.6 Aandachtspunten
■ Patiënten dienen geïnformeerd te worden over trombose als mogelijke bijwerking van de behandeling. Er wordt uitleg gegeven over de verschijnselen van trombose (zwelling van arm of been) en longembolie (kortademigheid, pijn bij zuchten en koorts) en over het belang van dergelijke verschijnselen zo snel mogelijk te melden.
■ Bij profylaxe met ascal is van belang het ontstaan van spontane bloedingen (neusbloeding, tandvleesbloeding) direct te melden.
■ Als een profylactische of therapeutische behandeling met laagmoleculaire heparines wordt voorgeschreven, wordt de patiënt en/of een familielid geïnstrueerd en begeleid in het zelf subcutaan injecteren. Een goede voorlichting vraagt om een individuele benadering van patiënten. Hierbij zal er rekening gehouden worden met onder andere de leeftijd en het aanpassingsvermogen van de patiënt.

LITERATUUR
Turner Story, K. Deep Venous Thrombosis. In: Camp-Sorell D, Hawkins RA (eds.) Clinical Manual for the Oncology Advanced Practice Nurse (2nd ed.) Oncology Nursing Society. Pittsburgh. 2006. Pagina 281-290.

Websites
www.oncoline.nl, van De Vereniging van Integrale Kankercentra, Landelijke richtlijn Diepe veneuze trombose en longembolie, 1-12-2006, download 05-03-2008
www.revlimid.com/hcp/hcp-multiple-myeloma.aspx, Warnings, download 05-03-2008
http://www.emea.europa.eu Public Statement, 23 October 2007, Epoetins and the risk of tumour growth progression and tromboembolic events in cancer patients and cardiovasculair risk in patient with chronic kidney disease, www.emea.eu, download 06-03-2008
http://www.emea.europa.eu Samenvatting van de productkenmerken Avastin®, Roche, 12 januari 2005, download 07-03-2008

4.6 NEUROPATHIE

A. Hulshoff

4.6.1 Inleiding

Neurotoxiciteit betreft een scala aan effecten op de verschillende componenten van het centrale en perifere zenuwstelsel, de hersenzenuwen of een combinatie daarvan, (mede) ontstaan door de toepassing van (neurotoxische) antikankertherapie.

Perifere neuropathie wordt gedefinieerd als een pathologische verandering en functionele verstoring van het perifere zenuwstelsel en de zenuwwortel. Dit kan resulteren in sensorische en/of motorische disfunctie. De klachten zijn symmetrisch en beginnen meestal perifeer aan het einde van de langste zenuwbanen in de tenen. De klachten nemen daarna toe via de gehele voet en de enkels naar de onderbenen. In het algemeen beginnen de klachten niet in de handen en het verloop is van de vingertoppen naar vingers en handen.

Autonome neuropathie heeft betrekking op het autonome zenuwstelsel dat de inwendige organen bestuurt (onwillekeurig, bijvoorbeeld darmperistaltiek, regulatie bloeddruk).

De ernst van sensorische en motorische neuropathie kan worden geclassificeerd volgens de NCI-CTC-gradatie:

- graad 1: paresthesieën, zwakte en/of verlies van reflexen zonder functieverlies;
- graad 2: functieverlies, maar geen belemmering van dagelijkse activiteiten;
- graad 3: belemmering van dagelijkse activiteiten;
- graad 4: invaliderende sensorische neuropathie, of neuropathie die levensbedreigend is of leidt tot verlamming en/of ernstige autonome neuropathie.

De diagnose, na anamnese en neurologisch onderzoek, wordt bij voorkeur gesteld door een neuroloog of, indien dit niet het geval is, door een (hemato-)oncoloog met ervaring in het verrichten van neurologisch onderzoek.

4.6.2 Werkingsmechanisme

Het exacte mechanisme achter perifere neuropathie is onbekend. Er kunnen verschillende oorzaken zijn die elkaar versterken. Onderzoek is gaande om de aantasting van de lange uitlopers (axonen) van – vooral – sensorische zenuwen te verklaren. Aangenomen wordt dat deze degeneratie van axonen te wijten is aan verstoring van het normale evenwicht van sommige eiwitten die betrokken zijn bij de signaaloverdracht tussen zenuwen, dan wel beschadiging van de myeline schede, de 'isolatie' van de zenuwbanen.

Meestal is de neuropathie dosisgerelateerd en reversibel na staken van het medicijn. Sommige vormen van neuropathie zijn irreversibel ten gevolge van celdood.

Risicofactoren zijn gebruik van (cumulatieve doses van) neurotoxische middelen, hoge doses chemotherapie, hoge infusiesnelheid, leeftijd boven de 60 jaar, radiotherapie op het spinale gebied (de zenuwen uit het ruggenmerg), onderliggende neuropathie door bijvoorbeeld diabetes mellitus of een erfelijke factor en ondervoeding met vitaminegebrek (vooral vitamine B-complex). Ook de tumor zelf kan door druk op de zenuwen blijvende schade veroorzaken. Daarnaast kan chemotherapie, bestraling of behandeling met bijvoorbeeld alemtuzumab leiden tot reactivatie van herpes zoster (gordelroos), waardoor sensorische of motorische zenuwbeschadiging kan ontstaan, met vaak onherstelbare schade. Sommige middelen kunnen ook een al bestaande neuropathie verergeren.

4.6.3 Middelen
Verschillende middelen binnen de immuno- en targeted therapie worden geassocieerd met neuropathie.

- Thalidomide, een angiogeneseremmer, kan bij cumulatieve doses leiden tot ernstige en irreversibele neuropathie. Het chemisch verwante lenalidomide geeft veel minder risico op het ontstaan van neuropathie.
- Voor proteosoomremmers (bortezomib) geldt dat vooral sensorische neuropathie voorkomt, hoewel ook motorische neuropathie is gerapporteerd. Naast perifere neuropathie speelt autonome neuropathie mogelijk een rol in sommige bijwerkingen, zoals orthostatische hypotensie, ernstige obstipatie met ileus en incontinentie. Gegevens over autonome neuropathie en de rol daarvan in het optreden van deze ongewenste effecten zijn beperkt.
- Cytokinen kunnen de bloed-hersenbarrière passeren en daardoor veranderingen veroorzaken in cognitief functioneren en persoonlijkheid, vaak zonder verdere neurologische verschijnselen. Dit geldt voor interleukine-2 (IL-2), tumornecrosefactor (TNF) en alfa-interferon. Zo is bijvoorbeeld ongecontroleerde epilepsie of een anderszins gestoorde functie van het centrale zenuwstelsel een contra-indicatie voor behandeling met interferon.

4.6.4 Preventie en behandeling
Voorafgaand aan behandeling met mogelijk neurotoxische middelen dient in de anamnese aandacht besteed te worden aan al bestaande neuropathie. Daarbij moet in elk geval worden gevraagd naar sensorische, motorische en autonome klachten, naar verdeling van deze klachten en naar problemen met de coördinatie. Het onderzoek omvat reflexen, sensibiliteitsonderzoek met aandacht voor symmetrie, onderzoek van de kracht en autonome verschijnselen.

Tijdens de behandeling wordt specifiek aandacht besteed aan tekenen van neuropathie. Verschijnselen van perifere neuropathie kunnen zijn: een brandend of juist doof gevoel, pijn(scheuten), zwakte en tintelingen, voornamelijk in handen en voeten. De sensatie in de voetzolen wordt vaak omschreven als 'op sokken lopen'. Klachten van de handen geven vaak veel problemen in de fijne motoriek, en dus in handelingen in het dagelijks leven (ADL), zoals aankleden. Verwardheid, hallucinaties, duizeligheid, afasie en slaperigheid bij gebruik van cytokinen kunnen tevens duiden op neurotoxiciteit. Op geleide van de ernst van de symptomen dient de dosis of het schema van het betreffende middel te worden aangepast of de behandeling (tijdelijk) gestaakt, om verergering of blijvend functieverlies te voorkomen. Behandeling is vooral gericht op supportieve maatregelen en verlichting van klachten, bijvoorbeeld: pijnbestrijding (bijvoorbeeld ibuprofen of pregabalin voor neuropathische pijn), vitamine B12-suppletie, pyridoxine (vitamine B6). Ondersteunende middelen voor uitvoeren van ADL-activiteiten zijn te verkrijgen bij thuiszorgorganisaties. Uit ervaring is gebleken dat de klachten van neuropathie soms verbeteren of geheel verdwijnen na stoppen van de behandeling. Bij ernstige neuropathie na thalidomide, bortezomib of herpes zoster blijven de klachten vaak levenslang aanwezig.

4.6.5 Aandachtspunten

- Het is van belang om het mogelijk optreden van neurotoxiciteit met patiënten voor de start van de behandeling te bespreken, en hen te informeren dat verschijnselen die op neuropathie kunnen duiden zo snel mogelijk dienen te worden onderkend en gemeld. Als dosisaanpassing tijdig wordt toegepast, kan de antikankerbehandeling langer verdragen worden en is de effectiviteit uiteindelijk groter dan wanneer bij toegenomen klachten de behandeling permanent moet worden gestaakt.
- Patiënten kunnen gebaat zijn bij een aantal praktische adviezen om klachten draaglijker te maken, zoals het vermijden van het dragen van strakke schoenen en sokken met elastiek. Bij verminderde pijn- of temperatuursensatie kan verwonding worden voorkomen door bijvoorbeeld het dragen van werkhandschoenen of het gebruik van thermostaatkranen om verbranding tegen te gaan.

LITERATUUR

Armstrong TS, Grisdale KA, Periferal Neuropathy. In: Camp-Sorrell D, Hawkins RA (eds.) Clinical Manual for the Oncology Advanced Practice Nurse (2nd ed.) Oncology Nursing Society. Pittsburgh. 2006. Pagina 909-918.

Armstrong TS, Lee ELT. Neurotoxicity, In: Camp-Sorrell D, Hawkins RA (eds.) Clinical Manual for the Oncology Advanced Practice Nurse (2nd ed.) Oncology Nursing Society. Pittsburgh. 2006. Pagina 951-960.

Nederlandse Vereniging voor Neurologie en Nederlandse Vereniging voor Neurofysiologie, Richtlijn Polyneuropathie 2005.

Michel Attal, Jean-Luc Harousseau, Serge Leyvraz et al. Maintenance therapy with thalidomide improves survival in patients with multiple myeloma. Blood 2006;108.10: 3289-3294.

Websites

www.lareb.nl Lareb Nederlands bijwerkingen centrum

http://emea.europa.eu. Samenvatting van de productkenmerken van Velcade®: Janssen-Cilag, september 2007

http://emea.europa.eu. Samenvatting van de productkenmerken van Roferon-A®, Roche, 10 juli 2006

http://emea.europa.eu. Europees openbaar beoordelingsrapport (EPAR) Revlimid, samenvatting voor het publiek, ©EMEA 2007

4.7 TUMORLYSISSYNDROOM (TLS)

A.Q.M.J. van Steijn-van Tol

4.7.1 Inleiding

Het tumorlysissyndroom (TLS) is een ernstige, soms levensbedreigende, complicatie bij de behandeling van kanker. Dit ziektebeeld is voor het eerst beschreven in 1980 (door L.F. Cohen) en gaat gepaard met metabole stoornissen, leidend tot orgaanfalen. Dit is te wijten aan de massale vernietiging van tumorcellen, met als gevolg het vrijkomen van celinhoud en afbraakproducten van dode tumorcellen in de bloedcirculatie.

TLS komt vooral voor bij snel proliferatieve tumoren zoals het Burkitt/lymfoblastair lymfoom, Acute Lymfatische Leukemie (ALL), Acute Myeloïde Leukemie (AML) met een zeer hoge tumorload, non-Hodgkin-lymfoom, Prolymfocyten Leukemie (PLL) en Chronische Lymfatische Leukemie (CLL). TLS treedt zelden op bij solide tumoren. Uitzonderingen hierop zijn kiemceltumoren met een hoge tumorload, aangezien deze tumoren zeer gevoelig zijn voor chemotherapie. Voorbeelden hiervan zijn kiemceltumoren van de testis, hepatoblastoma en neuroblastoma.

Het ontstaan van TLS hangt af van een aantal factoren; het type maligniteit, de reactie op de soort behandeling, de snelheid van tumorproliferatie, de hoeveelheid tumorload (vaak gepaard gaand met een hoog LDH), en in geval van leukemie is meestal sprake van een leucocyten aantal $> 50 \times 10^9$/l). Ook een eventuele preëxistente nierinsufficiëntie speelt een rol. TLS is een behandelbare aandoening, wanneer in een vroeg stadium passende maatregelen worden genomen.

4.7.2 Werkingsmechanisme

Fysiologisch gezien bestaat het proces uit het afsterven van grote aantallen neoplastische cellen, ontstaan na behandeling met chemo-, immuno- of radiotherapie, of beenmergtransplantatie of, zeer zelden, spontaan optredend. Het syndroom ontwikkelt zich wanneer cytotoxische therapieën lysis veroorzaakt van een groot aantal snel delende maligne cellen. Hoewel tumorceldood (lysis) gewenst is, veroorzaakt de massale celdood van een groot aantal tumorcellen in korte tijd een overschrijden van de capaciteit van het lichaam om de eindproducten van dode tumorcellen uit te scheiden. Bij de vernietiging van de tumorcellen komen kalium, magnesium en nucleïne zuren (DNA-brokstukken uit de kern) vrij en komen terecht in de circulatie. Dit veroorzaakt metabole stoornissen.

4.7.3 Symptomen

Sommige patiënten ervaren geen klachten van TLS, maar hebben wel afwijkende labwaarden die kunnen duiden op een tumorlysissyndroom. Veelal zijn misselijkheid en braken, kortademigheid, onregelmatige hartslag, troebele urine, zwakte en vermoeidheid de eerste symptomen die optreden. Overige symptomen die kunnen optreden zijn metabole stoornissen, artralgie, spierzwakte, tetanie, aritmie en soms acute dood.

Metabole stoornissen

- Metabole stoornissen treden meestal op binnen 72 uur na de cytotoxische behandeling. Dit betreft met name hyperkaliëmie, hyperfosfatemie, hyperuricemie en hypocalciëmie.
- Er is sprake van hyperuricemia, wanneer een te hoog gehalte aan in het bloed circulerend urinezuur. Urinezuur is het eindproduct van bepaalde eiwitten. Wanneer te veel urinezuur aanwezig is, vormen zich kristallen van natriumuraat. Deze kristallen zetten zich vast in de niertubuli en kunnen acute nierschade veroorzaken. Verhoogde urinezuurspiegels kunnen gepaard gaan met futloosheid, misselijkheid en braken. Snelle verhoging van urinezuur kan leiden tot artralgie en nierkolieken.
- Een verhoogd kalium in het bloed (hyperkaliëmie) kan de oorzaak zijn van hartritmestoornissen en neuromusculaire prikkelbaarheid (paresthesieën) .
- Hyperfosfatemie kan leiden tot lage waarden van calcium (hypocalciëmie) in het bloed. Fosfaat en calcium slaan samen neer (precipitatie) in de niertubuli, dit leidt weer tot nierfalen.
- Hypocalciëmie resulteert in ernstige cardiovasculaire problemen en neurologische disfunctie. In extreme gevallen kan hypocalciëmie zich manifesteren met tetanie, mogelijk met het teken van Chvostek (toeneming van de mechanische prikkelbaarheid van de nervus facialis), of het fenomeen van Trousseau (het ontstaan van een spastische buiging van het polsgewricht en een obstetrische hand bij latente tetanie).
- Neerslaan van calciumfosfaat in het weefsel zorgt voor jeuk, iritis en artritis.
- Door verhoogde hoeveelheid ureum in het bloed ontstaat uremie. Dit kan de oorzaak zijn van vermoeidheid, zwakheid, algehele malaise, misselijkheid, braken, anorexie, smaakverandering, hikken, neurologische prikkelbaarheid, concentratie problemen, jeuk, rusteloze benen. Bij progressie van uremie kan pericarditis ontstaan.
- Hypervolemie kan dyspnoe, pulmonale rhonchi, oedeem, en hypertensie geven.

Middelen waarbij TLS kan optreden

De ontwikkeling van TLS is gekoppeld aan de hoeveelheid tumorafbraakproducten die in korte tijd ontstaan na toediening van bepaalde chemotherapie. Dit gebeurt onder andere bij cisplatine, cytarabine, etoposide methotrexaat en paclitaxel. Maar ook tijdens of na behandelingen met interferonen, interleukinen, en radiotherapie. De ontwikkeling van nieuwe doelgerichte therapieën die als doel hebben in korte tijd tumorcellen te vernietigen zal mogelijk de incidentie van TLS verhogen. Deze middelen zijn onder andere rituximab, bevacizumab, lenalidomide, imatinib, alemtuzumab en in sommige gevallen ook radio-immunotherapie.

Preventie

Preventie is cruciaal voor de behandeling en zorg van kankerpatiënten met een maligniteit met een hoge cel turn-over waarbij het risico op het ontwikkelen van TLS groot is. Risicofactoren voor het ontstaan van TLS zijn: verhoogd LDH, verhoogd lactaat en pre-existente nierfunctiestoornis.

Bij patiënten die een behandeling krijgen voor een maligne aandoening waarbij een hoge tumorlysis wordt verwacht, is de aanbeveling minstens twee dagen voor start van de cytotoxische behandeling tot vier dagen na de behandeling te starten met de volgende profylaxe:

- hyperhydratie met NaCL 0,9% (om urine-uitscheiding 100ml/u te handhaven);
- alkaliseren van urine (ph> 7.0) met bicarbonaat 1.4%;
- allopurinol, 1 x dd 300 mg (voorkomen van ernstige hyperuricemie).

Patiënten met een sterk verhoogd risico op TLS zoals het Burkitt/lymfoblastair lymfoom met hoge tumor-load, ALL met leukocytose (> 50×10^9/L) en AML met hyperleucocytose (> 100×10^9/L) kunnen preventief behandeld worden met leucoferese. Leucoferese wordt toegepast om direct een afname te bewerkstelligen van het hoge aantal leucocyten.

Daarnaast bestaat de mogelijkheid om het middel rasburicase (fasturtec®) toe te dienen indien er sprake is van een sterk verhoogd risico op het ontwikkelen van TLS. Dit middel katalyseert de oxidatie van urinezuur naar allantoïne, een wateroplosbare stof die gemakkelijk door de nieren wordt uitgescheiden. Rasburicase moet worden toegediend aan het begin van de chemotherapie. De aanbevolen dosering is 0,20 mg per kilo lichaamsgewicht gedurende maximaal zeven dagen eenmaal per dag toegediend via een 30 minuten durend infuus. Wanneer rasburicase als behandeling wordt gegeven kan bicarbonaat en allopurinol uit het profylaxeregime worden weggelaten.

Contra-indicatie voor het toedienen van rasburicase is een Glucose 6 fosfaat dehydrogenase (G6PD) deficiëntie. Dit is een relatief weinig frequent voorkomende erfelijke aandoening die zich kenmerkt door een verlaagde activiteit van het enzym G6PD in erytrocyten. Bepaalde geneesmiddelen met oxidatieve eigenschappen kunnen bij patiënten met deze aandoening hemolytische anemie veroorzaken.

Behandeling

Vroege herkenning en juiste interventie van de complicaties zijn belangrijk. Om de juiste behandeling te kunnen starten is het belangrijk te achterhalen of deze symptomen veroorzaakt worden door de tumor, door de bijwerkingen van de behandeling of door de ontwikkeling van een tumorlysissyndroom. Vroege herkenning van TLS en vroegtijdig medisch ingrijpen, zal de kans op het ontstaan van ernstige symptomen en complicaties minimaliseren. Het bepalen van specifieke labwaarden zoals; creatinine, kalium, calcium, fosfaat, urinezuur, bicarbonaat, LDH en lactaat kan al vroeg informatie geven of een TLS zich ontwikkelt. Aanbevolen wordt dit de eerste dagen twee maal daags te bepalen en later in de behandeling een maal daags. De behandeling is gelijk aan de beschreven preventieve maatregelen, hyperhydratie, allopurinol en alkaliseren van de urine en het bestrijden van metabole stoornissen.

Behandeling van hyperkaliëmie:
- calciumsuppletie intraveneus om balans te hervinden van de effecten van kalium op het hart;
- dextrose en insuline om te stimuleren dat kalium wordt opgenomen in de cel waardoor waarden afnemen in het bloed;
- diuretica om te stimuleren dat kalium en fosfaten zullen worden uitgescheiden in de urine en herstel vochtbalans.

Behandeling van hyperuremie:
- intraveneus vocht toedienen, diuretica om uitscheiding van urinezuur te stimuleren;
- intraveneuze toediening van calcium om hartfalen te voorkomen en neurologisch disfunctioneren.

Behandeling van hypocalciëmie:
- intraveneuze infusie met calcium en diuretica om excretie van fosfaat in de urine te stimuleren.

Vaak wordt besloten in verband met hyperfosfatemie en hyperkaliëmie aanvullend te behandelen met:
- fosfaatbinders; Phos-ex of CalciChew, ter correctie van de hyperfosfatemie;
- resonium of bicarbonaat ter correctie van hyperkaliëmie;
- furosemide ter correctie van de vochtbalans;
- hemodialyse of Continious Veno-Venous Hemofiltration (CVVH) bij nierinsuffiëntie of extreme hyperkaliëmie of hyperfosfatemie.

Aanhoudende hyperkaliëmie, hypocalciëmie, hyperfosfatemie (> 6 mmol/L) en/of snelle achteruitgang van de nierfunctie (hyperuricemie, oligurie/anurie, acidose en overvulling) zijn indicaties voor haemodialyse.

Aandachtspunten:

Verpleegkundigen hebben naast de arts een belangrijke taak in de voorlichting van de patiënt over de risico's van behandelingen waarbij kans bestaat op TLS ten gevolge van afbraak van de tumorcellen. Voorlichting samen met een arts waarbij duidelijk de risico's, de symptomen en de behandelingsmogelijkheden worden besproken zullen de patiënt geruststellen en de zorg optimaliseren. Belangrijk is een goede medische en een verpleegkundige anamnese af te nemen om bij eventuele nierfuctiestoornissen en/of cardiale problemen in de voorgeschiedenis de juiste acties te kunnen ondernemen. Informeer de patiënt over de noodzaak van vroegtijdig signaleren van symptomen. Door medisch-verpleegkundige observaties kunnen eventuele afwijkende bloedwaarden vroegtijdig worden geconstateerd. Met behulp van een vochtbalans wordt inzicht verkregen over de vocht intake.

Het zou noodzakelijk kunnen zijn een centraal veneuze lijn in te brengen indien sprake is van extreme hyperkaliëmie of nierfalen.

De patiënt onderbrengen op een mediumcare- of intensivecareafdeling met verpleegkundigen die ervaring hebben in de zorg voor patienten met TLS complicaties en behandeling heeft de voorkeur. Laboratoriumbepalingen moeten snel uitslag geven zodat metabolische afwijkingen behandeld kunnen worden voordat levensbedreigende problemen ontstaan.

Wees alert op het ontstaan van bijwerkingen na gebruik van rasburicase en anticipeer op symptomen als koorts, misselijkheid en braken.

LITERATUUR

Alan K Ikeda, MD,Clinical Fellow, Department of Pediatrics, Division of hematology and Oncology, mattel Childrens Hospital, UCLA.

Cantril Cynthia A. MPH,RN; AJN, American Journal of Nursing, April 2004,Volume 104, number 4;49-52.

Cohen LF, Balow JE, Margrath IT. Acute tumor lysis syndrome. A review of 37 patients with Burkitt's lymphoma. Am J Med. Apr 1980;68(4):486-91.

Farmaceutisch kompas. Rasburicase (V03AF07).

Gobel BH, Management of tumor lysis syndrome: prevention and treatment. Semin Oncol Nurs 2002; 18 (3Suppl3):12-6.

Goldman, S.C., Holcenberg, J.S., Finklestein, J.Z., A randomized comparison between rasburicase and allopurinol in children with lymphoma or leukemia at high risk for tumor lysis. Blood 2001; 97:2998-3003.

Kaplow R. Pathophysiology, signs and symptoms of acute tumor lysis syndrome. Semin Oncol Nurs 2002;18 (3suppl 3):6-11.

Websites

www.fk.cvz.nl
www.emea.europa.eu
www.huidziekten.nl/zakboek/dermatosen/gtxt/G6PD.htm

4.8 GASTRO-INTESTINALE TOXICITEIT (MISSELIJKHEID, BRAKEN, DIARREE, OBSTIPATIE EN STOMATITIS/MUCOSITIS)

C.A.M. Huisman

4.8.1 Inleiding

Gastro-intestinale toxiciteit omvat veel verschijnselen/klachten die ontstaan zowel tijdens en na cytotoxische chemo- en/of radiotherapie, als na immuno-/targeted therapie en hebben meestal een behoorlijke impact op de kwaliteit van leven van een patiënt. Het tijdstip, de duur, ernst en frequentie van optreden tijdens een antikankerbehandeling zijn afhankelijk van de therapie of het geneesmiddel, maar ook van factoren zoals leeftijd, stadium van de ziekte, aanwezigheid van neutropenie of trombopenie en de algehele conditie van de patiënt.

De belangrijkste en meest voorkomende bijwerkingen zijn misselijkheid en braken, diarree en/of obstipatie, en mucositis (onder andere stomatitis) en zullen hierna worden toegelicht.

4.8.2 Misselijkheid en braken

Ongeveer de helft van het aantal kankerpatiënten ervaart op een gegeven moment gedurende een antikankerbehandeling verschijnselen zoals misselijkheid en braken, vaak ongeacht het gebruik van anti-emetica.

Niet altijd komen beide klachten tegelijkertijd voor. Misselijkheid CTC-gradatie 1-2 kan voorkomen zonder braken. Bij sommige patiënten zien we echter braken zonder voorafgaande klachten van misselijkheid. Dit komt onder andere voor bij patiënten met hersenmetastase en slokdarmkanker.

Werkingsmechanisme

Het werkingsmechanisme van misselijkheid en braken is uitgebreid onderzocht en beschreven en veel anti-emetica zijn de laatste twintig jaar ontwikkeld om te worden ingezet zowel profylactisch als therapeutische therapie. Toch is er ook nog veel onbekend over de neurale en farmacologische oorzaken van deze klachten.

Braken (en ook misselijkheid) wordt gestuurd door het braakcentrum, dat gelegen is in de formatio reticularis van de medulla oblongata (hersenstam). Het braakcentrum ontvangt informatie vanuit de chemoreceptor triggerzone (GRT) gelegen buiten de bloed-hersenbarrière, de cortex, het cerebellum (informatie uit het evenwichtsapparaat) en de tractus solitarius (informatie uit het maag-darmkanaal). Vele verschillende neurotransmitters zijn betrokken bij dit mechanisme. De belangrijkste neurotransmitters zijn dopamine (D2), histamine (H1), acetylcholine (M) en serotonine (5-HT$_3$). Middelen die buiten de bloed-hersenbarrière treden kunnen gemakkelijk het braakcentrum prikkelen. Perifere stimulatie van chemo- en mechanoreceptoren in maag, darm, lever en peritoneum kan via de nervus vagus aanleiding geven tot activatie van het braakcentrum. Het braakcentrum stuurt vervolgens informatie naar het diafragma (n. phrenicus), het dwarsgestreepte spierweefsel van de buik en thorax (spinale zenuwen) en het spierweefsel van de maag, oesophagus, larynx en farynx (n. vagus). Deze stimulatie leidt tot het gevoel van misselijkheid, de daarbij horende verschijnselen en het optreden van kokhalzen c.q. braken.

Er wordt onderscheid gemaakt in tijdstip van optreden van de klachten.
1   *Acute braken*: de eerste 24 uur na start van de behandeling.
2   *Vertraagde braken*: twee tot vier dagen of nog later na start van de behandeling. Dit zien we vaak nadat al een fase van acute emesis heeft plaatsgevonden. In het algemeen is de ernst ervan aanzienlijk minder dan bij de acute emesis. Vooral bij sterk emetogene stoffen wordt deze vorm gezien.
3   *Anticipatoire braken*: deze vorm kan optreden bij patiënten die eerder met cyto-statica zijn behandeld en zou bij 20-40% van hen voorkomen. De frequentie zou nog meer toenemen bij herhaalde cytostatische behandelingen. Zo kan bij-voorbeeld de gedachte aan het moeten ondergaan van een nieuwe behandeling met antikankermiddelen en het zien van een ziekenhuis al aanleiding geven tot misselijkheid en eventueel braken. Het betreft hier een geconditioneerde reac-tie en het komt met name voor bij onvoldoende anti-emetische therapie tijdens voorgaande kuren of behandelingen.

Middelen
Voor bijna alle middelen die vallen onder de groep van tyrosinekinaseremmers, pro-teïnekinaseremmers en angiogeneseremmers, geldt dat een lichte tot ernstige vorm van misselijkheid en/of braken kan ontstaan. Indien combinatietherapie wordt toe-gepast, neemt de kans op het ontstaan van deze klachten toe.

Preventie
Het voorkomen van misselijkheid en braken door het tijdig signaleren van klachten bij de patiënt en het toedienen van anti-emetica is tot op heden de beste preventie. De keuze van het middel is afhankelijk van de antikankerbehandeling. Indien een juist profylactisch beleid wordt toegepast, heeft dat direct een positieve uitwerking op de compliance en motivatie van de patiënt voor de therapie en zijn/haar kwaliteit van leven. Daarnaast moet er aandacht worden besteed aan het voedingspatroon van de patiënt om uitdroging, metabole ontregeling en anorexie te voorkomen. De patiënt dient zorgvuldig te worden geïnformeerd over het ontstaan van de klachten en even-tuele preventieve maatregelen.

Behandeling
Voorafgaande aan een anti-emeticabehandeling dient duidelijkheid te bestaan of er sprake is van andere onderliggende pathologie. Andere oorzaken zoals hypo-/hyper-

calciëmie en hyponatriëmie moeten worden uitgesloten. Ter bestrijding van misselijkheid en braken worden veelal dezelfde middelen ingezet als bij de profylactische benadering. Observeer de patiënt met name op het ontstaan van dehydratie en anorexie (regelmatig gewicht meten en vochtbalans bijhouden); dit kan zowel in de thuissituatie als klinisch. Het is zelden noodzakelijk de behandeling te stoppen vanwege deze klachten.

Aandachtspunten

- Patiënten dienen geïnformeerd te worden over misselijkheid en braken als mogelijke bijwerking van de behandeling. Vanwege klachten van misselijkheid en braken dient men bij een behandeling met orale antikankermiddelen alert te zijn ten aanzien van het innamebeleid van de patiënt. Benadruk het op tijd melden van misselijkheidsklachten zodat vroegtijdig anti-emeticatherapie gestart kan worden en de behandeling eventueel tijdelijk wordt gestaakt.
- De verpleegkundige dient voorafgaande aan een behandeling op de hoogte te zijn van comorbiditeit en klachten van de patiënt die een verhoogde kans kunnen geven op het ontstaan van misselijkheid en of braken.
- Eventueel kan een diëtiste worden ingeschakeld om te adviseren over het voedingspatroon.

4.8.3 Diarree

Milde tot ernstige maag- en darmklachten treden regelmatig op tijdens en na een behandeling met immuno-/targeted therapie. Dit is mede afhankelijk van het middel en de aangrijpingspunten op de celcyclus. Maar ook de onderliggende ziekte (bijvoorbeeld bij darmkanker zien we vaker klachten van diarree en obstipatie) en eventuele optreden van comorbiditeit zoals stomatitis kan een rol spelen.

Zo zien we bij de middelen waar tevens sprake is van perifere neuropathie ook vaker obstipatie optreden op basis van uitval van autonome zenuwen. Milde tot matige klachten kunnen een behoorlijke impact hebben op het dagelijkse en sociale leven van een patiënt, aangezien de middelen langdurig worden gebruikt en de klachten vaak ook over een lange periode bestaan.

Conform de CTC-criteria voor adverse events wordt diarree graad 1 geclassificeerd als toename van de stoelgang met > 4 per dag vergeleken met de normale frequentie. Graad 3 is toename van meer dan zeven maal per dag waarbij soms al parenterale toediening van vocht noodzakelijk is en het dagelijks leven verstoord raakt.

Vaak gaat de diarree gepaard met zeer pijnlijke krampen en gevoel van misselijkheid.

Door verhoogde afgifte van vocht en voedingstoffen wordt de balans in de darmflora verstoord en bestaat de kans op uitdroging met name bij kinderen of patiënten in slechte conditie. Men spreekt van obstipatie of constipatie (definitie CTC-AE-lijst) indien de ontlasting minder vaak optreedt dan normaal, waarbij de ontlasting vaak hard is en met pijn gepaard gaat. Andere symptomen zijn: een opgezette buik, flatulentie en algemene malaise.

Middelen

Zowel diarree als obstipatie wordt gemeld bij bijna alle middelen die vallen onder targeted therapie, zoals de tyrosinekinaseremmers (sunitinib, sorafenib, lapatinib, erlotinib, dasatinib, imatinib), sommige monoklonale antilichamen (panitumumab, bevacizumab), angiogeneseremmers (cetuximab) en proteasoomremmers (bortezomib, lenalidomide en thalidomide).

Behandeling

Behandeling is vooral gericht op ondersteunende maatregelen en verlichting van klachten. Indien de diarree of obstipatie wordt veroorzaakt door de antikankerbehandeling kan tijdelijk staken of dosisaanpassing worden overwogen. Veelal zullen de klachten hierna afnemen. Overige oorzaken dienen eerst te worden uitgesloten.

Diarree: indien ernstige vorm van diarree bestaat kan starten met loperamide worden overwogen. Bij milde tot matige diarree is het voldoende om het voedingspatroon aan te passen.

Obstipatie: indien ernstige obstipatie bestaat kunnen orale laxeermiddelen (bijv lactulose ter bevordering van de darmperistaltiek) of klysmata hulp bieden. Naast de medicamenteuze behandeling van obstipatie is informatie en instructie over voedingspatroon, bewegen en voldoende vochtinname van groot belang.

Aandachtspunten

Voor start van de behandeling dient besproken te worden het mogelijk optreden van diarree en obstipatie. Benadruk het belang van op tijd melden van klachten zoals buikpijn en verandering in de stoelgang, zodat vroegtijdig medicamenteuze therapie en/of aanpassingen in voedingspatroon gestart kunnen worden. Als dosisaanpassing tijdig wordt toegepast, kan de antikankerbehandeling langer worden verdragen en is de effectiviteit uiteindelijk groter dan wanneer bij toegenomen klachten de behandeling permanent moet worden gestaakt. Tevens dient de verpleegkundige voorafgaande aan een behandeling op de hoogte te zijn van co-morbiditeit en klachten van de patiënt die een verhoogde kans kunnen geven op het ontstaan van diarree en obstipatie.

Eventueel kan een diëtiste worden ingeschakeld om te adviseren over het voedingspatroon.

4.8.4 **Mucositis**

Het mondslijmvlies vormt een bescherming tegen binnendringen van bacteriën, schimmels en virussen. Onder invloed van cytotoxische middelen kan de structuur in het slijmvlies veranderen en kunnen gemakkelijk mondslijmvliesontstekingen (stomatitis) ontstaan.

Mucositis is een ontsteking van de slijmvliezen en een veel voorkomende complicatie bij patiënten die worden behandeld met chemo-/radiotherapie maar ook bij immuno-/targeted therapie.

Ernstige stomatitis is pijnlijk, belemmert de voedsel- en vochtinname en maakt het spreken moeilijk.

Oorzaken

Oorzaken naast die van de antikankerbehandeling zijn infecties zoals candida, aften en herpes, slechte mondverzorging, slechte voedingstoestand, droge mond door verminderde speekselproductie, dehydratie en medicatie. Gradatie verloopt van lichte roodheid en zwelling tot zweren en bloedingen (graad 4) waarbij normale voeding en vochtinname niet meer mogelijk is. Belangrijk hierbij is op welke wijze en door wie de mondinspectie wordt uitgevoerd. Hiervoor bestaan richtlijnen ontwikkeld door de V&VN oncologie, toegespitst op patiënten na of tijdens chemo-/radiotherapie.

Mucositis in de slokdarm veroorzaakt pijnklachten en passageproblemen. Mucositis in het darmkanaal leidt tot darmkrampen en wisselende defecatie, variërend van normaal tot diarree. Beide vormen geven groot ongemak en beïnvloeden sterk de kwaliteit van leven van de patiënt.

Werkingsmechanisme

Het ontstaan van mucositis is nog niet geheel duidelijk. Het vijf-fasenmodel beschreven door Sonis (2004) helpt bij het begrijpen van de complexe biologie van orale mucositis. Het ontstaan van de schade aan de mondslijmvliezen wordt verdeeld in vijf fasen:

1 initiatie;
2 verhoogde activiteit van genen en productie van cytokinen;
3 signalering en vermeerdering cytokinen (amplificatie);
4 ulceratie;
5 genezing;

Dit model dient ook als basis voor het ontwikkelen en begrijpen van therapeutische interventies ter preventie en behandeling van orale mucositis. Het model beschrijft het proces lineair. Weefselschade treedt echter snel op, kan in alle weefsels tegelijkertijd voorkomen.

Initiatie

Orale mucositis begint waarschijnlijk in het bindweefsel en in de epitheelcellen van het slijmvlies met de vorming van reactieve zuurstofdeeltjes als gevolg van radiotherapie, chemotherapie of immunotherapie. Deze reactieve zuurstofdeeltjes (oxidatieve stress) beschadigen cellen, weefsels en bloedvaten. Dit leidt tot de productie van meer reactieve zuurstofdeeltjes en tot initiatie van andere processen.

Verhoogde activiteit van genen en productie van cytokinen

Tijdens de tweede fase vinden meerdere gebeurtenissen tegelijkertijd plaats die uiteindelijk leiden tot celdood. De reactieve zuurstofdeeltjes uit de initiatiefase beschadigen het erfelijk materiaal in cellen. Dit resulteert onder andere in verhoogde productie van ontstekingsbevorderende cytokinen. De vorming van een aantal ontstekingsbevorderende cytokinen leidt tot weefselschade en tot celdood. Daarnaast zorgen de reactieve zuurstofdeeltjes voor de activatie van verschillende enzymen die processen op gang brengen die uiteindelijk tot celdood leiden.

Signalering en vermeerdering cytokinen

De ontstekingsbevorderende cytokinen ontstaan in de vorige fase, hebben naast een direct beschadigend effect op de mucosa ook indirecte effecten. Deze cytokinen activeren namelijk ook een aantal terugkoppelprocessen, waarbij nog meer van deze cytokinen gevormd worden, die de weefselschade verergeren. Het gevolg van deze fase is dat het weefsel biologisch verandert, ook al lijkt het er normaal uit te zien.

Ulceratie

De ulceratiefase wordt gekenmerkt door infiltratie van ontstekingscellen. Er vindt altijd bacteriële kolonisatie plaats op de menselijke mucosa. Celwandproducten van sommige bacteriën activeren macrofagen (witte bloedcellen die dode of lichaamsvreemde cellen opruimen) en leiden zo tot meer productie van cytokinen waardoor meer weefselschade ontstaat. De consequenties van ulceratie zijn: toenemende cytokineproductie, ontsteking, pijn en een verhoogd risico voor de patiënt op bacteriëmie en sepsis. De rol van omgevingsfactoren zoals bacteriën en hun producten is echter nog niet geheel duidelijk.

Genezing

De genezingsfase van orale mucositis start met signalen uit het bindweefsel. Dit leidt tot hernieuwde celdeling en differentiatie van het epitheel en hervestiging van de normale lokale microbiële flora. Na de genezingsfase lijkt de mucosa van de mond klinisch weer normaal. Toch is deze op weefselniveau duidelijk anders. Er is een verhoogde nieuwgroei van bloedvaten en de patiënt heeft een verhoogd risico op orale mucositis bij volgende antikankertherapieën.

Mucositis gaat gepaard met een aantal symptomen. Zo zijn er objectieve symptomen, zoals ulceraties en vorming van pseudomembranen, oedeem en verandering van kleur. Bij een trombocytopenie kunnen slijmvliesbloedingen optreden. Bij ulceratieve orale mucositis is de kans op systemische infecties bij patiënten met een verminderde afweer erg groot.

Daarnaast gaat orale mucositis gepaard met subjectieve veranderingen, zoals pijn en gevoeligheid. Patiënten klagen over een brandend gevoel en toegenomen gevoeligheid voor gekruid en heet voedsel. Als gevolg van pijn treden er functionele veranderingen op: de stem verandert en slikken en kauwen gaat moeilijker waardoor eten en drinken moeilijker gaat of zelfs onmogelijk wordt. Ook verdikt en taai speeksel, smaakveranderingen, smaakverlies, makkelijk bloedend tandvlees en loskomen van witte vellen wordt waargenomen.

In de CTC criteria voor adverse events kan orale mucositis worden gescoord op basis van klinische verschijnselen en op basis van functionele/symptomatische beperkingen. Bij bepaalde tyrosinekinaseremmers kan orale mucositis optreden zonder klinische verschijnselen. Bij inspectie van het mondslijmvlies is niets afwijkends waar te nemen. Maar op basis van functionele beperkingen en symptomen kan er toch een CTC graad II of graad III orale mucositis aanwezig zijn.

De onderliggende pathobiologische mechanismen van orale mucositis veroorzaakt door antikankertherapieën op de mond-keelholte zijn in grote lijnen hetzelfde. Er zijn echter wel verschillen in de symptomen die door patiënten ervaren worden, de invloed van de ziekte zelf speelt hierin ook een rol.

Behandeling

Naast behandeling van de orale mucositis zelf is symptoombestrijding van belang. Op dit moment is het meest zinvol om de pijn die bij orale mucositis optreedt adequaat te behandelen (bijvoorbeeld door toediening van morfine).

Daarnaast is goede mondverzorging en juiste instructie van belang.

De patiënt kan beter slikken en kauwen dankzij adequate pijnbestrijding, waardoor ongemak en gewichtsverlies worden beperkt. Toch moet ook bij morfine rekening gehouden worden met mogelijke bijwerkingen. Sommige patiënten kunnen last hebben van bijvoorbeeld sufheid, obstipatie, misselijkheid, verwardheid of hallucinaties.

Sinds kort is een nieuw geneesmiddel, palifermin geregistreerd voor de behandeling van mucositis. Palifermin is een groeifactor die de groei en ontwikkeling stimuleert van epitheelcellen en is geïndiceerd voor het verlagen van de incidentie, het verkorten van de duur en het verminderen van de ernst van orale mucositis bij patiënten met hematologische maligniteiten. Zie voor meer informatie over dosering en toediening van palifermin, paragraaf 7.3.4.

Aandachtspunten

Verpleegkundigen spelen een belangrijke rol in het graderen van de ernst van mucositis en het geven van voorlichting aan de patiënt. Daarnaast kunnen zij observaties en interventies uitvoeren die bijdragen aan de preventie en behandeling van ernstige orale mucositis. In Nederland zijn enkele richtlijnen voor verpleegkundigen met betrekking tot het managen van orale mucositis ontwikkeld. Deze zijn echter gebaseerd op basis van chemo- en radiotherapie. Door vroegtijdig diagnosticeren van orale mucositis en toepassen van juiste mondverzorging zullen er minder ernstige vormen van orale mucositis optreden. Verder kunnen door de richtlijn behandelingsresultaten beter worden vergeleken en kunnen betere data worden gecreëerd voor kostenbeheersing.

Voor start van de behandeling wordt aanbevolen een mondanamnese en inspectie uit te voeren. Indien orale mucositis ontstaat is een consult bij een mondhygiëniste eventueel geïndiceerd.

Bij alleen functionele beperkingen van orale mucositis dienen adviezen te zijn gericht op dieetaanpassingen, mondverzorging en pijnbestrijding. Indien de intake vermindert dienen aanvullende voedingsadviezen te worden gegeven, eventueel dient een diëtiste te worden geconsulteerd.

LITERATUUR

Camp-Sorell, D. Chemotherapy Toxicities and Management in Cancer Nursing. Yarbro CH, Frogge MH, Goodman M. (eds) Jones and Bartlett Publishers. Sudbury. 2005.
Farmaceutisch kompas, tractus digestivus, anti-emetica.
Landelijke Richtlijn orale mucositis, V&VN oncologie,www.oncoline.nl.
Palliatieve zorg: richtlijnen voor de praktijk, Versie: 2.0, Type: Landelijke richtlijn misselijkheid en braken VIKC 2006.
Warr, DG, Chemotherapy- and cancer-related nausea and vomiting. Current Oncology, 2008; 15 (S4-9).

4.9 HUIDTOXICITEIT

J.J. Koldenhof en C.B. Boers-Doets

4.9.1 Inleiding

Een aantal middelen die tot de targeted-therapie horen geven naast bekende bijwerkingen van oncologische behandelingen ook bijwerkingen die we niet kennen. De bijwerkingen worden vooral veroorzaakt door blokkerende monoklonale antilichamen van epidermale groeifactorreceptoren en de tyrosinekinaseremmers (TKI's) die de verschillende receptoren intracellulair blokkeren. Over de precieze oorzaken van deze bijwerkingen is nog niet veel bekend. Wel is bekend dat groeifactor signaaltransductie een rol speelt bij de normale differentiatie van de huid waardoor een aantal vasculaire endotheliale groeifactorreceptoren-remmers (VEGFR-remmers) en epidermale groeifactorreceptoren-remmers (EGFR-remmers) huidveranderingen laten zien. Ook blokkeren een aantal tyrosinekinaseremmers nog tyrosinekinases van andere paden, zoals platelet derived growth factorreceptoren (PDGFR) en stamcelfactorreceptor c-kit. Bijwerkingen kunnen zodoende ook door gelijktijdige blokkering van deze verschillende paden ontstaan. Hoewel deze bijwerkingen voor de patiënt een aanzienlijke belasting kunnen zijn, is er weinig vergelijkend onderzoek verricht naar de beste vorm van (ondersteunende) behandeling.

Vroegtijdig behandelen van de bijwerkingen zorgt voor een betere beheersing van deze klachten waardoor dosisreductie, onderbreking of geheel staken van de behandeling kan worden voorkomen. Om dit te bereiken is een multidisciplinaire, systematische aanpak door oncologieverpleegkundigen, internist-oncologen, longartsen en dermatologen een voorwaarde. Daarnaast is goede voorlichting aan de patiënt van belang, zodat hij begrijpt waarom het belangrijk is huidveranderingen vroegtijdig te melden bij zijn behandelend arts of verpleegkundige.

Naast huidafwijkingen gaat deze paragraaf in op haar- en nagelafwijkingen. De haar- en nagelafwijkingen treden op door veranderde processen in de huid. Ook zijn concrete adviezen uiteengezet die aan de patiënt gegeven dienen te worden.

4.9.2 Algemene adviezen

De algemene adviezen die worden gegeven aan de patiënt, zijn erop gericht de huid tegen uitdrogen te beschermen en vorming van puistjes te verminderen. Doel van de adviezen is het intact houden van de natuurlijke barrière tegen pathogene micro-organismen. De adviezen kunnen al bij start van de behandeling worden meegegeven:

- Kort douchen (vijf minuten) met lauwwarm water. Douchen heeft de voorkeur boven baden.
- Zeepvrije wasemulsie of ongeparfumeerde doucheolie gebruiken.
- De huid (ook de handen/voeten) met ongeparfumeerde, goed vettende crèmes verzorgen.
- Bij natte werkzaamheden katoenen handschoenen met daarover rubberen of pvc-handschoenen dragen.
- De huid beschermen bij langdurig verblijf in de zon met een zonnebrandcrème of sunblock met beschermingsfactor 30 of hoger om de kans op het ontstaan van hyperpigmentatie te verminderen.
- Het huis niet te warm stoken, zodat de lucht niet te droog wordt. Zorgen voor vochtverdampers aan de verwarmingsradiatoren om de vochtigheidsgraad van de lucht op peil te houden.
- Zo veel mogelijk katoenen, ruimzittende kleding dragen.

4.9.3 Huidveranderingen

Rash (rode huiduitslag)

Een rode huiduitslag wordt vooral gezien bij de tyrosinekinaseremmers die de VEG-FR blokkeren en in mindere mate bij EGFR-remmers. Rash treedt gewoonlijk tijdens de eerste zes weken van de behandeling op. De rode huiduitslag komt voor in het gezicht en kan gepaard gaan met rode vlekken en lichte schilfering van de huid rondom de wenkbrauwen en in de haargrens. De rash kan ook elders op het lichaam voorkomen en gepaard gaan met jeuk en een branderig gevoel. Men kan egaal rode vlakken zien of een vlekkerige uitloop die lijkt op een allergische reactie. Warmte kan de klachten verergeren.

De aanvullende adviezen die aan de patiënt gegeven dienen te worden zijn gericht op het volgende.
Het verminderen van jeuk om krabben te voorkomen. Hiervoor kan medicinale crème of een antihistaminicum worden voorgeschreven door de behandelend arts of dermatoloog. Bij een branderig gevoel kan eveneens een medicinale crème voorgeschreven worden.

Acneiform rash (acné-achtige huiduitslag)

Binnen enkele dagen (bij monoklonale antilichamen) tot drie weken (bij tyrosine-kinaseremmers) na de start van de behandeling met EGFR-remmers ontstaat bij 25-90% van de behandelde patiënten acneiform rash. Bij circa 13% is deze huiduitslag ernstig. De huiduitslag zal na twee tot vier weken zijn top bereiken, maar kan gedurende de gehele behandeling een golvend verloop hebben. Acneiform rash onderscheidt zich van acné vulgaris onder andere door het ontbreken van mee-eters en een vette huid. Het komt vooral voor in gebieden waar veel talgklieren voorkomen zoals in het gezicht, in de nek, op de schouders, achter de oren, op het bovenste deel van de romp en op de hoofdhuid. Er is geen relatie aangetroffen tussen het optreden en de ernst van de huiduitslag enerzijds en het huidtype of acné vulgaris in de voorgeschiedenis anderzijds. De ernst van de acneiforme huiduitslag is dosisafhankelijk en secundaire infecties kunnen optreden.

De standaardmiddelen die worden gebruikt bij acné vulgaris passen niet in de behandeling omdat die de huid irriteren en meer acneiform rash veroorzaken. Spontane verbetering bij langdurige EGFR-remming is beschreven. Bij een klein aantal patiënten is de huiduitslag zo ernstig dat het al dan niet tijdelijk stoppen met het gebruik van de EGFR-remmer overwogen dient te worden. Hierna geneest de huid binnen enkele weken, meestal zonder littekenvorming. Hyperpigmentatie als restafwijking wordt frequent gezien; deze wordt verergerd door zonlicht. Bij herstart kunnen de bijwerkingen van de huid opnieuw optreden, maar meestal in een minder ernstige vorm.

De aanvullende adviezen die aan de patiënt gegeven dienen te worden zijn gericht op:

Het voorkomen van infecties. De patiënt kan nat scheren beter vermijden en moet de scheerkoppen van het elektrische scheerapparaat regelmatig reinigen met alcohol 70%. Daarnaast kunnen medicinale crèmes of antibiotica op recept worden voorgeschreven door de behandelend arts of dermatoloog.

Gebruik van camouflagetechnieken. Camouflage van de huiduitslag wordt afgeraden in de acute fase, als er puistjes zijn. Daarna kan indien gewenst incidenteel camouflagecrème op waterbasis worden gebruikt.

Xerosis (droge huid en droge slijmvliezen)

Droge huid

Xerosis is een groep klachten (droge huid en droge slijmvliezen) die min of meer bij elkaar horen. Na enige weken ontstaat bij patiënten die behandeld worden met EGFR- of VEGFR-remmers een droge huid. Omdat de vochtigheidsgraad van de lucht bij koud winterweer lager is droogt de huid dan eerder uit. Een droge huid heeft in eerste instantie een tekort aan vetten en als gevolg van verdamping ook een tekort aan vocht. Droge huid kan leiden tot fissuren (huidkloven) en eczeem en treedt vooral op in het gezicht, de hals, de schouders, de romp en soms op de ledematen

Figuur 4.1   Secundaire infectie bij acneiform rash
(Met dank aan de afdeling Medische Oncologie van het UMC Utrecht)

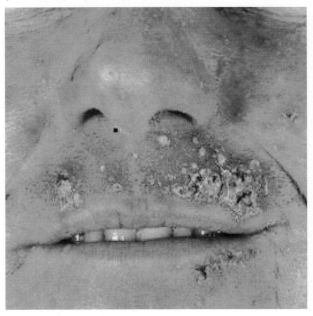

of de genitaliën. De huid wordt rood, schilferend en gaat jeuken. Ook de slijmvliezen kunnen uitdrogen. Droogheid van slijmvliezen geeft aanleiding tot onder andere oogklachten, heesheid, een droge glanspenis en droge vagina.

De aanvullende adviezen die aan de patiënt gegeven dienen te worden zijn gericht op:

Verminderen van jeuk om krabben te voorkomen. Bij jeuk kan de behandelend arts of de dermatoloog een medicinale crème of een antihistaminicum voorschrijven.

Verminderen van droge slijmvliezen. Indien de patiënt last heeft van droge ogen kan het dragen van contactlenzen beter worden vermeden. Kunsttranen kunnen uitkomst bieden. Indien de klachten niet minder worden, bij rode ogen of ontstoken oogleden, kan een consult bij de oogarts worden overwogen. Bij irritatie of jeuk door een droge vagina of droge glanspenis kunnen de klachten worden verminderd door het gebruik van een glijmiddel.

Fissuren (huidkloven)

Fissuren ontstaan na de eerste vier weken behandeling bij zowel EGFR- als VEGFR-remmers vooral aan de ellebogen, de vingers, de grote tenen en op de hielen als gevolg van een droge huid.

Figuur 4.2 Fissuren
(Met dank aan de afdeling Medische Oncologie van het UMC Utrecht)

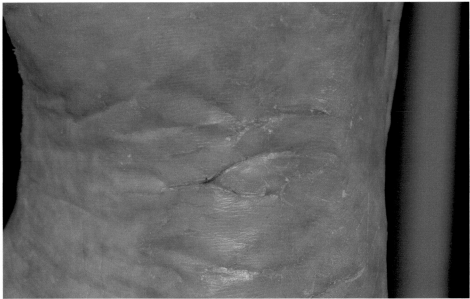

De aanvullende adviezen die aan de patiënt gegeven dienen te worden zijn gericht op het volgende.

Verminderen van fissuren. Het kan helpen voor de nacht een flinke hoeveelheid zalf op de kloven te smeren en daarna katoenen handschoenen aan te trekken.

Verminderen van het ongemak en de pijn, die kloven veroorzaken door het gebruik van hydrocolloïde verbandmiddelen. Dit geeft verlichting en leidt soms na twee tot drie dagen tot genezing.

Acraal erytheem (palmar-plantairsyndroom, hand-voethuidreactie)

Bij circa 30% van de patiënten die worden behandeld met een VEGFR-remmer ontstaat een hand-voethuidreactie één tot zes weken na het starten met de behandeling. De klachten zijn doorgaans het ernstigst in de drukzones van de handen en voeten. De meeste patiënten krijgen last van roodheid, maar ook tintelingen, gevoeligheid voor warmte, toegenomen eeltvorming, zwelling, pijn en blaarvorming kunnen optreden. De toegenomen eeltvorming (hyperkeratose) is wat deze hand-voethuidreactie onderscheidt van een hand-voetsyndroom door cytostatica. Door het eelt worden crèmes niet in de huid opgenomen maar in de eeltlaag. Een eenmaal opgetreden reactie wordt pas in een later stadium zichtbaar vanwege het aanwezige eelt. Het is belangrijk dat de patiënt een milde hand-voethuidreactie vroegtijdig meldt, zodat verergering van deze bijwerking of het onderbreken van de behandeling kan worden voorkomen. Bij pijnlijke blaarvorming kan het nodig zijn de behandeling tijdelijk te staken en bij herstarten een dosisreductie te overwegen.

De aanvullende adviezen die aan de patiënt gegeven dienen te worden zijn gericht op:

- Verminderen van transpiratie en druk op de voeten door het dragen van katoenen sokken, zachte ventilerende schoenen of schoenen met zachte binnenzolen (leer, linnen of open schoenen).
- Voorkomen/verminderen van ernstige eeltvorming door het verzorgen van de huid met een hydraterende crème.
- Overweeg een consult aan de dermatoloog of een behandeling bij de pedicure bij ernstige eeltvorming.

Overige huidveranderingen

Bij sommige VEGFR-remmers kan een *gelige huidverkleuring* en *depigmentatie* worden gezien. De oorzaak van de verkleuring ligt mogelijk in de opslag of uitscheiding van het middel in/via de huid. De oorzaak van depigmentatie is niet duidelijk. Deze huidveranderingen verdwijnen spontaan na het stoppen met de behandeling.

Bij langdurige behandeling met EGFR-remmers wordt soms eczeem gezien.

- Een acuut eczeem is nattend en rood en het kan ook blaasjes vertonen. Het voelt pijnlijk-geïrriteerd aan. Daar de kans op een bacteriële of virale infectie vrij groot

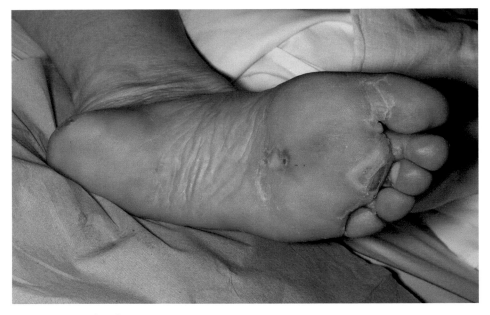

Figuur 4.3   Acraal erytheem
(Met dank aan de afdeling Medische Oncologie van het UMC Utrecht)

is, is doorverwijzing naar een dermatoloog wenselijk. Het is belangrijk om in deze fase geen vette crèmes te gebruiken om het eczeem niet te 'verstikken'.

■ Een chronisch eczeem ziet er minder vurig uit maar is meer gerimpeld (lichenificatie) en voelt schraal-droog aan. In deze fase is het belangrijk om de huid goed te hydrateren met een vette, hydraterende crème.

4.9.4 Nagelveranderingen

Broze nagels

Doordat nagelmateriaal niet leeft en geen herstelcapaciteit kent, heeft het geen verweer tegen externe, schadelijke invloeden. Als nagels te lang in het water zijn, zwellen ze op. Door zeep en shampoo lost de hechtstof tussen de verschillende elementen op. Een onschuldige nagelverandering bij EGFR-remming is een tragere groei met toegenomen breekbaarheid en scheurtjes (broze nagels). Bij continu brekende nagels ontstaan diepe scheuren in het nagelbed, vaak in combinatie met splijten.

De aanvullende adviezen die aan de patiënt gegeven dienen te worden zijn gericht op:
■ Verminderen van de kans op scheuren door de nagels zo kort mogelijk te houden en recht af te knippen. Er dient altijd naar het splijtende deel toe gevijld te worden.

Paronychia (nagelriemontstekingen)

Nagelriemontstekingen ontstaan bij 10-50% van de patiënten die worden behandeld met EGFR-remmers. Ze ontstaan vier tot acht weken na start van de behandeling aan de tenen en in mindere mate aan de vingers en kunnen behoorlijk pijnlijk zijn. De precieze oorzaak is onduidelijk, maar er lijkt hypergranulatie van de nagelriem over de nagel heen te zijn, waardoor de nagel relatief te groot wordt voor het nagelbed. Nagelriemontstekingen zijn uitermate therapieresistent, maar spontane verbetering is ook beschreven. De behandeling is gericht op het voorkomen van infecties. Ook hier is een vroege betrokkenheid van de dermatoloog van belang. Uit de literatuur blijkt dat een gehele nagelbedexcisie wordt afgeraden omdat deze ingreep mutilerend is. Een wigexcisie (verwijderen van een klein stukje van de nagelrand) is wel een optie. Het aanstippen van overtollig weefsel met zilvernitraat wordt ook toegepast.

De aanvullende adviezen die aan de patiënt gegeven kunnen worden zijn gericht op:
- Vermijden van druk door het dragen van wijd schoeisel en de nagels recht en niet te kort af te knippen, zodat de nagelpunt niet in de nagelwal kan drukken.
- Verminderen van transpiratie en druk op de voeten door het dragen van katoenen sokken, zachte ventilerende schoenen of schoenen met zachte binnenzolen (leer, linnen of open schoenen).

Figuur 4.4 Paronychium
(Met dank aan de afdeling Medische Oncologie van het UMC Utrecht)

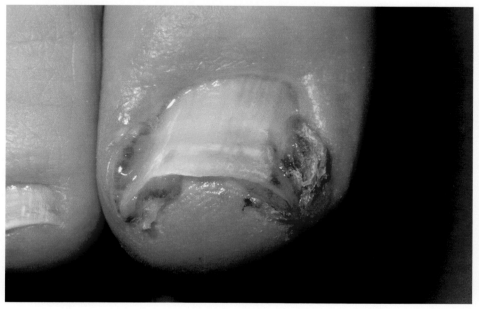

Overige nagelveranderingen

Bij VEGFR-remmers worden *splinterbloedinkjes* gezien, herkenbaar als zwarte streepjes onder de nagel. Deze geven geen klachten en behandeling is niet nodig. De klacht verdwijnt spontaan na stoppen met de behandeling.

Bij EGFR-remmers worden *bruine verkleuringen* op de nagel gezien. Ook deze verandering behoeft geen interventie en herstelt na het stoppen met de behandeling.

4.9.5 Haarveranderingen

Haarveranderingen door EGFR-remmers treden meestal pas op nadat er twee tot drie maanden is behandeld. De veranderingen ten gevolge van VEGFR-remmers ontstaan bij aanvang met de behandeling.

Veranderde groei

Door de behandeling met EGFR-remmers kan op bepaalde plaatsen het haar dunner worden, terwijl het op een andere plaats juist ongecontroleerd kan gaan groeien. Toegenomen groei van wimpers, wenkbrauwen, donshaar in het gelaat en tragere groei van hoofdhaar met broosheid en toename van krullen zijn bij langer gebruik van EGFR-remmers beschreven. Lokaal haarverlies kan ontstaan ten gevolge van destructie van haarfollikels, door een secundaire ontsteking bij een acneiforme huiduitslag op het hoofd. Ook VEGFR-remmers kunnen na een aantal maanden dunner wordend hoofdhaar veroorzaken.

Figuur 4.5   Toegenomen wimpergroei
(Met dank aan de afdeling Medische Oncologie van het UMC Utrecht)

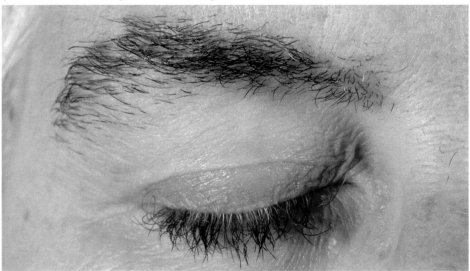

De aanvullende adviezen die aan de patiënt gegeven dienen te worden zijn gericht op:

■ Het verminderen van het ongemak van extreme haargroei. Patiënten kunnen terecht bij een huidtherapeut voor bijvoorbeeld het bijknippen van wimpers die tegen het hoornvlies aangroeien of epileren van wenkbrauwen. Sommige verzekeraars vergoeden een consult.

Depigmentatie

Depigmentatie van het haar komt vijf tot zes weken na het starten met sommige VEGFR-remmers voor. Dit geldt voor zowel het hoofdhaar als voor de wenkbrauwen, wimpers en andere lichaamsbeharing. Tijdens de stopweken komt het pigment weer terug waardoor er een zogenoemd 'zebra-effect' ontstaat.

Er zijn geen aanvullende adviezen die aan de patiënt gegeven dienen te worden.

LITERATUUR
Verheul HMW, Pinedo HM. Possible molecular mechanisms involved in the toxicity of angiogenesis inhibition; Nature reviews june 2007, 475-477.

Tjin-A-Ton MLR, Montfrans C van, Koldenhof JJ, et al. Huidafwijkingen als bijwerking van remmers van epidermale-groeifactorreceptor, NTVG april 2007, 945-952.

Boers C. EGFR-remmers: geef jij de juiste adviezen? Huidreacties door epidermale groeifactor receptor-remmers; Oncologica 2007;2:36-39.

Koldenhof J, Tjin-A-Ton MLR, Montfrans C van, e.a. Een multidisciplinaire aanpak van bijwerkingen door EGFR-remmers; Oncologica 2007;1:28-32.

Monti M, Motta S. Clinical management of cutaneous toxicity of anti-EGFR agents; the international jounal of biological markers 2007;22.1:553-561.

Lynch TJ, Kim ES, Eaby B, et al. Epidermal Growth Factor Inhibitor - Associated cutaneous toxicities: an evolving paradigm in clinical management; *Oncologist* 2007;12;610-621.

Segaert S, Cutsem E van. Clinical signs, pathophysiologyand management of skin toxicityduring therapy with epidermal growth factor receptor inhibitors; Annals of Oncology 2005;1245-1433.

Robert C, Soria A, Spatz A, et al. Cutaneous side-effects of kinase inhibitors and blockingantibodies. Lancet Oncol 2005;6:491-500.

Montfrans C van, Koldenhof JJ. VEGFR-remming en huidafwijkingen; herkenning en behandeling; angiogenesejournaal, 2008;1: 9-12.

Websites
www.huidtherapie.nl

Folder Doelgerichte therapie, SIG Immuno-/Targeted Therapy, website http://oncologie.venvn.nl/Vakgroepenoncologie/tabid/1401/language/en-US/Default.aspx

4.10 TOXISCHE EPIDERMALE NECROLYSE (TEN)

C.A.M. Huisman

4.10.1 Inleiding

Toxische epidermale necrolyse (TEN) is een ernstige, soms levensbedreigende, maar zeldzame huidaandoening, vrijwel altijd veroorzaakt door een individuele gevoeligheid van de patiënt voor een bepaald medicijn (zogenoemde type-B-bijwerking). Genetische predispositie of een bestaande allergie lijkt een belangrijke rol te spelen bij de kans op het ontstaan van TEN. Diagnostiek is lastig omdat een geneesmiddel vaak meerdere vormen van huidreacties kan geven. De diagnose wordt meestal gesteld naar aanleiding van een huidbiopt. De aandoening is verwant aan het zogenoemde Stevens-Johnson-syndroom (SJS). Het belangrijkste verschil tussen TEN en SJS is de hoeveelheid huid die is aangedaan. Bij TEN is > 30% aangedaan, bij SJS < 10%. Vaak worden deze aandoeningen als gradaties van hetzelfde ziektebeeld gezien. Indien sprake is van TEN (of SJS) dient direct met het desbetreffende medicijn te worden gestaakt.

Klinisch beeld

Het klinisch beeld gaat gepaard met veel pijn en een typisch huidbeeld zoals atypische, roodpaarse schietschijflaesies (target laesies), blaarvorming en necrose van de epidermis, waarbij grote delen (dode) huid kunnen loslaten. Deze verschijnselen ontstaan meestal een tot drie weken na inname van het geneesmiddel en gaan tevens gepaard met algehele malaise, koorts en hoofdpijn. In de acute fase vertoont de huidreactie sterke gelijkenis met verbranding. Door de blaarvorming verliest de patiënt vocht en serum (elektrolyten) en kunnen secundaire infecties ontstaan. Veelal worden patiënten afhankelijk van de ernst van het ziektebeeld in een brandwondencentrum of op een intensive care opgenomen en behandeld. De aandoening komt voornamelijk voor op de romp en meer proximale delen van de extremiteiten. Maar ook lippen, ogen en het slijmvlies in mond, geslachtsdelen, spijsverteringsorgaan, longen en het ademhalingsorgaan zijn vaak aangedaan. Hierdoor kunnen deze organen aanzienlijk worden aangetast gedurende het ziekteproces. De kans op overlijden vanwege onder andere het ontstaan van infecties, het ontwikkelen van hepatitis, glomerulonefritisch, een anafylactische shock of multipel orgaanfalen is 30-40%. Dit is afhankelijk van de uitgebreidheid van de aandoening en de medische conditie en omstandigheden van de patiënt.

In de meeste gevallen leidt de aandoening tot restverschijnselen, vaak gelijk aan die van brandwondenslachtoffers zoals littekens, beperking mobiliteit van extremiteiten en problemen met de ademhaling door longschade. Maar ook tot blijvende gevolgen aan de ogen (door uitvallen van traanklieren), die in ernstige gevallen tot visuele handicaps kunnen leiden, inclusief volledige blindheid.

4.10.2 Werkingsmechanisme

Het exacte werkingsmechanisme van TEN of SJS is niet bekend. Een gedachte is dat cytotoxische T-cellen worden gestimuleerd door antigeenpresentatie van keratinocyten (opperhuidcellen) in de huid. Over het algemeen wordt deze aandoening of bijwerking veroorzaakt door een zeer extreme allergische reactie van het immuunsysteem op medicijnen, maar zij kan ook worden veroorzaakt als reactie op een infectie of een ziekte.

4.10.3 Middelen

Zowel TEN als het SJS komen voor na geneesmiddelengebruik van bepaalde antibiotica (bijvoorbeeld cephalosporine), anti-epileptica (bijvoorbeeld fenytoïne), medicijnen tegen schimmelinfecties, antireumatica, antihypertensiva en allopurinol. Sommige van de nieuwe orale antikankermiddelen blijken echter ook deze ernstige bijwerking te geven. TEN is beschreven bij thalidomide en imatinib en bij de toepassing van IL-2.

4.10.4 Preventie

Het ontstaan van TEN is altijd onverwachts. Er zijn tot op heden geen preventieve interventies beschikbaar. Goede anamnese voorafgaande aan toediening van verdachte middelen is van belang om inzicht te krijgen in bestaande allergieën of intolerantie. De patiënt dient goed te worden geïnformeerd over de mogelijkheid op het ontwikkelen van TEN en de verschijnselen die hiermee gepaard kunnen gaan. Zodra de eerste tekenen van huidlaesies, pijn en of zwelling ontstaan (met name in gezicht, oog en mond) dient direct de arts te worden gewaarschuwd. Vroege herkenning van deze aandoening geeft het meeste succes op behandelen en bestrijden van symptomen, en hiermee op het voorkomen van uitbreiding van de schadelijke en levensbedreigende huidreacties. Vroegtijdig consult bij de oogarts kan blijvende schade soms voorkomen. Daarnaast is de zorg gericht op pijnbestrijding en goede documentatie.

4.10.5 Behandeling

Indien sprake is van TEN (of SJS) dient direct de toediening van het desbetreffende medicijn te worden gestaakt. Vooral tijdens de acute fase als er sprake is van blaasvorming, dienen patiënten te worden geïsoleerd om infecties zo veel mogelijk te voorkomen. Daarnaast worden, indien nodig, vocht, elektrolyten en eiwitten intraveneus aangevuld. Soms wordt gestart met een hoge dosis corticosteroïden of cyclofosfamide, echter de effecten van deze therapieën zijn nog in onderzoek.

4.10.6 Aandachtspunten

Zoals gesteld dient de verpleegkundige de patiënt goed te informeren over de verschijnselen die behoren tot het TEN en het SJS-syndroom en alert te zijn indien patiënten klachten ontwikkelen zoals pijn in het gelaat en ogen, zwelling en blaarvorming.

LITERATUUR

Bouwes Bavinck JN et al. Klinisch beeld en oorzaken van erythema exsudativum multiforme, Stevens-Johnson-syndroom en toxische epidermale necrolyse, Ned. Tijdschr. Dermatologie en Venerologie, 2005;15:12-14.

Mulder WMC, Meinardi MMHM, Bruynzeel DP. Ned Tijdschr Geneeskd 2004;148(09); 415-20.

Robert C et al, cutaneaous side effects of kinase inhibitors and blocking antibodies, Lancet oncology, 2005;6:401-500.

Websites

www.lareb.nl

website van de Nederlandstalige groep van getroffenen door het Stevens - Johnson Syndroom, of Toxische Epidermale Necrolyse: http://members.lycos.nl/sjsnl/

www.merck.com/dermatological disorders, Stevens-Johnson Syndrome (SJS) and Toxic Epidermal Necrolysis (TEN)

5 Veiligheid en voorzorgsmaatregelen

H.T. Muller, J.J. Bink en C.A.M. Huisman

5.1 INLEIDING

In het veilig omgaan met middelen die gebruikt worden binnen de immunotherapie en targeted therapie zijn een aantal verschillen op te merken in vergelijking met de omgang met chemotherapie. In de omgang met cytostatica zijn uitgebreide veiligheidsvoorschriften opgesteld om blootstelling zo veel mogelijk te voorkomen. Het doel van deze maatregelen is de veiligheid rond deze geneesmiddelen te vergroten.

Immuno- en targeted (ofwel doelgerichte) therapie vormen een verzamelnaam van nieuwe biotechnologische geneesmiddelen die onderzocht en toegepast worden bij patiënten met verschillende vormen van kanker. Helaas is tot op heden weinig onderzoek verricht naar de veiligheidsaspecten rondom de bereiding en toediening van deze geneesmiddelen. Hierdoor bestaat er geen consensus over de maatregelen die genomen moeten worden in het veilig omgaan met immuno- en targeted therapie. In principe kan deze groep geneesmiddelen onderverdeeld worden in monoklonale antilichamen (grote moleculen) en de zogenaamde *small molecules* (kleine moleculen).

5.2 GEVAARLIJKE STOFFEN

5.2.1 Definitie

Gevaarlijke stoffen zijn stoffen en preparaten (mengsels of oplossingen van stoffen), waarvan de eigenschappen of de omstandigheden waaronder ze gebruikt worden hinder of gevaar voor de gezondheid kunnen opleveren (definitie afgeleid van het Arbobesluit).

Geneesmiddelen zoals cytostatica en inhalatiemiddelen, vallen onder de groep van gevaarlijke stoffen. Het risico van blootstelling aan gevaarlijke stoffen tijdens de uivoering van werkzaamheden in een ziekenhuis is, dat contact of blootstelling niet altijd direct zichtbaar of merkbaar is. Gezondheidsklachten kunnen pas na jaren verschijnen. Een voorbeeld hiervan is het ontstaan van borstvlieskanker (mesothelioom) als gevolg van blootstelling aan asbest. Elke gevaarlijke stof brengt specifieke risico's met zich mee. Veel cytostatica vallen in de categorie van gevaarlijke stoffen en zijn van mutagene, carcinogene of teratogene aard. Mutagene stoffen veroorzaken schade aan het erfelijk materiaal in de geslachtscellen. Carcinogene stoffen kunnen bij blootstelling kanker veroorzaken. Teratogene stoffen kunnen bij gebruik afwijkingen bij de foetus veroorzaken. Voorbeelden van teratogene stoffen binnen de immuno- en targeted therapie zijn: thalidomide en lenalidomide. Voor de beoordeling van de werksituatie en de te nemen maatregelen wordt er geen verschil gemaakt tussen mutagene en carcinogene stoffen. Op dit moment bestaat er geen uniforme en complete lijst met gevaarlijke stoffen. Elke werkgever is verplicht zelf een relevante lijst en instructies hoe hiermee om te gaan, op te stellen.

5.2.2 Risicobeoordeling

Binnen de Europese Unie zijn wettelijke regels opgesteld voor het beoordelen en indelen van stoffen op hun gevaareigenschappen. Deze regels zijn bedoeld om stoffen op een eenduidige manier van etiketten, waarschuwingen (R-zinnen) en veiligheidsinformatie (S-zinnen) te voorzien. Zo wordt bijvoorbeeld het risico R 45 gebruikt om aan te geven dat een stof kankerverwekkend kan zijn (raad van Europese gemeenschappen, juni 1967). Als een stof niet gevaarlijk is volgens deze richtlijnen wil dat echter niet zeggen dat die stof geen gezondheidsrisico's kan opleveren. De risico's die verbonden zijn aan een gevaarlijke stof worden bepaald door twee factoren: de specifieke schadelijke effecten van de soort stof en de wijze waarop men aan die stof wordt blootgesteld (inademing, oogcontact, opname via huid of inslikken). De mate van blootstelling aan gevaarlijke stoffen kan worden geminimaliseerd door afdoende beschermingsmaatregelen te nemen. Zulke maatregelen omvatten onder andere het dragen van beschermende kleding en het gebruik van een laminair-flowkast bij de bereiding. De kankerverwekkende eigenschappen van geneesmiddelen kunnen worden vastgesteld door middel van onderzoek op proefdieren. Uit dergelijk onderzoek wordt informatie verzameld of de stof carcinogeen is, en de duur en de mate waarin de stof een kankerverwekkende werking heeft. Indien uit proefdierenonderzoek een dergelijke werking blijkt, wordt aangenomen dat dit ook voor de mens geldt.

5.2.3 Wetgeving

Naast de wettelijke regels opgesteld door de Europese Unie bestaat nog andere wet- en regelgeving die betrekking heeft op de omgang met gevaarlijke stoffen. Dit zijn onder andere de Arbeidsomstandighedenwet (Arbo), de Wet op geneesmiddelenvoorziening (WOG) en de Wet Beroepen in de Individuele Gezondheidszorg (BIG). De Arbowet schrijft aan de werkgever voor om een zo gezond mogelijke werkomgeving te creëren en ziekmakende invloeden te voorkomen. Daarnaast is instructie en scholing vereist ten aanzien van de omgang met schadelijke stoffen. De Arbeidsinspectie en de Milieu-inspectie zien toe op naleving van deze wetten. In de WOG is voornamelijk vastgelegd aan wie en op welke wijze vergunningen worden uitgegeven tot het bereiden en uitgeven van geneesmiddelen. Dit geldt zowel voor geregistreerde producten als voor geneesmiddelen ten behoeve van onderzoek. Uit de wet BIG is te herleiden dat omgaan met onder andere cytostatica is vastgelegd als een voorbehouden handeling en daarom is een bevoegdheids- en bekwaamheidsverklaring vereist. In bovengenoemde wetgeving is op dit moment geen specifieke vermelding gemaakt voor het veilig omgaan met immuno-/targeted therapie.

5.3 GENEESMIDDELENINFORMATIE IMMUNO- EN TARGETED THERAPIE

Informatie over de aard van het geneesmiddel voor immuno- en targeted therapie kan gevonden worden in het *Farmacotherapeutisch Kompas* of de bijsluiter van het geneesmiddel. In de geneesmiddeleninformatiebank (www.artsenapotheker.nl) staat meer uitgebreide wetenschappelijke informatie van alle in Nederland geregistreerde geneesmiddelen.

5.3.1 Investigator Brochure (IB)-teksten

In de geneesmiddeleninformatiebank is wetenschappelijke productinformatie van alle in Nederland geregistreerde geneesmiddelen te vinden. De zogenaamde IB-teksten (Investigators Brochure) of te wel de Samenvatting van de productkenmerken (SmPC) die in deze informatiebank zijn opgenomen zijn goedgekeurd door het College ter Beoordeling van Geneesmiddelen (CBG). IB-teksten bevatten naast gegevens om een geneesmiddel op de juiste manier te kunnen voorschrijven ook wetenschappelijke achtergrondinformatie. Een IB-tekst vormt de basis voor de bijsluiter van een geneesmiddel. In deze IB-teksten worden in ieder geval de volgende gegevens benoemd:

1 *Therapeutische indicaties*

Hierin wordt aangegeven voor welke ziektebeelden en/of indicatie het middel geregistreerd is. Dit betekent dat het geneesmiddel na uitgebreid onderzoek (preklinisch en klinisch) veilig en effectief is gebleken voor een specifieke indicatie. Het College ter Beoordeling van Geneesmiddelen (CBG) beoordeelt de werkzaamheid, risico's en de kwaliteit van geneesmiddelen.

2 *Dosering en wijze van toediening*

Naast informatie over de juiste dosering en manier van toediening (bijvoorbeeld intraveneus) wordt informatie gegeven over redenen om de behandeling voortijdig te staken en eventueel op een later moment te herstarten. Meestal is dit vanwege ernstige bijwerkingen. Daarnaast is het van belang informatie te verkrijgen over welk oplosmiddel gebruikt dient te worden en de wijze van verdunnen.

3 *Contra-indicaties/bijzondere waarschuwingen en voorzorgen bij gebruik*

Een contra-indicatie geeft aan wanneer een bepaalde behandeling moet worden ont-raden, zoals overgevoeligheid voor het werkzame bestanddeel. Andere contra-indicaties kunnen bijvoorbeeld zijn: hartfalen en nierfunctiestoornissen.

In dit boek worden bij ieder geneesmiddel de contra-indicaties benoemd. Voor sommige groepen van patiënten zijn nog geen gegevens uit onderzoek bekend. Bijvoorbeeld bij kinderen jonger dan 18 jaar of oudere patiënten. Voor deze patiënten geldt dat voorzichtigheid geboden is indien behandeling met dat specifieke genees-middel toch noodzakelijk blijkt. De arts zal hierbij altijd een overweging moeten maken of de voordelen van de behandeling opwegen tegen de eventuele nadelige effecten. In dit boek worden deze uitzonderingen genoemd onder contra-indicaties.

4 *Interacties met andere geneesmiddelen en andere vormen van interactie*

De meeste geneesmiddelen mogen niet worden gemengd met andere geneesmiddelen tenzij anders vermeld in de productinformatie. Een belangrijk punt bij een aantal targeted middelen waaronder small molecules is het metabolisme via de lever. Het cytochroom P450 enzymsysteem (CYP) is een verzameling van enzymen waarvan een aantal belangrijk zijn bij de afbraak van lichaamsvreemde stoffen, zoals geneesmiddelen. CYP3A4 speelt de belangrijkste rol, omdat het ongeveer 40-50% van alle geneesmiddelen afbreekt. Veelal worden orale antikankermiddelen via de lever gemetaboliseerd. Sommige geneesmiddelen kunnen de activiteit van het CYP-enzym remmen of induceren, waardoor de bloedspiegel van het medicijn stijgt of daalt. Voorbeelden van plasmaconcentratie verhogende middelen zijn: ketoconazol, erythromycine en fluconazol. Voorbeelden van plasmaconcentratie verlagende middelen zijn: dexamethason, fenobarbital en rifampicine. Deze lijst met remmende/versterkende middelen is veel uitgebreider. In de IB-tekst van het desbetreffende geneesmiddel wordt meestal een volledige lijst van middelen genoemd. Andere stoffen die van invloed kunnen zijn op de concentratie van geneesmiddelen zijn onder andere: sint-janskruid, grapefruit(sap) en allerlei vitaminen en mineralen. Patiënten dienen geïnformeerd te worden deze stoffen niet te gebruiken gedurende de behandeling. Patiënten dienen het advies te krijgen om altijd eerst met de behandelend arts te overleggen alvorens op eigen initiatief medicatie van drogist of apotheek te gebruiken. Een volledige up-to-date lijst met alle middelen die via het CYP-enzym worden omgezet is te vinden op http://medicine.iupui.edu/flockhart/table.htm.

5 *Gebruik bij zwangerschap en het geven van borstvoeding*

De veiligheid van immunotherapie en targeted therapie is veelal niet vastgesteld bij zwangere vrouwen en wordt daarom altijd vermeld als contra-indicatie. Bij zwangerschap dient het mogelijke risico voor de foetus van een behandeling te worden afgewogen tegen het te verwachten resultaat.

Onderzoek met dieren toont aan dat bepaalde middelen directe schadelijke effecten kunnen geven bij een zwangerschap. Het is niet van alle geneesmiddelen bekend of het wordt uitgescheiden in de moedermelk. Vanwege het onbekende risico voor het kind is borstvoeding in principe niet toegestaan tijdens het gebruik van veel geneesmiddelen. Patiënten dienen instructies te krijgen om een zwangerschap tijdens en een bepaalde tijd na de behandeling te voorkomen en geen borstvoeding te geven.

6 *Beïnvloeding van de rijvaardigheid en van het vermogen om machines te gebruiken*

Bepaalde middelen kunnen bijwerkingen geven als: moeheid, duizeligheid, hypotensie en wazig zien. Patiënten dienen hierover geïnformeerd te worden.

7 *Bijwerkingen*

In de IB-teksten worden alle bijwerkingen beschreven die geobserveerd zijn in preklinisch en klinisch onderzoek.

In dit boek worden de bijwerkingen per geneesmiddel benoemd en waar mogelijk de bijbehorende interventies. Gekozen is voor het vermelden van de meest voorkomende (> 10%) en de meest ernstige bijwerkingen die bij meer dan 5% van de patiënten voorkomen. Ernstig wordt ingeschaald volgens de Common Toxicity Criteria voor Adverse Events (CTC/AE), namelijk graad 3 en 4. Door de toepassing van immunotherapie en targeted therapie in combinatie met chemotherapie moet er rekening gehouden worden met veranderingen in de bijwerkingen en bijbehorende interventies. Bijvoorbeeld door het gebruik van angiogeneseremmers ontwikkelen patiënten vaker hypertensie en wordt een slechtere wondgenezing gezien.

8 *Overdosering*

Hierbij wordt aangegeven welke maatregelen genomen moeten worden bij overdosering van het geneesmiddel, zoals: controle vitale functies en toediening van een antidotum.

9 *Houdbaarheid*

In de IB-tekst wordt duidelijk vermeld bij welke bewaartermijn en condities een geneesmiddel houdbaar is (temperatuur, tegen licht beschermd). Na de houdbaarheidsdatum mogen geneesmiddelen niet meer toegediend worden. Het verdunde product is meestal fysisch-chemisch stabiel gedurende een beperkte tijd.

5.3.2 **Veiligheidsinformatiebladen**

Veel nuttige informatie over de veiligheid is terug te vinden in een veiligheidsinformatieblad. Een veiligheidsinformatieblad is een document met informatie over de risico's van gevaarlijke stoffen en aanbevelingen voor het veilige gebruik ervan. De leverancier van het geneesmiddel is verplicht een veiligheidsinformatieblad te verstrekken aan de gebruiker. Volgens de Europese richtlijnen bestaat een veiligheidsinformatieblad uit zestien rubrieken. Hierin komen onder andere aan bod: toxicologische informatie, informatie met betrekking tot vervoer en maatregelen bij vrijkomen van de stof. De structuur van een Amerikaanse Material Safety Data Sheet wijkt iets af van de Europese richtlijnen maar bevat dezelfde informatie.

5.4 VEILIGHEID IMMUNO- EN TARGETED THERAPIE

Targeted therapie is een verzamelnaam van nieuwe biotechnologische middelen, die worden onderzocht en toegepast als geneesmiddelen. Naast cytokinen, interferonen en angiogeneseremmers nemen monoklonale antilichamen en 'small molecules' een belangrijke plaats in onder de middelen die momenteel worden toegepast in de klinische praktijk. Deze geneesmiddelen verschillen zowel farmacologisch als in hun werkingsmechanisme van chemotherapie. Om de veiligheid van personeel en patiënten te garanderen is het van belang om zorgvuldig om te gaan met deze geneesmiddelen. Op dit moment is er weinig onderzoek gedaan naar de veiligheid van deze geneesmiddelen.

5.4.1 Recombinant-DNA-techniek

De monoklonale antilichamen die gebruikt binnen de oncologie en hematologie worden in het algemeen geproduceerd door middel van recombinant-DNA-technieken. Recombinant - DNA staat voor het verplaatsen van fragmenten van erfelijk materiaal (DNA) naar het erfelijk materiaal van een andere dier- of plantensoort. Vaak wordt niet een directe kopie van het DNA verplaatst, maar wordt het DNA tussendoor ook aangepast. In de meeste gevallen wordt een stukje menselijk DNA naar het erfelijk materiaal van een dier verplaatst om dit dier menselijke eiwitten te laten maken die als medicijn gebruikt kunnen worden. In het verleden werden monoklonale antilichamen geproduceerd met behulp van cellen uit muizen. De monoklonale antilichamen die op deze manier verkregen worden bevatten nog eigenschappen van de muizeneiwitten. Hierdoor worden ze door de mens als lichaamsvreemd herkend, waarbij als reactie antistoffen worden gevormd; zogenaamde humane anti mouse antibodies (HAMA). Patiënten die humane anti-muis-antilichamen hebben ontwikkeld, kunnen een allergische of overgevoeligheidsreactie vertonen tijdens de behandeling met een monoklonaal antilichaam. Gevormde antilichamen maken het monoklonaal antilichaam ook ineffectief. Patiënten die eerder behandeld zijn met muizeneiwitten moeten in het algemeen vooraf aan een vervolgbehandeling getest worden op HAMA's. Om een allergische reactie te voorkomen worden de monoklonale antilichamen tegenwoordig vaak gehumaniseerd. Dit betekent dat slechts een klein gedeelte, het antigeenbindende deel, van de muis afkomstig is (het zogenaamde chimeer, humaan met een klein deel van een muis), terwijl het grootste deel van menselijke oorsprong is. Tegenwoordig worden ook volledig gehumaniseerde antilichamen gemaakt waardoor de kans op allergische reacties nog verder wordt beperkt.

5.4.2 Veilig omgaan met monoklonale antilichamen

Monoklonale antilichamen zijn (grote) eiwitten die specifiek gericht zijn op één antigeen op een tumorcel. Door binding van het monoklonale antilichaam aan het tumor-antigeen op de kankercel wordt de kankercel voor het immuunsysteem herkenbaar en kan de tumorcel door cellen van het immuunsysteem worden geëlimineerd. Het precieze werkingsmechanisme van de verschillende monoklonale antilichamen is echter niet altijd bekend. Er zijn op dit moment geen specifieke gevaren bekend voor betrokken zorgverleners. Vanwege de grote afmeting van het eiwit kunnen monoklonale antilichamen niet via de huid of slijmvliezen worden opgenomen. Een ander belangrijk verschil met cytostatica is het feit dat monoklonale antilichamen niet ingrijpen op het genetisch materiaal en niet vallen onder de categorie cytotoxische middelen. Tevens wordt aangenomen dat ze niet leiden tot mutaties of gevaar bij een zwangerschap, en ze zijn voor zover bekend niet carcinogeen en/of teratogeen. Deze verwachtingen worden ondersteund door dierproeven. Tot op heden zijn geen onderzoeken met zwangere vrouwen uitgevoerd om deze theorie te ondersteunen. Er bestaan aanzienlijke verschillen in de manieren waarop er in de Nederlandse ziekenhuizen met de monoklonale antilichamen gewerkt wordt. Hoewel het belangrijk is om bij elk nieuw geneesmiddel rekening te houden met de specifieke risico's, zijn er op dit moment geen redenen om monoklonale antilichamen op een andere manier te bereiden dan chemotherapie. Aangezien het risico voor medewerkers om allergische reacties te ontwikkelen voor niet-gehumaniseerde antilichamen groter is dan voor gehumaniseerde antilichamen, is dit een argument om ze centraal te bereiden in een laminair-flowkast.

5.4.3 Veilig omgaan met small molecules

Small molecules of tyrosinekinaseremmers zijn geneesmiddelen die zich richten tegen tumorgroeifactoren of hun receptoren die in de tumorcel invloed kunnen uitoefenen op de verschillende celprocessen. Zij zijn in staat om via het celmembraan de kankercel binnen te dringen en een keten van intracellulaire biochemische processen op gang te brengen (signaaltransductie) met als gevolg proliferatie, differentiatie en afname van apoptose. Multikinaseremmers zijn in staat om aan het tyrosinekinasedomein van verschillende receptoren te binden en op die manier meerdere processen in gang te zetten.

Er zijn op dit moment geen specifieke gevaren bekend voor betrokken zorgverleners. Uitzondering hierop zijn de angiogeneseremmers, ontwikkeld om de bloedvatvorming in een tumor te remmen. Nieuwe bloedvaten ontwikkelen zich normaliter na verwonding en na menstruatie. Vrouwen in de geslachtsrijpe leeftijd (met menstruatiecyclus) worden om die reden geadviseerd niet met deze middelen in aanraking te komen.

Voor de meeste geneesmiddelen geldt dat ze niet gebroken mogen worden omdat het werkzame, actieve bestanddeel in aanraking kan komen met de huid. Indien dit om een of andere reden noodzakelijk blijkt wordt geadviseerd om hierbij handschoenen te dragen.

5.4.4 Veilig omgaan met radio-immunotherapie

Radio-immunotherapie is een behandelingvorm die radiotherapie en immunotherapie combineert. Radio-immunotherapie is gericht tegen een specifiek tumorantigen, waarbij een radioactief deeltje (radio-isotoop) gekoppeld wordt aan een monoklonaal antilichaam. Een voorbeeld van een dergelijk monoklonaal antilichaam is Zevalin®, waaraan een radioactief deeltje genaamd yttrium-90 (90Y) wordt gekoppeld. Dergelijke middelen mogen uitsluitend worden bereid en toegediend door gekwalificeerd personeel dat bevoegd is voor de omgang met radioactieve stoffen. Zowel de bereiding als de toediening van deze middelen dienen altijd op een afdeling te gebeuren die toegerust is voor het uitvoeren van behandelingen met radioactieve stoffen, waarbij specifieke veiligheidsvoorschriften en relevante vergunningen met betrekking tot stralingshygiëne van toepassing zijn. Bij de toediening van radiotherapie ontstaan risico's voor de omgeving door uitwendige straling of door contaminatie door de uitscheidingsprodukten van de patiënt, zoals resten van urine of braaksel. Er zijn richtlijnen opgesteld die een patiënt gedurende een bepaalde periode na een behandeling met radio-immunotherapie dient te volgen om blootstelling aan straling aan derden te beperken. Patiënten dienen voorafgaand aan de behandeling hierover geïnformeerd te worden. Voor de specifieke maatregelen wordt verwezen naar het hoofdstuk over Zevalin®. Indien een vrouw zwanger zou kunnen worden, moet geadviseerd te worden om een betrouwbaar voorbehoedsmiddel te gebruiken. Voor aanvang van de behandeling, tijdens de behandeling en gedurende een jaar na de behandeling moet een zwangerschap worden uitgesloten. Mannen die Zevalin® hebben gebruikt en vader zouden kunnen worden, moeten tijdens de behandeling en tot een jaar na beëindiging van de behandeling een betrouwbare vorm van anticonceptie gebruiken.

5.5 BEREIDING EN TOEDIENING

5.5.1 Bereiding

De geneesmiddelen moeten altijd door een medisch deskundige bereid worden. Voorafgaand aan gebruik dienen parenterale oplossingen (zoals monoklonale antilichamen) geïnspecteerd te worden op deeltjes en verkleuringen. Geneesmiddelen zoals Rituximab (Mabthera®) bevatten geen conserveermiddel en dienen daarom op een aseptische manier bereid te worden. Het dragen van handschoenen en het gebruik van een laminair-flowkast wordt dan ook sterk aangeraden bij het bereiden van deze middelen om blootstelling aan actieve bestanddelen te voorkomen. De nodige voorzorgsmaatregelen moeten in acht worden genomen om de steriliteit van de oplossing te waarborgen. Alle ongebruikte producten en afvalstoffen dienen vernietigd te worden volgens de voorschriften binnen het ziekenhuis. Small molecules worden meestal aangeleverd in blisters van tabletten. Hier gelden geen specifieke voorschriften.

5.5.2 Toediening

Een behandeling met immunotherapie en targeted therapie dient onder medisch toezicht plaats te vinden en uitgevoerd te worden door gekwalificeerd personeel. De patiënt moet voorafgaand aan de behandeling zowel schriftelijk als mondeling worden geïnformeerd over het doel van de behandeling, mogelijke bijwerkingen, interventies en eventuele voorzorgsmaatregelen en wie hij of zij kan bellen bij klachten en problemen.

Bij orale medicatie dient de patiënt de juiste informatie te krijgen over de wijze waarop een middel moet worden bewaard en wat de juiste manier van inname is. Meestal dienen de tabletten of capsules in zijn geheel te worden doorgeslikt. Indien om een of andere reden het geneesmiddel niet in zijn geheel kan worden ingenomen, wordt aanbevolen bij het breken van tabletten altijd handschoenen te dragen om niet in aanraking te komen met de actieve stof.

Het personeel moet zich vooraf op de hoogte stellen van het juiste gebruik van het middel wat betreft de houdbaarheid, bereiding en toediening, mogelijke bijwerkingen en interventies, monitoren van de bijwerkingen en veiligheidsmaatregelen. Bij intraveneuze toediening wordt voorafgaand aan elke gift gecontroleerd of de naald goed in het bloedvat ligt. Indien gebruikt wordt gemaakt van een centraal veneuze katheter, zoals een Port-A-Cath® of een Hickman® wordt voorafgaand aan de toediening de doorgankelijkheid van het systeem gecontroleerd. De medewerker die de behandeling toe gaat dienen, stelt zich vooraf op de hoogte wat te doen bij extravasatie van het middel. Hierbij gelden dezelfde richtlijnen als bij chemotherapie. Medicatie die bij eventuele extravasatie gebruikt dient te worden, dient aanwezig te zijn op de plaats van toediening. De noodset bij extravasatie bevat middelen die de schadelijke werking van het geneesmiddel dat buiten het bloedvat terecht is gekomen, kunnen tegengaan. Deze antidota worden door de apotheek aan afdelingen geleverd. De verantwoordelijkheid voor het beheer van de noodset moet zijn vastgelegd.

Voorafgaand aan de toediening dienen parenterale oplossingen geïnspecteerd te worden op deeltjes en verkleuring. Om vitale functies te monitoren wordt voor, tijdens en na toediening een aantal controles uitgevoerd (bijvoorbeeld tensie, pols en temperatuur). In veel gevallen wordt premedicatie gegeven om acute of infusiegerelateerde bijwerkingen te voorkomen.

5.6 THERAPIETROUW

Een aantal geneesmiddelen binnen de targeted therapie zijn orale middelen. Omdat deze middelen door de patiënt zelf gedurende een langere periode worden ingenomen, blijkt controle van therapietrouw een belangrijk aspect van de verpleegkundige en medische zorg. Hierbij is het van belang dat de patiënt volledig wordt geïnformeerd over het juiste gebruik van het geneesmiddel en de bijbehorende bijwerkingen en interventies. Therapietrouw is de mate waarin het gebruik van geneesmiddelen overeenkomt met wat de arts - in samenspraak met de patiënt - heeft aanbevolen. Als de patiënt afwijkt van deze aanbevelingen kan dit het effect van de behandeling negatief beïnvloeden en is er sprake van therapieontrouw. Hulpverleners kunnen een belangrijke rol spelen bij het bevorderen van therapietrouw. Uit onderzoeken blijkt dat vooral patiënten die chronisch medicatie gebruiken hun behandeling slecht volhouden. Soms blijken bijwerkingen mild van aard, maar een dagelijks terugkerend probleem gedurende vele maanden van behandelen. Dit heeft veelal een behoorlijke impact op het sociale leven van de patiënt en leidt sneller tot therapieontrouw. Dit kan grote gevolgen hebben voor de patiënt. De patiënt is niet alléén verantwoordelijk voor zijn therapietrouw. De betrokken hulpverleners hebben hierbij ook een verantwoordelijkheid. Factoren die van belang zijn voor een goede therapietrouw zijn onder andere: een goede communicatie tussen patiënt en arts over de behandeling, het geven van volledige en juiste voorlichting over mogelijke bijwerkingen en bijbehorende interventies en het gebruik van het geneesmiddel. Dit vraagt om een individuele benadering van patiënten. Hierbij zal er rekening gehouden worden met onder andere de leeftijd en het aanpassingsvermogen van de patiënt. Een (gespecialiseerd) verpleegkundige kan een belangrijke bijdrage leveren in het voorkomen van therapieontrouw.

5.7 VEILIGHEID SPECIFIEKE POPULATIES

Er zijn nog onvoldoende gegevens bekend over het gebruik van immunotherapie en targeted therapie bij kinderen (< 18 jaar) en ouderen. Tot meer wetenschappelijk onderzoek is verricht mogen deze geneesmiddelen niet gegeven worden aan mensen uit deze leeftijdsgroep. Voor uitzonderingen en specifieke indicaties verwijzen we naar de samenvatting van de productkenmerken van desbetreffende geneesmiddelen.

5.8 GENTHERAPIE

Het idee achter zogenaamde gentherapie is dat afwezigheid of niet goed werken van een bepaald gen ziekte veroorzaakt. Als deze afwezige of niet goed werkende genen door middel van gentherapie in het erfelijk materiaal kunnen worden toegevoegd kan dit de ziekte beïnvloeden en mogelijk genezen. Het toevoegen van genen (stukjes DNA) aan het erfelijk materiaal gebeurt door gebruik te maken van een vector, een virus dat van nature DNA inbouwt in het organisme waarin het zich bevindt. Deze virussen worden voor gebruik eerst onschadelijk gemaakt zodat ze geen ziekte meer kunnen veroorzaken of zich kunnen vermenigvuldigen. Gentherapie is niet zonder gevaar en contact met de gebruikte virussen moet dan ook strikt worden voorkomen. Voor de ontwikkeling, bereiding en toediening van gentherapie gelden dan ook strikte veiligheidsvoorschriften en dienen afdelingen speciaal uitgerust te zijn, bijvoorbeeld met betrekking tot isolatiemogelijkheden en omgang met hygiëne. De veiligheidsdeskundige en ziekenhuishygiënist spelen hierbij een belangrijke rol. De Nederlandse Vereniging voor Gentherapie probeert landelijke voorwaarden te creëren voor de toepassing van deze therapie. Gentherapie wordt in Nederland alleen in onderzoeksverband in enkele speciaal daarvoor uitgeruste centra toegepast conform strenge wetgeving. Deze onderzoeksprojecten dienen altijd door het ministerie van Volksgezondheid, Ruimtelijke Ordening en Milieubeheer (VROM), het ministerie van Volksgezondheid, Welzijn en Sport (VWS) en de Centrale Commissie Mensgebonden Onderzoek (CCMO) getoetst te worden op positieve en negatieve gevolgen voor het milieu, de wetenschap en de maatschappij. In dit boek wordt verder niet ingegaan op de specifieke veiligheidsaspecten en voorzorgsmaatregelen van gentherapie.

5.9 SAMENVATTING

Immuno- en targeted therapie nemen bij de behandeling van veel oncologische aandoeningen een steeds belangrijkere rol in. De geneesmiddelen die hierbij worden toegepast zijn pas vrij recent ontwikkeld en daardoor is de kennis en ervaring in het gebruik ervan beperkt. Daarom zal op korte termijn onderzoek gedaan moeten worden naar het veilig omgaan met deze (nieuwe) geneesmiddelen. Hierdoor wordt het mogelijk om de veiligheid voor de individuele hulpverlener beter te waarborgen. Ook kunnen dan de bereiding en toediening, en de interventies bijvoorbeeld in geval van calamiteiten worden gestandaardiseerd.

Zo lang er nog geen specifieke richtlijnen voor immuno- en targeted therapie zijn is het volgende van belang bij toediening van deze geneesmiddelen:

- Werk altijd met handschoenen aan en zo veel mogelijk centrale bereiding;
- Werk indien mogelijk volgens een protocol of (verpleegkundig/medisch) richtlijn;
- Indien bereiding op de afdeling plaatsvindt, dient dit te gebeuren in een laminair-flowkast;
- Bestudeer informatie uit de samenvatting van de productkenmerken van de betrokken fabrikant op nadelige effecten (zoals carcinogene en/of teratogene effecten);
- Volg adviezen van fabrikant ten aan zien van bereiding en het nemen van voorzorgsmaatregelen ter voorkoming van (acute) bijwerkingen;
- Documenteer complicaties en bijwerkingen
- Vernietig afvalmateriaal op voorschriften van de instelling.

LITERATUUR

Burger D, *Presentatie' Veilig omgaan met targeted therapies door hulpverleners'*.
Oncologiedagen V&VN Oncologie november 2007, Utrecht.
Estes JM, Handling and Disposal of Monoclonal Antibodies.
Clinical Journal of Oncology Nursing; 2002 (6): 290-291.
Loenen AC (hoofdred.), *Farmacotherapeutisch Kompas: Medisch farmaceutische voorlichting*. Uitgave van het College voor zorgverzekeringen. Amstelveen 2007.
Summerhayes M, Needle R. Monoklonal antibodies. Hospital Pharmacist. 2001 (8); 153
Vasbinder R, Monoklonale antilichamen, *Geneesmiddelenbulletin* jaargang 42, 2008, (2) : 13-16.
Patiëntenbrochure 'Wat is Zevalin®?', een informatieve brochure voor patiënten, familie en zorgverleners van Bayer B.V./ Bayer Schering Pharma.

Websites

www.artsenapotheker.nl
www.arboconvenantacademischeziekenhuizen.nl
www.gevaarlijkestoffenzorg.nl
www.arbobondgenoten.nl
www.rivm.nl
www.szw.nl

Deel 2a Immunotherapie

6 Inleiding immunotherapie

C.A.M. Huisman en H.A. Mallo

6.1 INLEIDING

Sinds de jaren '80 van de twintigste eeuw is immunotherapie een van de behandelingsmogelijkheden voor patiënten met kanker. Tegenwoordig wordt onderscheid gemaakt in immunotherapie (hieronder valt tevens biotherapie) en targeted of doelgerichte therapie.

Immunotherapie is de behandeling van ziekten met behulp van cellen of middelen afkomstig van of geproduceerd door het immuunsysteem van mensen of dieren. Door nieuwe inzichten in de verschillende biologische processen betrokken bij normale en kwaadaardige celgroei, kunnen therapieën worden ontwikkeld die deze processen beïnvloeden, remmen of zelfs volledig tot stilstand brengen. Het doel van immunotherapie bij kanker is dan ook het veranderen en of stimuleren van het immuunsysteem in het voordeel van de gastheer. Daardoor worden tumorcellen (sneller, beter) herkend, aangevallen, geëlimineerd en verwijderd.

Bij de ontwikkeling en toepassing van immunotherapie wordt gebruikgemaakt van deze kennis van biologische processen en stoffen. Ontwikkelingen binnen de biotechnologie hebben het mogelijk gemaakt om vele nieuwe meer doelgerichte geneesmiddelen te ontwikkelen die specifiek aangrijpen op een bepaalde functie, of op meerdere biologische processen tegelijk in of buiten de cel.

Doel van immunotherapie kan zijn:
- ondersteunend: met behulp van hematopoëtische groeifactoren en erytropoëse-stimulerende middelen (ESA's) kan men bijvoorbeeld de periode en ernst van neutropenie en anemie tijdens chemotherapie beïnvloeden;
- therapeutisch: door middel van cytokinen, monoklonale antilichamen, vaccinatie en allogene stamceltransplantatie (AlloSCT) worden bepaalde vormen van kanker behandeld.

In deel 2a van dit boek worden de ondersteunende en therapeutische toepassingen van immunotherapie besproken. In deel 2b worden alle middelen besproken die vallen onder targeted therapie.

6.2 BEHANDELINGEN/MIDDELEN DIE VALLEN ONDER IMMUNOTHERAPIE

6.2.1 Cytokinen

Cytokinen zijn eiwitten (proteïnen of glycoproteïnen) die vrijkomen uit witte bloed-cellen, met name monocyten en T-helpercellen. Zij binden aan celreceptoren op de celmembraan en stimuleren het immuunsysteem met als gevolg verandering in celgedrag zoals activatie, proliferatie en apoptose. Cytokinen werken over een korte afstand of op de cel die het cytokine heeft geproduceerd. Vaak ontstaat na activatie van een cel die cytokine produceert een cascade van reacties en productie van andere cytokinen. Dit gaat gepaard met heftige lichamelijke verschijnselen zoals koude ril-lingen, koorts en een grieperig gevoel.

De behandeling met cytokinen vindt in Nederland vooral plaats door middel van subcutane toedieningen die poliklinisch en/of in de thuissituatie worden verricht. De bijwerkingen zijn soms meer acceptabel als de cytokinen 's avonds worden toe-gediend, wanneer de patiënt door de bijwerkingen heen kan slapen. Tot de cytokinen horen:

- interleukinen;
- interferonen;
- hematopoëtische groeifactoren.

Interleukinen (IL)

Interleukinen zijn eiwitten die door witte bloedcellen en andere lichaamscellen wor-den geproduceerd tijdens de immuunrespons. De interleukinen reguleren de pro-ductie, ontwikkeling en onderlinge samenwerking van de diverse witte bloedcellen. Er zijn meer dan vijfentwintig verschillende interleukinen bekend, waarvan IL-2 het meest wordt toegepast in de behandeling tegen kanker.

Interferonen (IFN)

Interferonen zijn eiwitten die door verschillende lichaamscellen worden geprodu-ceerd wanneer deze cellen in contact komen met een virus. Kenmerkend is het feit dat zij interfereren met het virus. Van de drie interferonen (alfa-, bèta- en gamma-interferon) wordt interferon-alfa-2a ((Roferon-A®) binnen de oncologie het meest toegepast.

Interferon alfa

Interferon alfa heeft een antiviraal, antiproliferatief, immuunstimulerend, cyto-toxisch (celdodend) en anti-angiogenetisch effect. Interferon kan als monotherapie worden toegepast in een langdurig (een- of meerjaars)schema (onderhoudstherapie), maar ook in aanvulling op chemotherapie. Afhankelijk van prognostische factoren, histologische en immunologische parameters worden bij een kleine groep patiënten vaak langdurige complete remissies bereikt.

Hematopoëtische groeifactoren

Colony-stimulating factors (CSF's) zijn eiwitten die in het lichaam worden geproduceerd en die zorgen voor de vermenigvuldiging en rijping van bloedcellen. De volgende groeifactoren worden toegepast ter ondersteuning van een behandeling met chemotherapie.

I   Erytropoësestimulerende middelen (ESA's): epoëtine-alfa, epoëtine-bèta en darbepoëtine-alfa;

II   Granulocyte colony-stimulating factor (G-CSF);

III   Keratinocytengroeifactor (KGF).

I Erytropoësestimulerende middelen (ESA's)

Erytropoësestimulerende middelen (ESA's) spelen een belangrijke rol bij de proliferatie en differentiatie van erytroïde voorlopercellen tot rode bloedcellen. Dit proces van rodebloedcelvorming of erytropoëse wordt gestimuleerd door erytropoëtine via een specifieke interactie met de erytropoëtinereceptor op de erytroïde voorlopercellen in het beenmerg. Erytropoëtine wordt voornamelijk geproduceerd door de nier (90%) en stijgt onder andere bij hypoxie. Bij patiënten met anemie ten gevolge van een behandeling met chemotherapie voor solide tumoren, kwaadaardige lymfomen of multipel myeloom is toediening van epoëtine reeds effectief gebleken.

Het doel van de behandeling is verbeteren van kwaliteit van leven en het vermijden of voorkomen van bloedtransfusies.

Belangrijke aspecten bij behandeling met ESA's

In verband met neveneffecten ontstaan door toepassing van ESA's bij patiënten met chemotherapie-geïnduceerde anemie, zijn richtlijnen uitgebracht door de ASH/ASCO (American Society of Hematology/American Society of Clinical Oncology), de EORTC (European Organisation for Research and Treatment of Cancer), maar ook de FDA (Food and Drug Administration) en EMEA (European Medicines Agency), ten aanzien van de toepassing van deze groeifactoren in de klinische praktijk.

Het moment van start en staken van de behandeling met ESA's wordt hierin strikt aangegeven en er wordt vermeld dat binnen de geregistreerde indicaties (chemotherapie-geïnduceerde anemie en chronisch nierfalen) de voordelen van ESA-therapie opwegen tegen de mogelijke nadelen. Daarnaast is van belang dat er geen sprake is van ijzerdeficiëntie. Tekort aan ijzer, foliumzuur en/of vitamine B12 vermindert de werkzaamheid van stoffen die de erytropoëse stimuleren en dient dan ook te worden gecorrigeerd. Aangeraden wordt om voorafgaand aan en tijdens de behandeling de ijzerstatus te bepalen en indien nodig ijzersuppletie voor te schrijven.

II Granulocyte colony-stimulating factor (G-CSF)

Onder invloed van G-CSF worden stamcellen in het beenmerg gestimuleerd tot de productie van myeloblasten die uitrijpen tot granulocyten.

Granulocyten spelen een belangrijke rol in de afweer tegen bacteriële infecties. Macrofagen hebben een opruimingsfunctie. Onder invloed van chemotherapie en radiotherapie wordt de aanmaak van leukocyten geremd. Om deze beenmergsuppressie tegen te gaan gebruikt men G-CSF.

G-CSF bestaat tegenwoordig ook in een langwerkende variant (pegfilgrastim) dat slechts eenmalig per chemotherapiekuur hoeft te worden toegediend. Werking en bijwerkingenprofiel zijn vergelijkbaar met het kort werkzame filgrastim.

Belangrijke aspecten bij behandeling met groeifactoren

Voor de juiste toepassing van deze middelen zijn landelijke richtlijnen uitgebracht door de Vereniging van Integrale Kanker Centra's (IKC's). Diverse farmaceuten leveren thuiszorgservice voor de toediening van genoemde middelen.

De genoemde middelen mogen niet worden toegepast vanaf 24 uur vóór tot 24 uur ná toediening van een cytostaticum, omdat dan de effecten van chemotherapie op de beenmergvoorlopercellen kunnen worden versterkt (en dit juist tot beenmergschade en leukopenie kan leiden).

III Keratinocytengroeifactor (KGF)

KGF is een groeifactor die de groei en ontwikkeling stimuleert van epitheelcellen. Na binding wordt de opdracht tot bepaalde celprocessen (signaaltransductie) beïnvloed met als gevolg proliferatie, differentiatie en up-regulatie van cytoprotectieve mechanismen.

KGF heeft direct invloed op beschadigd epitheelweefsel. Bij kankerpatiënten die met chemotherapie en/of radiotherapie behandeld worden, komt regelmatig beschadiging van het slijmvlies voor in de vorm van orale mucositis. Voor deze indicatie is Palifermin® geregistreerd. Palifermin® geeft afname van een pijnlijke mond en keel en een verbetering van het vermogen om te slikken, eten, drinken en praten.

Ook voor KGF geldt dat deze middelen niet vanaf 24 uur vóór tot 24 na toediening van cytos worden toegepast. Toediening binnen 24 uur na chemo geeft een toegenomen ernst en duur van de mucositis.

6.2.2 Monoklonale antilichamen

Een monoklonaal antilichaam is een antilichaam dat specifiek gericht is op één antigeen op een tumorcel. Dit betekent dat voor een behandeling met monoklonale antilichamen het specifieke antigeen op de tumorcel aanwezig dient te zijn. Dit kan van tevoren worden aangetoond, zoals gebeurt bij het bepalen van de HER2-status bij een behandeling met trastuzumab (Herceptin®) of de aanwezigheid van het CD20-antigeen op non-Hodgkin-lymfoomcellen voorafgaande aan een behandeling met rituximab (Mabthera®).

Door binding van het monoklonale antilichaam aan het tumorantigeen op de kankercel wordt de kankercel voor het immuunsysteem herkenbaar en kan deze cel door cellen van het immuunsysteem worden geëlimineerd. Dit kan gebeuren door antilichaamafhankelijke celgemedieerde celdood door geactiveerde cytotoxische T-cellen, macrofagen en NK-cellen (ADCC) en complementactivatie waardoor celdood plaatsvindt (complement-dependent cytotoxiciteitt, CDC). Vanwege dit werkings-mechanisme, waarbij het immuunsysteem een belangrijke rol speelt, worden der-gelijk monoklonale antilichamen gerangschikt onder de immunotherapie. Dit zijn bijvoorbeeld trastuzumab (Herceptin®), rituximab (MabThera®) en alemtuzumab (MabCampath®).

Sommige monoklonale antilichamen hebben tevens een direct celdodend effect door blokkering van groeiprocessen in de cel, het stimuleren van geprogrammeerde celdood, of het stoppen van de angiogenese. Vanwege deze specifieke en doelge-richte werking vallen deze monoklonale antilichamen onder de groep van targeted therapie. Zij worden in deel 2b van dit boek besproken.

6.2.3 Vaccinaties

De toegenomen kennis over het immuunsysteem en de biologische interactie tus-sen tumorcellen en immuuncellen heeft ertoe geleid dat tumorantigenen ingespoten kunnen worden volgens de oude principes van vaccinatie.

Al sinds de jaren '80 van de twintigste eeuw is bekend dat T-cellen kleine frag-mentjes van tumorantigenen herkennen met behulp van hun T-celreceptoren (een soort celgebonden immunoglobuline). Deze celfragmentjes worden herkend als ze op het celoppervlak worden gepresenteerd aan de T-cellen in zogenoemde MHC-moleculen, ook wel HLA-systeem genoemd. De HLA-moleculen bevatten een soort groeve waarin eiwitfragmentjes passen van eiwitten die in de cel worden afgebroken. Indien fragmentjes van tumoreiwitten in de groeve van de HLA-moleculen op het oppervlak van de cel zitten, kan de T-cel met zijn T-celreceptoren deze complexen herkennen.

Vaccinatietherapie wordt alleen in studieverband toegepast (onder andere bij melanoom, prostaat-, colorectaal-, en niercelcarcinoom). Op dit moment is geen van deze opties geregistreerd als indicatie voor behandeling binnen de oncologie.

6.2.4 Allogene stamceltransplantatie (AlloSCT)

Allogene stamceltransplantatie (AlloSCT), is een antitumorbehandeling waarbij re-infusie van stamcellen afkomstig van een donor plaatsvindt en het beenmerg vol-ledig of deels wordt vernietigd. Thomas et al. toonden in 1957 als eersten aan dat patiënten met een anders niet meer te genezen acute leukemie kunnen genezen door een beenmergtransplantatie met behulp van HLA-identieke broers of zussen te verrichten. Sinds 1970 wordt deze behandeling toegepast voor met name hematolo-gische maligniteiten.

Aanvankelijk was vervanging van stamcellen na myeoablatieve chemo- en ra-diotherapie het enige doel, later bleek dat er tevens een T-celrespons in de gastheer wordt bewerkstelligd, het zogenoemde graft-versus-leukemie-effect (GVL).

AlloSCT is tegenwoordig een van de standaardbehandelingen voor hematologische maligniteiten, maar wordt ook nog veel in onderzoeksverband toegepast. Een behandeling met AlloSCT kan alleen onder zeer strikte voorwaarden en in gespecialiseerde klinieken worden uitgevoerd.

6.2.5 Gen-immunotherapie

De kennis van de relatie tussen genen en kanker heeft geleid tot de ontwikkeling van een nieuwe vorm van immunotherapie: gen-immunnotherapie.

Door middel van genetisch gemanipuleerde tumorcellen of virussen (vector) wordt het immuunsysteem gestimuleerd om een relevante immuunreactie (antitumorrespons) te bewerkstelligen, zoals het vernietigen van tumorcellen. Hoewel de verwachtingen al decennia hoog gespannen zijn, is nog geen enkele vorm van gentherapie op dit moment (2008) routinematig beschikbaar. Dit komt mede door het feit dat de afgelopen jaren ook negatieve berichten over de toepassing van gentherapie werden gepubliceerd en de procedure van het ontwikkelen van veilige virusvectoren zeer complex is. Daarnaast zijn talloze nieuwe regels ingevoerd betreffende de opzet en de uitvoering van gentherapie trials. De toepassing van gentherapie kan alleen onder zeer strikte voorwaarden plaatsvinden en wordt slechts in gespecialiseerde klinieken uitgevoerd en altijd in onderzoeksverband (zowel ex vivo als in vivo).

6.3 SOCIAALECONOMISCHE ASPECTEN VAN IMMUNOTHERAPIE IN NEDERLAND

Middelen die vallen onder immunotherapie blijken mede door het langdurige en complexe proces van ontwikkeling (biotechnologie) zeer kostbaar te zijn. Sommige onderzoeken naar effectiviteit en veiligheid van het geneesmiddel gaan tevens gepaard met een kosten-effectiviteitanalyse, om vast te stellen of de kosten van de behandeling ook meegenomen dienen te worden in de therapiekeuze. Zo is uitgebreid onderzoek gedaan naar de kosteneffectiviteit van rituximab. De wetenschappelijke uitkomst geeft aan dat toevoeging van rituximab aan de standaardbehandeling van patiënten met agressief B-NHL (non-Hodgkin-lymfoom) een verhoging van respons, ziektevrije en algehele overleving oplevert. Tevens leidt deze nieuwe toepassing echter tot hogere behandelkosten. Dergelijke uitkomsten kunnen er toe leiden dat nieuwe (veelbelovende) geneesmiddelen of behandelstrategieën minder snel worden geïmplementeerd vanwege te krappe geneesmiddelenbudgetten in de ziekenhuizen. Daarnaast kan een ongelijkheid in behandeling ontstaan en worden behandelaars en zorgverleners soms voor ethische dilemma's gesteld.

De therapeutische meerwaarde van een nieuw (duur) geneesmiddel wordt vastgesteld door het College ter Beoordeling van Geneesmiddelen (CBG) en het College van Zorgverzekeraars (CVZ). Dit doen zij op basis van data afkomstig uit doelmatigheidsonderzoek aangeleverd door de betrokken firma's.

Immunotherapie zal in de toekomst alleen maar breder worden ingezet. Ontdekking van nieuwe werkingsmechanismen en specifieke tumorantigenen middels geavanceerde biotechnologie leidt steeds weer tot nieuwe inzichten in de bruikbaarheid om andere aangrijpingspunten van het ontstaan van kanker te bestrijden. Hieruit worden steevast nieuwe geneesmiddelen ontwikkeld.

Parallel aan deze nieuwe ontwikkelingen dient tevens overdacht te worden om onderzoek naar kosteneffectiviteit, kwaliteit van leven en doelmatigheid te starten om de nieuwe behandeling snel en op een juiste plaats in het behandelingstraject van de patiënt te implementeren.

LITERATUUR

Groot MT, Uyl-de Groot CA, Huijgens PC. Sociaal-economische impact van immuuntherapie in Nederland. In: Ossekoppele GJ, Loosdrecht AA van de (red.). Immunotherapie van hematologische ziekte. Alphen aan den Rijn: van Zuiden Communications BV, 2005.

Mallo HA, Batchelor DM en Haanen JBAG. Immunotherapie. In: Klaren AD, Meer CA van der. Oncologie, handboek voor verpleegkundigen en andere hulpverleners. Houten: Bohn Stafleu van Loghum, 2004:223-253.

Websites

www.cbg.nl
www.cvz.nl

7 Cytokinen

7.1 INTERLEUKINE-2, PROLEUKIN®, IL-2, ALDESLEUKIN

D.M. Batchelor, H.A. Mallo en C. van Riel

7.1.1 Algemene beschrijving

Interleukine-2 behoort tot de groep van cytokinen. Cytokinen zijn groeifactoren en stimuleren het immuunsysteem. Aldesleukin wordt bereid via recombinant-DNA-technologie met behulp van een *Escherichia coli*-stam die het – door middel van genetische manipulatie – gemodificeerd humaan interleukine-2-gen bevat.

7.1.2 Werkingsmechanismen

De effecten van aldesleukin komen overeen met de effecten van het natuurlijk voorkomende interleukine-2. Interleukine-2 is een cytokine en bindt aan de extracellulaire receptor van een T-cel. Na binding aan de T-celreceptor worden lymfocyten gestimuleerd om cytokinen te produceren. Daarom wordt dit soort cytokinen ook wel lymfokinen genoemd. De cytokinen bevorderen de werking van het immuunsysteem en brengen een immuunrespons op gang.

Interleukine-2 stimuleert LAK-activiteit (lymphokine-activated killer) in T-lymfocyten, stimuleert de proliferatie en activiteit van natural-killercellen (NK-cellen) en bevordert cytotoxiciteit en T-celactiviteit. Door deze stimulatie van T-cellen worden tumorcellen vernietigd. De biologische activiteit komt overeen met die van humaan interleukine-2, een natuurlijk voorkomend lymfokine.

7.1.3 Toepassingen

Interleukine-2 is geïndiceerd voor de behandeling van gemetastaseerd niercelcarcinoom.

7.1.4 Dosis en toediening

Het onderstaande doseringsschema voor subcutane injecties wordt aanbevolen voor de behandeling van volwassen patiënten met gemetastaseerd niercelcarcinoom:

- 1 mL of 1,1 mg (18×10^6 Internationale Eenheden (IE)) per dag als subcutane injectie gedurende vijf dagen, gevolgd door twee dagen zonder behandeling;
- in de daarop volgende drie weken 18×10^6 IE subcutaan per dag op dag 1 en 2;
- en 9×10^6 IE op dag 3, 4 en 5;
- op dag 6 en 7 wordt geen behandeling gegeven. Na een week rust wordt deze vierweekse cyclus herhaald.

Onderhoudscycli, identiek aan het hierboven beschreven schema, kunnen worden gegeven aan patiënten in remissie of met stabilisering van de ziekte.

De invloed van veranderingen in dosering op het therapeutische effect van interleukine-2 is niet bekend. Bij overschrijding van de aanbevolen dosering zullen de bijwerkingen ernstiger zijn.

In Nederland wordt interleukine-2 vrijwel nooit meer als intraveneuze behandeling gegeven en het wordt om die reden alleen summier besproken.

Dosisaanpassing of stoppen van de behandeling

De behandeling met interleukine-2 dient te worden voortgezet totdat de patiënt klinisch geen baat meer heeft bij behandeling of totdat onacceptabele toxiciteit optreedt. Indien patiënten de aangegeven dosis niet tolereren, kan de dosis verlaagd of de behandeling gestopt worden, totdat de bijwerkingen tot een acceptabel niveau zijn afgenomen.

7.1.5 Interacties

Het toedienen van interleukine-2 met cisplatin, vinblastine of dacarbazine kan gepaard gaan met het ontstaan van een tumorlysissyndroom.

In combinatie met interferon alfa blijkt de kans op het ontstaan van ernstige rhabdomyolysis en hartaandoeningen toe te nemen. Ook wordt een toename van auto-immuun- en inflammatoire ziekten waargenomen (bijvoorbeeld thyroiditis). Ook het geven van een bloedtransfusie kan het immuunsysteem onderdrukken en moet, indien mogelijk, achterwege gelaten worden.

Gelijktijdige toediening van geneesmiddelen met mogelijk hepatotoxische, nefrotoxische, myelotoxische of cardiotoxische eigenschappen kan de bijwerkingen van interleukine-2 in deze orgaansystemen versterken.

7.1.6 Metabolisme

Interleukine-2 wordt uitgescheiden via de nieren. De eliminatiehalfwaardetijd na subcutane toediening is 5,3 uur.

7.1.7 Houdbaarheid

Gereconstitueerd interleukine-2 kan gedurende 24 uur bewaard worden. Interleukine-2 dient binnen 48 uur na reconstitutie gebruikt worden.

Interleukine-2-poeder voor injectie is gedurende twee jaar houdbaar tot de op het etiket vermelde uiterste gebruiksdatum mits bewaard bij 2-8 °C. Het middel dient bewaard te worden in de buitenverpakking, ter bescherming tegen licht.

7.1.8 Contra-indicaties

Contra-indicaties zijn:

- overgevoeligheid voor het geneesmiddel of een van de hulpstoffen;
- *performance status* van ECOG $\geq$ 2;
- een gelijktijdige performance status van ECOG 1 of hoger én meer dan één orgaan met metastasen én een periode van < 24 maanden tussen diagnose van de primaire tumor en aanmelding voor interleukine-2-behandeling;
- een voorgeschiedenis van of lijdend aan ernstige cardiovasculaire aandoeningen;
- een actieve infectie die behandeling met antibiotica vereist;
- een PaO_2 < 60 mm Hg in rust;
- reeds aanwezige, ernstige orgaanstoornissen;
- metastasen van het centrale zenuwstelsel of toevallen, met uitzondering van patiënten met succesvol behandelde hersenmetastasen.

Glucocorticoïden kunnen de bijwerkingen van interleukine-2 verminderen, maar ook het antitumoreffect beïnvloeden omdat zij het immuunsysteem onderdrukken. Daarom dient het gelijktijdig gebruik te worden ontraden. In levensbedreigende situaties echter kan dexamethason gegeven worden totdat de bijwerkingen tot een acceptabel niveau afgenomen zijn.

Bovendien wordt aangeraden patiënten niet te behandelen indien:

- het leukocytenaantal beneden de normaalwaarde is en het aantal trombocyten < 100 × 10^9/L;
- het serumbilirubine en creatinine boven normaalwaarden zijn;
- een voorgeschiedenis van orgaantransplantatie bestaat;
- sprake is van een auto-immuunziekte;
- patiënten glucocorticoïden nodig hebben.

Er zijn onvoldoende gegevens bekend over het gebruik van interleukine-2 bij zwangeren of vrouwen die borstvoeding geven; daarom is dit gecontra-indiceerd. Tijdens en tot drie maanden na het gebruik van interleukine-2 wordt adequate anticonceptie aanbevolen. Extra voorzichtigheid is geboden bij het gebruik van interleukine-2 bij ouderen. Er zijn geen gegevens bekend over het gebruik van interleukine-2 bij kinderen.

7.1.9 Bijwerkingen

De bijwerkingen van interleukine-2 treden op vanaf dertig minuten tot twee uur na de injectie en nemen elke dag in ernst toe. Bijwerkingen worden niet veroorzaakt door interleukine-2, maar door het effect van interleukine-2 op het immuunsysteem. De meeste bijwerkingen verdwijnen binnen één tot twee dagen na het stoppen van de behandeling, mede in verband met de korte eliminatiehalfwaardetijd, en zijn direct afhankelijk van de toegediende dosis.

De wijze van toediening, het schema, de toegediende dosis en een eventuele combinatie met andere behandelingen zijn bepalend voor de mate waarin bijwerkingen optreden.

- Meest voorkomende bijwerkingen (> 10%) bij subcutane injecties:
    - dermatologisch: lokale huidreactie op injectieplaats, zich uitend in: infiltraten, ontsteking, noduli, pijn, huiduitslag, schilferigheid en jeuk op de injectieplaats;
    - constitutioneel: koude rillingen, koorts, oedeem, vermoeidheid, angstgevoelens, verwardheid en depressie;
    - neurologisch: verwardheid, hoofdpijn, duizeligheid; ademhalingstelsel: dyspnoe, hoesten;
    - cardiaal: tachycardie, pijn op de borst;
    - gastro-intestinaal: gebrek aan eetlust, misselijkheid met of zonder braken, diarree, stomatitis;
    - nier- en urinewegen: oligurie met verhoogd serum ureum en creatinine;
    - bloedstelsel: anemie, trombocytopenie;
    - metabool: lever- en nierfunctiestoornissen.
- Ernstige bijwerkingen (CTC graad 3-4):
    - dermatologisch: necrose op de injectieplaats;
    - constitutioneel: rillingen, koorts, vermoeidheid, veranderingen in de mentale toestand, prikkelbaarheid, onrust, hallucinaties, slapeloosheid;
    - neurologisch: neuropathie, syncope, spraakstoornissen, smaakverlies, convulsies, paralyse, myasthenie;
    - ademhalingstelsel: longoedeem, pleurale effusies, hypoxie, hemoptyse, longembolie;
    - cardiaal: aritmie; cyanose, myocard infarct, hartfalen, ECG-veranderingen;
    - bloedvaten: flebitis, trombose, tromboflebitis;
    - gastro-intestinaal: dysfagie, dyspepsia, gastro-intestinale bloeding, gastritis, cheilitis, activering van de ziekte van Crohn, pancreatitis, darmobstructie;
    - nier- en urinewegen: hematurie, nierinsufficientie;
    - spier- en botstelsel: spierpijn, gewrichtspijnen;
    - metabool: verhoogde leverfuncties, leverfalen, bloedingen;
    - endocrien: overgevoeligheidsreacties, hypo- of hyperthyroïdisme, diabetes.

7.1.10 Aandachtspunten

- Informeer de patiënt mondeling over interleukine-2, verstrek de brochure met informatie voor patiënten en informeer de patiënt hoe te handelen indien klachten ontstaan.

- Overwogen kan worden om afhankelijk van de dosis de eerste toediening(en) poliklinisch plaats te laten vinden.
- Overleg met de patiënt wie gaat injecteren en geef spuitinstructie aan patiënt en/of naaste, of schakel een wijkverpleegkundige in.
- Adviseer de injectie bij voorkeur 's avonds min of meer op dezelfde tijd toe te dienen om te zorgen dat de patiënt zo weinig mogelijk last heeft van optredende bijwerkingen.
- Grieperig gevoel kan optreden ongeveer twee tot zes uur na de toediening, paracetamol is daarbij geïndiceerd tot een maximum van viermaal daags 1 gram.
- Alert blijven op subtiele veranderingen in de mentale functies, zoals rusteloosheid en concentratiestoornissen.
- Subcutane toediening: wegens kans op rode huid en infiltraten rondom de injectieplaats is wisseling van insteekplaats nodig.

Patiëntenbrochures
Nederlands brochure (Chiron).

LITERATUUR
College ter beoordeling van geneesmiddelen. (2006) Proleukin. Novartis Pharma B.V.
Chiron B.V., (2003) Proleukin Praktische Informatie.
Chiron B.V., (2006) IB-tekst Proleukin®.
Yang et al. Randomized study of high-dose and low-dose interleukin-2 in patients with metastatic renal cancer. J. Clin. Oncol. 2003;21:3127.

Websites
www.novartis.nl
www.proleukin.com
www.cbg-meb.nl

7.2 INTERFERONEN

J.W.M. van Hoof, C.A.M. Huisman

7.2.1 Interferon alfa-2a (Roferon-A®)

Algemene beschrijving
Interferon alfa-2a behoort tot de groep van cytokinen/lymfokinen. Dit zijn eiwitten die door verschillende lichaamscellen, onder andere geactiveerde lymfocyten, worden geproduceerd. Interferon heeft vooral een belangrijke antivirale werking en brengt in de cellen geen schade teweeg. Op het moment dat een virus of vreemde stof het lichaam binnendringt, gaat het lichaam zelf interferon alfa produceren. Dit is een effectieve reactie van het lichaam op een vreemde 'indringer'. Door *interfereren*

met het virus wordt verdere besmetting van andere cellen voorkomen (inhibitie van virusreplicatie).

Interferon speelt zijn belangrijke antivirale rol in een vroeg stadium van de infectie. Daarnaast heeft interferon een antiproliferatief, immuunstimulerend, cytotoxisch (celdodend) en anti-angiogenetisch effect. Interferon is soortgebonden, dat wil zeggen: interferon gemaakt door muizencellen is voornamelijk actief in muizencellen, interferon voor toepassing bij de mens dient dus gemaakt te worden door cellen van de mens. Interferon alfa-2a wordt geproduceerd door middel van recombinant-DNA-technologie met genetisch gemanipuleerde E. colibacteriën.

Werkingsmechanisme

Interferon alfa-2a grijpt aan op verschillende processen in het immuunsysteem:

- het versterkt de activiteit van de macrofagen en NK-cellen; beide celsoorten spelen een belangrijke rol bij de afweer van het lichaam tegen tumoren;
- het maakt de met virus besmette cel ook herkenbaar voor macrofagen en NK-cellen en zorgt er tevens voor dat niet-besmette cellen beschermd zijn;
- het stimuleert het immuunsysteem; het verhoogt onder bepaalde omstandigheden de antilichaamproductie en versterkt de werking van T-lymfocyten;
- het remt de vermenigvuldiging van virussen;
- het heeft mogelijk een remmende werking op de celgroei;
- het brengt veranderingen aan in het celoppervlak zodat:
  - de signaalfunctie van tumorantigenen (op het celoppervlak van kankercellen) wordt versterkt; hierdoor worden tumorcellen door het afweersysteem beter herkend.
  - absorptie van antilichamen aan de celwand kan worden versterkt en de cellen makkelijker onschadelijk kunnen worden gemaakt door de cellen van het afweersysteem.
  - de antigenen die op MHC-moleculen worden gepresenteerd beter zichtbaar zijn voor cytotoxische T-cellen.

Toepassingen

Interferon alfa-2a is geregistreerd voor de volgende indicaties:

- maligne melanoom, stadium-II en ziektevrij na chirurgie;
- chronische myeloïde leukemie, Philadelphia-chromosoom positieve (CML, PH+), in chronische fase en bij patiënten die niet in aanmerking komen voor allogene stamceltransplantaties (AlloSCT);
- folliculair non-Hodgkin-lymfoom (NHL);
- haarcelleukemie (HCL);
- Kaposi-sarcoom;
- progressief cutaan T-cellymfoom;
- gevorderd niercelcarcinoom.

Dosis en toediening

De dosis van interferon alfa-2a is afhankelijk van de indicatie en de ingestelde behandeling.

Vaak wordt de behandeling gestart met een aanvangsdosering, welke overgaat in een therapeutische dosering. Na responsbepaling wordt besloten de behandeling voort te zetten in bijvoorbeeld een onderhoudsdosering of te stoppen. De duur van de behandeling kan variëren van een aantal weken tot maanden of zelfs jaren.

Roferon®-Pen

De Roferon®-Pen is uitsluitend te gebruiken met de Roferon®-A 18-patroon. Elke patroon bevat een gebruiksklare oplossing voor injectie met 18 miljoen Internationale Eenheden (IE) interferon alfa-2a in 0,6 ml* oplossing. In te stellen doses variëren van 0,5 tot 9 miljoen IE en worden bereikt met stappen van 0,5 miljoen IE. Roferon®-A-patronen zijn alleen voor meervoudig gebruik bij één patiënt. Voor elke injectie moet een nieuwe steriele naald gebruikt worden. Voor gebruik met de Roferon®-Pen worden Penfine®-10 mm-naalden aanbevolen.

Het product bevat volume-overmaat.

Roferon® EasyJect

Dit is een voorgevulde spuit voor eenmalig gebruik met gebruiksklare oplossing interferon alfa-2a*. De volgende doseringen zijn beschikbaar:

- 3 miljoen IE/0,5 ml
- 4,5 miljoen IE/0,5 ml
- 6 miljoen IE/0,5 ml
- 9 miljoen IE/0,5 ml
- 18 miljoen IE/0,5 ml

Het product bevat volume-overmaat.

Interferon alfa-2a kan afhankelijk van de ingestelde behandeling als volgt worden toegediend:

- subcutaan;
- intramusculair.

Meestal wordt interferon alfa-2a subcutaan toegediend, gedurende een lange periode. Voordeel van subcutaan injecteren is, dat de patiënt zelf of een naaste deze techniek kan leren, waardoor een zekere mate van onafhankelijkheid gewaarborgd blijft.

Bij subcutane toediening (aanbevolen dosering) wordt de top van de absorptie bereikt na 7,7 uur en na intramusculaire toediening na 3,8 uur. De eliminatiehalfwaardetijd bedraagt 3,7-8,5 uur.

Dosisaanpassing of stoppen van de behandeling

Afhankelijk van de specifieke indicatie en het optreden van bijwerkingen en respons op de behandeling wordt besloten tot dosisaanpassing of stoppen.

Interacties

Aangezien alfa-interferonen de stofwisseling van de cel veranderen, is het in principe mogelijk dat interferon alfa-2a de werking van andere geneesmiddelen beïnvloedt. Interferon alfa-2a kan de functies van het centraal zenuwstelsel beïnvloeden en er kunnen interacties optreden met geneesmiddelen zoals centraal werkende geneesmiddelen. Dit geneesmiddel mag niet gemengd worden met andere geneesmiddelen.

Metabolisme

Alfa-interferonen kunnen het oxidatieve metaboleringsproces beïnvloeden. Hiermee dient rekening te worden gehouden bij het gelijktijdig voorschrijven van geneesmiddelen die langs deze weg worden gemetaboliseerd. Eliminatie vindt met name plaats in de nieren en in mindere mate in de lever.

(Zie voor specifieke informatie de samenvatting van de productkenmerken van interferon alfa-2a.)

Houdbaarheid

De Roferon®-Pen is te gebruiken tot twee jaar na ingebruikname.

Na de eerste dosis kunnen Roferon®-A-patronen op kamertemperatuur (beneden 25 °C) tot 28 dagen bewaard worden zonder verlies van kwaliteit. Aanbevolen wordt echter de Roferon®-Pen/patroon combinatie na elke injectie weer in de koelkast te plaatsen. De patronen voor de pen moeten bij een temperatuur van 2-8 °C bewaard worden in de buitenverpakking en mogen niet bevriezen.

Roferon® EasyJect met de oplossing voor injectie in de koelkast bij een temperatuur van 2-8 °C bewaren, niet bevriezen en tegen licht beschermen (in de buitenverpakking bewaren). De voorgevulde spuiten zijn twee jaar houdbaar.

Contra-indicaties

- Overgevoeligheid voor recombinant interferon alfa-2a of een van de hulpstoffen.
- Een ernstige, al bestaande hartaandoening. Een direct cardiotoxisch effect is niet aangetoond, maar wellicht kunnen acute, spontaan voorbijgaande bijwerkingen (bijvoorbeeld koorts en koude rillingen) die vaak met de toediening van interferon gepaard gaan, reeds bestaande hartaandoeningen verergeren.
- Ernstige nier- en leverfunctiestoornissen of een stoornis van het myeloïde systeem. Interferon alfa-2a kan beenmergactiviteit onderdrukken.

- Ongecontroleerde epilepsieaanvallen en/of anderszins gestoorde functie van het centrale zenuwstelsel.
- Chronische hepatitis en ernstige afwijkingen van de lever of levercirrose.
- Chronische hepatitis waarvoor behandeling, of recentelijk behandeld met immunosuppressieve middelen.
- Mannen en vrouwen dienen gedurende een behandeling met interferon alfa-2a adequate anticonceptie te gebruiken. Tijdens zwangerschap dient interferon alfa-2a alleen te worden toegediend als de voordelen voor behandelen opwegen tegen de potentiële risico's voor vrouw en foetus. Vrouwen die borstvoeding geven dienen hiermee te stoppen.
- Benzylalcohol, een van de bestanddelen van de Roferon®-A-oplossing, is in zeldzame gevallen in verband gebracht met potentiële, fatale toxische effecten bij kinderen jonger dan drie jaar.
- Extra voorzichtigheid is geboden bij patiënten met een auto-immuunziekte of een voorgeschiedenis van auto-immuunaandoeningen. Aanbevolen wordt onderzoek naar symptomen die op deze aandoening wijzen, als bepaling van auto-antilichamen en het TSH (Thyroïdstimulerend hormoon)-peil uit te voeren.
- Extra voorzichtigheid is geboden bij patiënten na (nier-, beenmerg)transplantatie en die hiervoor immuunsuppressiva gebruiken.

Bijwerkingen

De therapeutische werking is niet gerelateerd aan de ernst van de bijwerkingen. De bijwerkingen zijn sterk afhankelijk van de dosis en het type interferon. De bijwerkingen kunnen vroeg (zoals griepachtige verschijnselen) of laat (onder andere depressie, haaruitval en angst) optreden en verdwijnen doorgaans na het stoppen of aanpassen van de dosis van interferon.

- Meest voorkomend (> 10%):
  - constitutioneel: griepachtige verschijnselen; onder andere koorts, koude rillingen, spierpijn, hoofdpijn, eventueel in combinatie met lage rugpijn, gewrichtspijn, vermoeidheid;
  - beenmerg: leukopenie (40-60% daling) en trombopenie, vaak van voorbijgaande aard en een verlaging van de dosis is zelden nodig; anemie (< 10%);
  - dermatologisch: pijn op de injecteerplaats, veroorzaakt door het ontstaan van harde, rode, schijven (infiltraten), haaruitval;
  - gastro-intestinaal: verminderde eetlust, gewichtsverlies, misselijkheid, braken, diarree, smaak- en geurverandering;
  - spier/skelet: myalgie, artralgie.
- Soms, laat optredende bijwerkingen (< 10%):
  - mentaal: depressie, angst, verandering mentale functie, verwardheid, abnormaal gedrag en concentratiestoornissen;

- retinopathie: bloedingen in retina, papiloedeem, opticusneuropathie, trombose in arterie of vene retina, conjunctivitis; deze aandoeningen van de ogen kunnen leiden tot vermindering of verlies van gezichtsvermogen, aanbevolen wordt consult oogarts.
- Ernstig (CTCgraad 3-4):
  - mentaal: suïcidale overwegingen.

Aandachtspunten

- Informeer de patiënt mondeling over interferon alfa, verstrek de brochure met informatie voor patiënten en hoe te handelen indien klachten ontstaan.
- Overleg met de patiënt wie gaat injecteren en geef spuitinstructie aan patiënt en/of familielid. Indien de patiënt zelf spuit, moet dat elke dag op ongeveer dezelfde tijd worden gedaan, bij voorkeur 's avonds om zo weinig mogelijk last te hebben van de optredende bijwerkingen. Een grieperig gevoel kan kort na toediening optreden en enkele uren aanhouden, paracetamol is daarbij geïndiceerd.
- Toedieningsplaats bij subcutaan injecteren: interferon kan het best geïnjecteerd worden in de bovenbenen, buik (behalve direct rond navel of taille), bovenarmen, heup of bil. Injectieplaats volgens een vast schema rouleren.
- Pijn op de injecteerplaats: na het injecteren kan de injectieplaats, met bijvoorbeeld ijsblokjes in een plastic zakje, gekoeld worden om de pijnklachten te verlichten. Niet nawrijven! Geef geen subcutane injectie in een gebied waar de huid rood, gezwollen, pijnlijk verkleurd of verhard is. De huid heeft dan minstens één week nodig om te herstellen, daarom deze plaats niet gebruiken.
- Benadruk het belang van regelmatig controle van de bloedwaarde in verband met de kans op leukopenie en trombopenie.
- Wees alert op langetermijnbijwerkingen zoals depressieve klachten en verwijs patiënten zo nodig door.
- Vermoeidheid kan gedurende de gehele behandeling aanwezig zijn. De patiënt voelt zich lusteloos, heeft nergens zin in en kan een zwaar gevoel in de benen hebben. Adviseer de patiënt voldoende rust te nemen en voor regelmaat in het leven te zorgen. De dagelijkse activiteiten zullen in een lager tempo uitgevoerd worden. Het is belangrijk om dagelijks activiteiten te ondernemen, haalbare doelen te stellen en de energie goed te leren verdelen.
- Diarree: adviseer de patiënt extra te drinken om het vochtverlies te compenseren. Vermijd laxerend voedsel. In overleg met de behandelend arts kan medicatie voorgeschreven worden.
- Concentratiestoornissen, depressiviteit/hallucinaties. Het is mogelijk dat de patiënt zich moeilijker kan concentreren of vergeetachtig wordt en moet oppassen met activiteiten waarvoor concentratie vereist is, bijvoorbeeld autorijden. De patiënt kan snel in de put zitten en weinig zin hebben om iets te ondernemen. Het kan ook zijn dat de patiënt prikkelbaarder, agressief of emotioneler reageert. De

genoemde gevolgen zijn doorgaans tijdelijk en verminderen of verdwijnen na het stoppen van de behandeling. Het is belangrijk dat de naasten geïnformeerd worden over deze bijwerkingen, zodat zij met de patiënt daarover kunnen spreken en de behandelend arts tijdig kunnen waarschuwen.

Patiëntenbrochures

Brochures voor patiënt, verpleegkundige en arts zijn te verkrijgen bij Roche Nederland B.V.

Voor uitgebreide informatie verwijzen we naar het informatiepakket over de Roferon®-Pen. Met daarin onder andere een gebruikershandleiding waarin het gebruik van de combinatie pen/patroon volledig wordt beschreven.

LITERATUUR
Nederlandse Kankerbestrijding/KWF. Immunotherapie bij kanker, 2002.
Roche Nederland B.V., Productinformatie over Roferon®-A 18 patroon, 10 juli 2006.
Roche Nederland B.V., Productinformatie over Roferon®-A EasyJect, 10 juli 2006.

Websites
www.roche.nl

7.2.2 Interferon alfa-2b (Intron-A®)

J.W.M. van Hoof, C.A.M. Huisman

Algemene beschrijving

Interferon alfa-2b behoort tot de groep van cytokinen/lymfokinen. Dit zijn eiwitten die door verschillende lichaamscellen, onder andere geactiveerde lymfocyten, worden geproduceerd. Interferon heeft vooral een belangrijke antivirale werking en brengt in de cellen geen schade teweeg. Als een 'vreemd' virus het lichaam binnendringt, gaat het lichaam zelf interferon alfa produceren. Dit is een effectieve reactie van het lichaam op een vreemde 'indringer'. Door *interfereren met* het virus wordt verdere besmetting van andere cellen voorkomen (inhibitie van virusreplicatie).

Interferon speelt zijn belangrijke antivirale rol in een vroeg stadium van de infectie. Daarnaast heeft interferon een antiproliferatief, immuunstimulerend, cytotoxisch (celdodend) en anti-angiogenetisch effect. Interferon is soortgebonden, dat wil zeggen: interferon gemaakt door muizencellen is voornamelijk actief in muizencellen, interferon voor toepassing bij de mens dient dus gemaakt te worden door cellen van de mens. Interferon alfa-2b wordt geproduceerd door middel van recombinant-DNA-technologie en E. coli.

Werkingsmechanisme

Interferon alfa-2b grijpt aan op verschillende processen binnen het immuunsysteem:

■ het versterkt de activiteit van de macrofagen en NK-cellen; beide celsoorten spelen een belangrijke rol bij de afweer van het lichaam tegen tumoren;
■ het maakt de met virus besmette cel ook herkenbaar voor macrofagen en NK-cellen en zorgt er tevens voor dat niet besmette cellen beschermd zijn;
■ het stimuleert het immuunsysteem; het verhoogt onder bepaalde omstandigheden de antilichaamproductie en versterkt het effect van de T-lymfocyten;
■ het remt de vermenigvuldiging van de virussen;
■ het heeft mogelijk een remmende werking op de celgroei;
■ het brengt veranderingen aan in het celoppervlak zodat:
  – de signaalfunctie van tumorantigenen (op het celoppervlak van kankercellen) wordt versterkt; hierdoor worden tumorcellen door het afweersysteem beter herkend.
  – absorptie van antilichamen aan de celwand kan worden versterkt en de cellen makkelijker onschadelijk kunnen worden gemaakt door de cellen van het afweersysteem.
  – de antigenen die op MHC-moleculen worden gepresenteerd beter zichtbaar zijn voor cytotoxische T-cellen.

Toepassingen

Interferon alfa-2b is geregistreerd voor bepaalde vormen van kanker en chronische ziekten, en heeft een gunstig therapeutisch effect laten zien. Voor interferon alfa-2b zijn de volgende indicaties geregistreerd:

■ maligne melanoom, na chirurgie met kans op recidief;
■ Philadelphia-chromosoom positieve, chronische myeloïde leukemie (Ph+ of BCR/ABL translocatie);
■ folliculair lymfoom;
■ multipel myeloom;
■ haarcelleukemie;
■ carcinoïdtumoren;
■ chronische hepatitis-B;
■ chronische hepatitis-C.

Dosis en toediening

De dosis van interferon alfa-2b is afhankelijk van de indicatie en de ingestelde behandeling. Vaak wordt de behandeling gestart met een aanvangsdosering, welke overgaat in een therapeutische dosering. Na responsbepaling wordt besloten de behandeling voort te zetten in bijvoorbeeld een onderhoudsdosering of te stoppen. De duur van de behandeling kan variëren van een aantal weken tot maanden of zelfs jaren.

Intron-A®-pen: een voorgevulde injectiespuit voor meervoudig gebruik, in drie uit-voeringen*:

- 18 miljoen Internationale Eenheden (IE)/1,2 ml;
- 30 miljoen IE/1,2 ml;
- 60 miljoen IE/1,2 ml.

Deze zijn geschikt voor onder andere zes gemakkelijk in te stellen standaarddoserin-gen van respectievelijk: 3, 5 en 10 miljoen IE. Alle pennen zijn ook voor andere (nog nauwkeuriger) doseringen instelbaar en hebben elk hun eigen kleurcode.

- De drie pennen zijn alle gevuld met extra Intron-A®. Deze extra Intron-A® ga-randeert dat de pen gedurende de gebruiksperiode van maximaal twee weken voldoende Intron-A® bevat.
- In onderzoeksverband wordt gebruikgemaakt van flacons met poeder voor injectie, bestemd voor eenmalige toediening.

Voor elke injectie dient de pen op kamertemperatuur te zijn en voor elke injectie moet een nieuwe steriele naald gebruikt worden. Voor gebruik met de Intron-A®-pen worden NovoFine®-8 mm-naalden aanbevolen.

Interferon alfa-2b kan afhankelijk van de ingestelde behandeling als volgt worden toegediend:

- subcutaan;
- intramusculair.

Meestal wordt interferon subcutaan toegediend, gedurende een langere tijd. Voor-deel van subcutaan injecteren is, dat de patiënt zelf of een naaste deze techniek kan leren, waardoor een zekere mate van onafhankelijkheid gewaarborgd blijft. Bij sub-cutane toediening wordt de top van de absorptie bereikt 3-12 uur na lage doses en 6-8 uur na hoge doses. De eliminatiehalfwaardetijd na subcutane en intramusculaire toediening bedraagt 2-3 uur met grote individuele verschillen.

Dosisaanpassing of stoppen van de behandeling

Afhankelijk van de specifieke indicatie en het optreden van bijwerkingen en respons op de behandeling wordt besloten tot dosisaanpassing of stoppen.

Interacties

Aangezien alfa-interferonen de stofwisseling van de cel veranderen is het in principe mogelijk dat interferon alfa-2b de werking van andere geneesmiddelen beïnvloedt. Bij gelijktijdig gebruik van narcotica, hypnotica of sedativa en interferon alfa-2b moet de grootste voorzichtigheid in acht worden genomen.

Interacties van interferon alfa-2b met andere geneesmiddelen zijn niet volledig onderzocht. Voorzichtigheid is geboden wanneer interferon alfa-2b wordt toegediend in combinatie met andere mogelijk myelosuppresieve middelen.

Toediening van interferon alfa-2b in combinatie met andere chemotherapeutische stoffen (bijvoorbeeld Ara-C, cyclofosfamide, doxorubicine, teniposide) kan aanleiding geven tot een verhoogd risico op het ontstaan van toxiciteit (ernst en duur).

Dit geneesmiddel mag niet gemengd worden met andere geneesmiddelen.

Metabolisme

Interferonen kunnen het oxidatieve metaboleringsproces beïnvloeden. Hiermee dient rekening te worden gehouden bij het gelijktijdig voorschrijven van geneesmiddelen die langs deze weg worden gemetaboliseerd. Eliminatie vindt met name plaats in de nieren en in mindere mate in de lever.

(Zie voor specifieke informatie de samenvatting van de productkenmerken van interferon alfa-2b.)

Houdbaarheid

De multidosispen is houdbaar in de koelkast tot de vermelde houdbaarheidsdatum. Na aanbreken is het product maximaal 27 dagen houdbaar bij temperatuur van 2-8 °C. Na ieder gebruik moet de pen onmiddellijk worden teruggeplaatst in de koelkast. Een maximum van 48 uur blootstelling aan 25 °C wordt toegestaan gedurende een periode van vier weken om toevallige vertragingen bij het terugleggen van de pen in de koelkast te dekken.

Voor elke injectie dient de pen op kamertemperatuur te zijn. Daartoe dient de pen ongeveer 30 minuten voor gebruik uit de koelkast te worden genomen. Flacons met poeder voor injectie bestemd voor eenmalige toediening; een ongeopende flacon kan bij een temperatuur van 2-8 °C tot de vermelde houdbaarheidsdatum bewaard worden. Bij kamertemperatuur (15-25 °C) is een ongeopende flacon met poeder maximaal vier weken houdbaar. Wanneer het poeder gemengd is met water wordt onmiddellijk gebruik aanbevolen. De oplossing blijft stabiel gedurende 24 uur bij 25 °C.

Contra-indicaties

- Overgevoeligheid voor recombinant interferon alfa-2b of voor een van de hulpstoffen.
- Een ernstige, al bestaande hartaandoening. Een direct cardiotoxisch effect is niet aangetoond, maar wellicht kunnen acute, spontaan voorbijgaande bijwerkingen (bijvoorbeeld koorts en koude rillingen) die vaak met de toediening van interferon gepaard gaan, reeds bestaande hartaandoeningen verergeren.
- Ernstige nier- of leverfunctiestoornis met inbegrip van stoornissen veroorzaakt door metastasen.

- Ongecontroleerde epilepsieaanvallen en/of anderszins gestoorde functie van het centrale zenuwstelsel.
- Chronische hepatitis en een ernstige aandoening van de lever of levercirrose.
- Chronische hepatitis waarvoor behandeling, of recentelijk behandeld met immunosuppressieve middelen, met uitzondering wanneer de therapie met steroiden in korte tijd werd afgebouwd.
- Patiënten met een auto-immuunhepatitis of een voorgeschiedenis van auto-immune aandoeningen; patiënten die een transplantaat onder immunosuppressie kregen.
- Patiënten met een reeds bestaande schildklieraandoening, tenzij deze aandoening onder controle kan worden gehouden met een conventionele behandeling.
- Kinderen en adolescenten met een bestaande of in de voorgeschiedenis ernstige psychiatrische stoornis. Met name ernstige depressie, zelfmoordgedachten of zelfmoordpoging. Dit geldt eigenlijk voor alle patiënten, maar bij kinderen en adolescenten werd het vaker gemeld.

Bijwerkingen

De therapeutische werking is niet gerelateerd aan de ernst van de bijwerkingen. De bijwerkingen zijn sterk afhankelijk van de dosis en het type interferon. De bijwerkingen kunnen vroeg (zoals griepachtige verschijnselen) of laat (onder andere vermoeidheid, haaruitval, depressie en angst) optreden en verdwijnen doorgaans na het stoppen van de interferon.

- Meest voorkomend (> 10%):
  - constitutioneel: griepachtige verschijnselen; onder andere koorts, koude rillingen, spierpijn, hoofdpijn, eventueel in combinatie met lage rugpijn, gewrichtspijn, vermoeidheid;
  - dermatologisch: pijn op de injecteerplaats, veroorzaakt door het ontstaan van harde, rode, schijven (infiltraten), haaruitval;
  - gastro-intestinaal: verminderde eetlust, smaak- en geurveranderingen, gewichtsverlies, misselijkheid, braken, diarree;
  - spier/skelet: myalgie, artralgie.
- Soms, laat optredende bijwerkingen:
  - mentaal: depressie, angst, slapeloosheid, emotionele labiliteit, verminderde concentratie, hoofdpijn.
- Ernstig (CTC graad 3-4):
  - mentaal: suïcide-overwegingen.

Aandachtspunten

- Informeer de patiënt mondeling over interferon alfa-2b, verstrek de brochure met informatie voor patiënten en hoe te handelen indien klachten ontstaan.
- Overleg met de patiënt wie gaat injecteren en geef spuitinstructie aan patiënt en/of familielid. Indien patiënt zelf spuit moet dat elke dag op ongeveer dezelfde tijd

worden gedaan, bij voorkeur 's avonds, om zo weinig mogelijk last te hebben van de optredende bijwerkingen. Grieperig gevoel kan kort na toediening optreden en enkele uren aanhouden, paracetamol is daarbij geïndiceerd.

■ Spuitinstructie bij subcutaan injecteren: interferon kan het best geïnjecteerd worden in de bovenbenen, buik (behalve direct rond navel of taille), bovenarmen en de heup of bil. Injectieplaats volgens een vast schema rouleren.

■ Pijn op de injecteerplaats; na het injecteren kan de injectieplaats, met bijvoorbeeld ijsblokjes in een plastic zakje, gekoeld worden om de pijnklachten te verlichten. Niet nawrijven! Geef geen subcutane injectie in een gebied waar de huid rood, gezwollen, pijnlijk verkleurd of verhard is. De huid heeft dan minstens één week nodig om te herstellen, daarom deze plaats niet gebruiken.

■ Vermoeidheid kan gedurende de gehele behandeling aanwezig zijn. De patiënt voelt zich lusteloos, heeft nergens zin in en kan een zwaar gevoel in de benen hebben. Adviseer de patiënt voldoende rust te nemen en voor regelmaat in het leven te zorgen. De dagelijkse activiteiten zullen in een lager tempo uitgevoerd worden. Het is belangrijk om dagelijks activiteiten te ondernemen en haalbare doelen te stellen. De energie goed leren verdelen.

■ Diarree: adviseer de patiënt extra te drinken om het vochtverlies te compenseren. Vermijd laxerend voedsel. In overleg met de behandelend arts kan medicatie worden voorgeschreven.

■ Concentratiestoornissen, depressiviteit/hallucinaties. Het is mogelijk dat de patiënt zich moeilijker kan concentreren of vergeetachtig wordt en moet oppassen met activiteiten, waarvoor concentratie vereist is, bijvoorbeeld autorijden. De patiënt kan snel in de put zitten en weinig zin hebben om iets te ondernemen. Het kan ook zijn dat de persoon prikkelbaarder, agressief of emotioneler reageert. De genoemde gevolgen zijn doorgaans tijdelijk en verminderen of verdwijnen na het stoppen van de behandeling. Het is belangrijk dat de naasten geïnformeerd worden over deze bijwerkingen, zodat zij met de patiënt daarover kunnen spreken en de behandelend arts tijdig kunnen waarschuwen.

■ Wees alert op langetermijnbijwerkingen zoals depressieve klachten en verwijs patiënten zo nodig door.

Patiëntenbrochures

Brochure voor patiënt, verpleegkundige en arts te verkrijgen bij Schering-Plough B.V., Intron-A ®-pen, patiënteninstructie.

LITERATUUR
Medisch Spectrum Twente, protocol toediening interferon, 1991.
Nederlandse Kankerbestrijding/KWF, Immunotherapie en monoklonale antilichamen, zomer 2006.
Schering-Plough B.V., Productinformatie over Intron A, poeder voor injectie of infusie, 23 mei 2005.
Schering-Plough B.V., Productinformatie over Intron A, multi-doses pen, 23 mei 2005.

Websites
www.schering-plough.nl

7.2.3 Peginterferon alfa-2b (PegIntron®)

J.W.M. van Hoof, C.A.M. Huisman

Algemene beschrijving
Peginterferon alfa-2b behoort tot de groep van interferonen. Interferon is een eiwit dat van nature in het menselijk lichaam voorkomt en betrokken is bij het afweersysteem. Als een 'vreemd' virus het lichaam binnendringt, gaat het lichaam zelf interferon alfa produceren. Dit is een effectieve reactie van het lichaam op een vreemde 'indringer'. Na besmetting met een virus wordt de cel gestimuleerd interferon te produceren. Door *interfereren met* het virus wordt verdere besmetting van andere cellen voorkomen.

Interferon speelt zijn belangrijke antivirale rol in een vroeg stadium van de infectie. Peginterferon alfa-2b is een langwerkend interferon. De letters 'PEG' zijn een afkorting van Poly-Ethyleen-Glycol. Door de speciale 'peg'-techniek blijft peginterferon alfa-2b langer in het lichaam circuleren waardoor het langer werkzaam is. Dit heeft als groot voordeel dat, in tegenstelling tot andere interferonen, de patiënt slechts éénmaal per week hoeft te injecteren. Peginterferon alfa-2b wordt geproduceerd door middel van recombinant-DNA-technologie en E. coli.

Toepassing
Peginterferon alfa-2b is alleen geïndiceerd voor de behandeling van volwassen patiënten met histologisch bewezen chronische hepatitis-C die verhoogde transaminasenconcentraties hebben zonder leverdecompensatie en die positief zijn voor HCV-RNA of serum anti-HCV (hepatitis C-virus), met inbegrip van niet eerder behandelde patiënten met een co-infectie met klinisch stabiel hiv.

Voor deze indicatie wordt peginterferon alfa-2b het best gebruikt in combinatie met ribavirine. Deze combinatie is geïndiceerd bij niet eerder behandelde patiënten, met inbegrip van patiënten met een co-infectie met klinisch stabiel hiv en bij patiënten die niet hebben gereageerd op eerdere behandeling met interferon alfa (gepegyleerd of niet-gepegyleerd) en combinatietherapie met ribavirine of monotherapie met interferon alfa. Monotherapie met interferon, inclusief peginterferon alfa-2b is met name geïndiceerd in geval van tolerantie of contra-indicatie voor ribavirine.

Voor peginterferon alfa-2b bestaat geen indicatie binnen de hemato-/oncologie en het wordt om die reden niet verder in dit boek uitgewerkt. Hiervoor verwijzen we graag naar de volgende literatuur of websites.

LITERATUUR
Brochure voor patiënt, verpleegkundige en arts te verkrijgen bij Schering-Plouhgh B.V., Nederland.
Schering-Plough B.V., Productinformatie over PegIntron®, 25 mei 2005.

Websites
www.schering-plough.nl

7.2.4 Peginterferon alfa-2a (Pegasys®)

J.W.M. van Hoof, C.A.M. Huisman

Algemene beschrijving

Peginterferon alfa-2a behoort tot de groep van cytokinen/lymfokinen. Dit zijn eiwitten die door verschillende lichaamscellen, onder andere geactiveerde lymfocyten worden geproduceerd.

Interferon heeft vooral een belangrijke antivirale werking en brengt in de cellen geen schade teweeg. Op het moment dat een virus of vreemde stof het lichaam binnendringt, gaat het lichaam zelf interferon alfa produceren. Dit is een effectieve reactie van het lichaam op een vreemde 'indringer'. Na besmetting met een virus wordt de cel gestimuleerd interferon te produceren. Door *interfereren met* het virus wordt verdere besmetting van andere cellen voorkomen.

Peginterferon alfa-2a is een langwerkend interferon. De letters 'PEG' zijn een afkorting van Poly-Ethyleen-Glycol. Door de speciale techniek blijft dit interferon langer in het lichaam circuleren waardoor het langer werkzaam is. Dit heeft als groot voordeel dat, in tegenstelling tot andere interferonen, de patiënt slechts één maal per week hoeft te injecteren. Het recombinant interferon alfa-2a is geproduceerd middels genetische manipulatie van *Escherichia coli* geconjugeerd tot bis-(monomethoxy polyethyleen glycoli).

Toepassing

Peginterferon alfa-2a is geïndiceerd voor de behandeling van volwassen patiënten met chronische hepatitis-C die positief zijn voor HCV-RNA in het serum, inclusief patiënten met gecompenseerde cirrose en/of een co-infectie met klinisch stabiele hiv. Voor deze indicatie wordt Peginterferon alfa-2a het best gebruikt in combinatie met ribavirine. Deze combinatie is geïndiceerd bij niet eerder behandelde patiënten alsook bij patiënten die eerder gereageerd hebben op therapie met interferon alfa en vervolgens een terugval hadden nadat de behandeling werd gestopt. Monotherapie is voornamelijk geïndiceerd in geval van intolerantie of contra-indicatie voor ribavirine. Peginterferon alfa-2a is tevens geïndiceerd bij de behandeling van HBeAg-positieve of HBeAg-negatieve chronische hepatitis-B bij volwassen patiënten met gecompenseerde leverziekte en bewijs van virale replicatie, verhoogd ALT en histologisch bevestigde leverontsteking en/of fibrose.

Voor peginterferon alfa-2a bestaat geen indicatie binnen de hemato-/oncologie en het wordt om die reden niet verder in dit boek uitgewerkt. Zie hiervoor de onderstaande literatuur of websites.

LITERATUUR
Brochure voor patiënt, verpleegkundige en arts te verkrijgen bij Roche Nederland B.V.
Roche Nederland B.V., Productinformatie over Pegasys , 20 juni 2007.

Websites
www.roche.nl

7.3 HEMATOPOËTISCHE GROEIFACTOREN

7.3.1 Filgrastim (Neupogen®)

A. Hulshoff

Algemene beschrijving
Filgrastim behoort tot de groep van colony-stimulating factors (CSF's), hematopoëtische groeifactoren, die specifiek de aanmaak en functionele activiteit van bepaalde typen bloedcellen stimuleren. Deze factoren reguleren de deling en differentiatie van de voorlopercellen in het beenmerg tot volgroeide bloedcellen. Eén daarvan is granulocyte-colony stimulating factor (G-CSF) die van nature in het lichaam voorkomt (humaan G-CSF). Het kan worden geproduceerd via recombinant-DNA-technologie in onder meer genetisch gemanipuleerde E. colibacteriën en wordt dan als filgrastim (Neupogen®) op de markt gebracht.

Werkingsmechanisme
Filgrastim is een glycoproteïne dat de activering, proliferatie en uitrijping van neutrofiele voorlopercellen positief reguleert. Filgrastim verkort de incidentie, ernst en duur van de neutropenie bij patiënten die behandeld worden met chemotherapie. Filgrastim leidt, vooral indien gegeven in aansluiting op chemotherapie, tot een mobilisatie van hematopoëtische voorlopercellen vanuit het beenmerg naar het perifere bloed.

Toepassingen
Filgrastim is geïndiceerd voor het volgende.

- Reductie van de duur en de incidentie van febriele neutropenie bij patiënten die worden behandeld met gangbare cytotoxische chemotherapie voor maligniteiten (met uitzondering van CML en MDS [myelodysplastisch syndroom]). De arts kan kiezen om G-CSF primair profylactisch (vanaf de eerste kuur) of secundair profylactisch (vanaf de kuur die heeft geleid tot dosisuitstel en/of reductie of andere complicaties door neutropenie) in te zetten.
- Reductie van de duur van neutropenie bij patiënten die een myeloablatieve behandeling ondergaan gevolgd door beenmergtransplantatie en bij wie rekening gehouden wordt met een verhoogd risico op langdurige, ernstige neutropenie.
- Mobilisatie van voorlopercellen met als doel hematopoëtische voorlopercellen uit het perifere bloed te kunnen 'oogsten' door middel van aferese, ten behoeve van een stamceltransplantie (PBSCT = Perifeer Bloed StamCel Transplantatie).

Dosis en toediening
Filgrastim is beschikbaar als oplossing voor injectie in een voorgevulde spuit (Singleject) of flacon:
- Neupogen® Singleject 30: 300 µg filgrastim in 0,5 ml;
- Neupogen® Singleject 48: 480 µg filgrastim in 0,5 ml;
- Neupogen® 30: flacon met 300 µg filgrastim in 1 ml.

Toepassing bij neutropenie
- De aanbevolen dosis bij gebruik na chemotherapie is 5 µg/kg per dag gedurende maximaal 14 dagen. Gemiddeld blijkt 11 dagen voldoende te zijn.
- Bij inductie- en consolidatiebehandelingen bij AML (acute myeloïde leukemie) kan een langere behandeling (tot ± 38 dagen) nodig zijn. In de praktijk wordt voor (volwassen) patiënten met een lichaamsgewicht tot 60 kg veelal gebruikgemaakt van Neupogen® Singleject 30 en bij een lichaamsgewicht > 60 kg de Neupogen® Singleject 48. Voor kinderen is de Neupogen® 30 flacon meest geschikt.

Toepassing voor mobilisatie van stamcellen
- De aanbevolen dosis voor mobilisatie van stamcellen bij patiënten (ten behoeve van autologe PBSCT) is 10 µg/kg per dag gedurende 5-7 opeenvolgende dagen.
- De aanbevolen dosis voor mobilisatie bij gezonde donoren (ten behoeve van allogene PBSCT) is 10 µg/kg per dag gedurende 4-5 opeenvolgende dagen.
- De aanbevolen dosis voor patiënten, behandeld met myeloablatieve therapie gevolgd door autologe beenmergtransplantatie, is 10 µg/kg/dag gegeven als een intraveneuze infusie gedurende 30 minuten of 24 uur, of 10 µg/kg/dag gegeven als een continue subcutane infusie gedurende 24 uur.
- De eerste dosis filgrastim mag niet eerder dan 24 uur na de cytotoxische chemotherapie worden toegediend en niet eerder dan 24 uur na de beenmerginfusie.

Wijze van toediening

Filgrastim wordt bij voorkeur éénmaal daags gegeven middels subcutane injectie. Incidenteel wordt filgrastim intraveneus toegediend. De inhoud van de flacon(s) dient in dat geval te worden toegevoegd aan 20 ml glucose 5%-oplossing en kan worden toegediend in 30 minuten.

Aandachtspunten bij toediening subcutaan

- Neem de voorgevulde spuit uit de koelkast. Laat deze bij voorkeur 30 minuten liggen om op kamertemperatuur te komen, of enkele minuten voorzichtig in de handen opwarmen.
- Niet krachtig schudden, dit kan de werking beïnvloeden.
- Controleer de uiterste gebruiksdatum en de helderheid van de vloeistof (filgrastim moet een heldere, kleurloze vloeistof zijn.)

De effecten van filgrastim-overdosering zijn niet vastgesteld. Staken van de behandeling resulteert gewoonlijk in een 50% daling van circulerende neutrofielen binnen 1 à 2 dagen, die binnen 1-7 dagen tot normale waarden terugkeren. Filgrastim veroorzaakt binnen vierentwintig uur een duidelijke toename van het aantal neutrofielen in het perifere bloed. Filgrastim wordt voornamelijk uitgescheiden via de nieren en de eliminatiehalfwaardetijd is 3,5 uur, zowel bij subcutane als bij intraveneuze toediening.

Dosisaanpassing of stoppen van de behandeling

De behandeling met filgrastim na chemotherapie kan in het algemeen worden gestopt zodra blijvend herstel van de neutropenie is opgetreden. Bij mobilisatie dient de toediening van filgrastim te worden onderbroken of de dosering te worden verlaagd als het aantal leukocyten stijgt tot $> 70 \times 10^9/l$.

Uit studies bij patiënten met een ernstige, verminderde lever- of nierfunctie met filgrastim blijkt dat het farmacokinetische en farmacodynamische profiel gelijk is aan dat van personen met een normale lever- of nierfunctie. Aanpassing van de dosis is niet vereist in deze omstandigheden.

Interacties

- Het gebruik van filgrastim in de periode 24 uur vóór tot 24 uur na chemotherapie wordt niet aangeraden, gezien de gevoeligheid van snel delende myeloïde cellen voor myelosuppressieve cytotoxische chemotherapie.
- Er zijn aanwijzingen dat bij gecombineerd gebruik met 5-fluorouracil de ernst van de neutropenie kan toenemen.
- Omdat lithium het vrijkomen van neutrofielen stimuleert, versterkt lithium vermoedelijk het effect van filgrastim. Hoewel deze interactie niet formeel is onderzocht, is er geen aanwijzing dat deze interactie schadelijk is.

Houdbaarheid

Filgrastim is 30 maanden houdbaar mits bewaard bij 2-8 °C en mag niet worden gebruikt na de op het etiket vermelde uiterste gebruiksdatum.

Verdunde oplossingen voor infusie dienen direct te worden gebruikt; deze zijn gedurende maximaal 24 uur chemisch en fysisch stabiel bij 2-8 °C.

Contra-indicaties

- Overgevoeligheid voor filgrastim of een van de overige bestanddelen van Neupogen®.
- Ernstige congenitale neutropenie (syndroom van Kostmann) met cytogenetische afwijkingen.
- Zwangerschap en borstvoeding.
- Filgrastim dient niet te worden gebruikt met als doel de dosering van de cytotoxische chemotherapie te verhogen tot boven de gangbare doses en doseringsschema's, omdat het geneesmiddel de myelotoxiciteit zou kunnen reduceren maar niet de algehele toxiciteit van cytostatica.
- Over de veiligheid en werkzaamheid van filgrastim bij myeloïde maligniteiten is nog weinig bekend. Voorzichtigheid is geboden indien het middel bij deze aandoeningen wordt toegediend.

Bijwerkingen

De meeste bijwerkingen die bij filgrastim zijn waargenomen houden verband met het onderliggend lijden of de behandeling daarvan en waren mild van aard. Van ernstige of levensbedreigende bijwerkingen is zelden sprake. Over langetermijneffecten is nog weinig bekend; filgrastim is sinds 1991 op de markt.

Bijwerkingen bij kankerpatiënten

- Meest voorkomend (> 10%):
  - skeletspierstelsel: milde tot matige spier- en skeletpijn;
  - gastro-intestinaal: misselijkheid en braken;
  - metabool/labwaarden: verhoogd γ-GT, alkalische fosfatase en LDH, stijging serumurinezuur (reversibel en in het algemeen mild tot matig).
- Ernstig (CTC graad 3-4):
  - allergie/immunologie: (zelden) allergische reactie inclusief anafylaxie, rash, angio-oedeem, kortademigheid en hypotensie, vaker bij interaveneuze toediening;
  - pulmonaal: (zelden) ARDS (adult respiratory-distress syndrome) ten gevolge van intersitiële pneumonie, pulmonaal oedeem of longinfiltraten.

Bijwerkingen bij gezonde donoren die een mobilisatie van voorlopercellen ondergaan
- Meest voorkomend (> 10%):
  - skeletspierstelsel: milde tot matige spier- en skeletpijn;
  - neurologisch: hoofdpijn;
  - bloed/beenmerg: leukocytose, trombopenie.
- Ernstig (graad 3-4):
  - skeletspierstelsel: ernstige spier- en skeletpijn;
  - allergie/immunologie: (zelden) allergische reactie;
  - bloed/beenmerg: (zelden) miltruptuur.
    Er zijn enkele gevallen bekend van miltruptuur na toediening van G-CSF bij gezonde donoren; indien een donor pijn aangeeft linksboven in de buik of aan het uiteinde van de schouder, kan dit wijzen op een miltruptuur.
    Follow-up van de veiligheid op lange termijn bij donoren is gaande. Tot aan 8-10 jaar na donatie zijn geen gevallen van abnormale hematopoëse gerapporteerd.
    Niettemin kan het risico op het stimuleren van een maligne myeloïde kloon niet worden uitgesloten. Daarom wordt aanbevolen dat het leukaferesecentrum de gegevens van de stamceldonoren systematisch bijhoudt om de monitoring van de veiligheid op lange termijn te kunnen garanderen.

Aandachtspunten
- Informeer de patiënt mondeling over filgrastim, de te verwachten bijwerkingen en verstrek de brochure met informatie voor patiënten.
- Overleg met de patiënt wie gaat injecteren en geef een spuitinstructie aan patiënt en/of familielid of regel hulp van de wijkverpleegkundige.
- Adviseer de patiënt om filgrastim 's avonds te injecteren, om door de ergste bijwerkingen heen te kunnen slapen.
- Geef adviezen over het bevorderen van therapietrouw, rekening houdend met onder andere leeftijd, het aanpassingsvermogen en de levensstijl van de patiënt.
- Een diagnose van vergrote milt (of, zeer zeldzaam: een miltruptuur) dient overwogen te worden bij patiënten die pijn aangeven linksboven in de buik of ter hoogte van de schouder.

Patiëntenbrochures
- Neupogen® Singleject patiënteninformatie Amgen B.V., november 2003.
- Vraag & antwoord Neupogen® Singleject Amgen B.V., augustus 2001.
- Neupogen® Singleject Handleiding voor verpleegkundigen, augustus 2001.

LITERATUUR
Amgen, Samenvatting van de productkenmerken Neupogen, 19 september 2007.
Behandelrichtlijnen:

- EORTC-richtlijn Groeifactoren: Aapro et al. Eur J Cancer 2006.
- ASCO-richtlijn: Smith et al. J Clin Oncol 2006.
- NCCN-richtlijn: zie onder Websites.
National Cancer Institute, CTCAE versie 3.0, 9 augustus 2006.
Farmacotherapeutisch Kompas, Commissie Farmaceutische Hulp van het College voor Zorgverze-
    keringen, online 2008.

Websites
www.amgen.nl
www.cbg-meb.nl
www.nccn.org/professionals/physician_gls/PDF/myeloid_growth.pdf (NCCN-richtlijn)

7.3.2 Pegfilgrastim: Neulasta®

C.A.H.P. van Riel

Algemene beschrijving
Pegfilgrastim behoort tot de groep van colony-stimulating factors (CSF's), hematopo-
etische groeifactoren, die specifiek de aanmaak en functionele activiteit van bepaalde
typen bloedcellen stimuleren. Deze factoren reguleren de deling en differentiatie van
de voorlopercellen in het beenmerg tot volgroeide bloedcellen. Eén daarvan is granulocyte-colony stimulating factor (G-CSF), dat van nature in het lichaam voorkomt
(humaan G-CSF) en kan worden geproduceerd via recombinant-DNA-technologie in
de E. colibacterie.

Werkingsmechanisme
Pegfilgrastim is een glycoproteïne dat de activering, proliferatie en uitrijping van
neutrofiele voorlopercellen positief reguleert. Pegfilgrastim verkort de duur van de
neutropenie en de incidentie van febriele neutropenie bij patiënten die behandeld
worden met chemotherapie. Pegfilgrastim is een vorm van filgrastim (G-CSF) met
een verlengde werkingsduur als gevolg van een verminderde renale klaring (door
de toevoeging van één enkel molecuul polyethyleenglycol (PEG) aan het r-metHuG-
CSF-molecuul), hierdoor hoeft het minder frequent te worden toegediend.

Toepassingen
Pegfilgrastim is geïndiceerd voor het volgende.
- *Primaire profylaxe* van neutropenie, dat wil zeggen vanaf de eerste chemotherapeutische kuur, als het risico op neutropenie > 20% ligt (behandelrichtlijnen van
  de EORTC – ASCO – NCCN), om gecompliceerde neutropenie te voorkomen.
- *Secundaire profylaxe* van neutropenie, dat wil zeggen vanaf de chemotherapeutische kuur volgend op de kuur met een gecompliceerde, diepe of langdurig neutropenie. Hiervoor is de indicatie minder duidelijk. Indien het relevant geacht

wordt om chemo-dosisintensiteit te behouden of het risico op complicaties vergroot is, kan pegfilgrastim gegeven worden. Dosisreductie van cytostatica lijkt een acceptabel alternatief.

Dosis en toediening
Pegfilgrastim is beschikbaar als oplossing voor injectie in een voorgevulde spuit van 6 mg pegfilgrastim in 0,6 ml.

De aanbevolen dosering pegfilgrastim is één dosis van 6 mg (één enkele voorgevulde spuit) per chemotherapiecyclus, toe te dienen als een subcutane injectie ongeveer 24 uur na de chemotherapie.

Wijze van subcutane toediening
- Neem de voorgevulde spuit pegfilgrastim uit de koelkast. Laat deze bij voorkeur 30 minuten liggen om op kamertemperatuur te komen, of enkele minuten voorzichtig in uw handen opwarmen.
- Pegfilgrastim niet krachtig schudden, dit kan de werking beïnvloeden.
- Controleer de uiterste gebruiksdatum en de helderheid van de vloeistof (pegfilgrastim moet een heldere, kleurloze vloeistof zijn.)

De effecten van pegfilgrastim overdosering zijn niet vastgesteld. Na toediening wordt de maximale serumconcentratie van pegfilgrastim na 16 tot 120 uur bereikt. Na myelosuppressieve therapie blijft de serumconcentratie van pegfilgrastim gehandhaafd tijdens de periode van neutropenie. Pegfilgrastim wordt voornamelijk uitgescheiden via de nieren. Door het zelfregulerend klaringsmechanisme (neutrofiel-gemedieerde klaring) neemt de serumconcentratie van pegfilgrastim snel af zodra het aantal neutrofielen begint te herstellen.

Interacties
In klinische studies is pegfilgrastim veilig toegediend 14 dagen voorafgaand aan chemotherapie (dus ten minste 14 dagen tussen de pegfilgrastim-toediening en de volgende chemotherapie).

Vanwege de mogelijke gevoeligheid van sneldelende myeloïde cellen voor cytotoxische chemotherapie dient pegfilgrastim niet eerder dan 24 uur na de toediening van de cytotoxische chemotherapie te worden toegediend.

Er zijn aanwijzingen dat bij gecombineerd gebruik met 5-fluorouracil de ernst van de neutropenie kan toenemen.

Omdat lithium het vrijkomen van neutrofielen stimuleert, versterkt het vermoedelijk het effect van pegfilgrastim. Hoewel deze interactie niet formeel is onderzocht, is er geen aanwijzing dat deze interactie schadelijk is.

Metabolisme
Er zijn geen specifieke interactiestudies of studies over het metabolisme uitgevoerd.

Houdbaarheid

Pegfilgrastim is 30 maanden houdbaar mits bewaard bij 2-8 °C en mag niet worden gebruikt na de op het etiket vermelde uiterste gebruiksdatum.

Pegfilgrastim mag eenmalig, tot maximaal 72 uur, blootgesteld worden aan kamertemperatuur (niet boven de 30 °C.) Voor gebruik moet dan wel gecontroleerd worden of de oplossing nog helder en kleurloos is. Bij langere blootstelling aan kamertemperatuur dient pegfilgrastim te worden vernietigd.

Een accidentele blootstelling aan temperaturen onder het vriespunt gedurende een enkele periode van minder dan 24 uur, heeft geen negatieve invloed op de stabiliteit van pegfilgrastim.

De voorgevulde spuit dient in de originele verpakking bewaard te worden, ter bescherming tegen licht.

Contra-indicaties

- Overgevoeligheid voor pegfilgrastim of een van de hulpstoffen van Neulasta®.
- Er zijn onvoldoende gegevens bekend over het gebruik van pegfilgrastim bij patiënten jonger dan 18 jaar.
- Er zijn geen adequate gegevens bekend over het gebruik van pegfilgrastim tijdens zwangerschap en lactatie.
- De veiligheid en werkzaamheid van pegfilgrastim zijn niet onderzocht bij patiënten met acute leukemie en dient niet te worden gebruikt bij patiënten met myeloproliferatieve aandoeningen.
- Pegfilgrastim is niet onderzocht bij patiënten met hoge dosis chemotherapie.
- Veiligheid en werkzaamheid voor de mobilisatie van bloedvoorlopercellen bij patiënten of gezonde donoren zijn onvoldoende onderzocht.
- Pegfilgrastim dient niet te worden gebruikt om de dosis van chemotherapie boven het vastgestelde doseringsschema te verhogen.
- Voorzichtigheid is geboden bij patiënten met sikkelcelanemie. Hoge leukocytenaantallen zijn een ongunstige prognostische factor bij deze patiënten.

Bijwerkingen

De meeste bijwerkingen die bij pegfilgrastim zijn waargenomen houden verband met het onderliggend lijden of de behandeling daarvan. De meeste bijwerkingen waren mild van aard. Van ernstige of levensbedreigende bijwerkingen is zelden sprake.

Over langetermijneffecten is nog weinig bekend.

- Meest voorkomend (> 10%):
    - skeletspierstelsel: milde tot matige spier- en skeletpijn;
    - gastro-intestinaal: misselijkheid en braken;
    - metabool/labwaarden: stijging van alkalische fosfatase en urinezuur, alle reversibel en in het algemeen mild tot matig van aard;

- pijn: hoofdpijn;
- milt: asymptomatische gevallen van miltvergroting.
- Ernstig (CTC graad 3-4):
  - immunologisch: (zelden) allergische reactie inclusief anafylaxie, rash, angio-oedeem, urticaria, kortademigheid en hypotensie;
  - pulmonaal: diffuse longfibrose, pulmonaal oedeem, longinfiltraten, of intersitiële pneumonie.

Aandachtspunten

- Informeer de patiënt schriftelijk en mondeling over pegfilgrastim, de te verwachten bijwerkingen en verstrek de brochure met informatie voor patiënten (Amgen).
- Schakel 2care in om spuitinstructie aan de patiënt te geven óf om de pegfilgrastim bij de patiënt thuis te injecteren.
- Adviseer de patiënt over het op de juiste wijze bewaren van de voorgevulde spuit pegfilgrastim.
- Een diagnose van vergrote milt (of, zeer zeldzaam: een miltruptuur) dient te worden overwogen bij patiënten die pijn aangeven linksboven in de buik of ter hoogte van de schouder.

Patiëntenbrochures

- Neulasta® patiënteninformatie Amgen B.V, november 2007
- 2care patiënteninformatie

LITERATUUR

Amgen, Samenvatting van de productkenmerken Neulasta®, November 2007.
Aapro et al, European Journal of Cancer (JCO); 2006;42:2433-2453.
Farmacotherapeutisch Kompas, Commissie Farmaceutische Hulp van het College voor Zorgverzekeringen, online 2008.
National Cancer Institute, CTCAE versie 3.0, 9 augustus 2006.
Smith et al, European Journal of Cancer (JCO); 2006;24:3187-3205.

Websites

www.amgen.nl
www.cbg-meb.nl

7.3.3 Lenograstim (Granocyte®)

A. Hulshoff

Algemene beschrijving

Lenograstim behoort tot de groep van colony-stimulating factors (CSF's), hematopoëtische groeifactoren, die specifiek de aanmaak en functionele activiteit van bepaalde typen bloedcellen stimuleren. Deze factoren reguleren de deling en differentiatie van de voorlopercellen in het beenmerg tot volgroeide bloedcellen. Eén daarvan is G-CSF (granulocyte-colony-stimulating factor), dat van nature in het lichaam voorkomt (humaan G-CSF). Het kan worden geproduceerd via recombinant-DNA-technologie door onder meer cultures van genetisch gemanipuleerde ovariumcellen van de Chinese hamster en wordt dan als lenograstim (Granocyte®) op de markt gebracht.

Werkingsmechanisme

Lenograstim is een glycoproteïne dat de activering, proliferatie en uitrijping van neutrofiele voorlopercellen positief reguleert. Lenograstim verkort de incidentie, ernst en duur van de neutropenie bij patiënten die behandeld worden met chemotherapie. Lenograstim leidt, vooral indien gegeven in aansluiting op chemotherapie, tot een mobilisatie van hematopoëtische voorlopercellen vanuit het beenmerg naar het perifere bloed.

Toepassingen

Lenograstim is geïndiceerd voor het volgende.

- Reductie van de duur van ernstige neutropenie en de daaruit voortvloeiende complicaties bij patiënten die worden behandeld met gangbare cytotoxische chemotherapie voor maligniteiten (met uitzondering van CML en MDS). De arts kan kiezen om G-CSF primair profylactisch (vanaf de eerste kuur) of secundair profylactisch (vanaf de kuur die heeft geleid tot dosisuitstel en/of reductie of andere complicaties door neutropenie) in te zetten.
- Reductie van de duur van neutropenie bij patiënten die een myeloablatieve behandeling ondergaan gevolgd door beenmergtransplantatie en bij wie rekening gehouden wordt met een verhoogd risico op langdurige, ernstige neutropenie.
- Mobilisatie van voorlopercellen met als doel hematopoëtische voorlopercellen uit het perifere bloed te kunnen 'oogsten' door middel van aferese, ten behoeve van een stamceltransplantie (PBSCT).

Dosis en toediening

Lenograstim is beschikbaar als poeder, met voorgevulde injectiespuit met oplosmiddel, voor oplossing voor injectie of infusie:

- Granocyte® 13: $13,4 \times 10^6$ IE (105 µg), voor gebruik bij kinderen;
- Granocyte® 34: $33,6 \times 10^6$ IE (263 µg), voor gebruik bij volwassenen.

Toepassing bij neutropenie

De aanbevolen dosering bij gebruik na chemotherapie is 5 µg/kg per dag als subcutane injectie gedurende maximaal 28 dagen.

Toepassing voor mobilisatie van stamcellen

- De aanbevolen dosis voor mobilisatie van stamcellen bij patiënten (ten behoeve van autologe PBSCT) is 10 μg/kg per dag als subcutane injectie gedurende 4-6 opeenvolgende dagen.
- De aanbevolen dosis voor mobilisatie bij gezonde donoren (ten behoeve van allogene PBSCT) is 10 μg/kg per dag als subcutane injectie gedurende 5-6 opeenvolgende dagen.
- De aanbevolen dosis voor patiënten, behandeld met myeloablatieve therapie gevolgd door autologe beenmergtransplantatie, is 10 μg/kg/dag gegeven als een intraveneuze infusie (verdund met een fysiologische zoutoplossing) gedurende 30 minuten.
- De eerste dosis lenograstim mag niet eerder dan 24 uur na de cytotoxische chemotherapie worden toegediend en niet eerder dan 24 uur na de beenmerginfusie.
- Lenograstim wordt bij voorkeur éénmaal daags gegeven middels subcutane injectie.
- Incidenteel wordt lenograstim intraveneus toegediend.

Wijze van toediening

- De inhoud van de voorgevulde injectiespuit dient aseptisch te worden toegevoegd aan de flacon Granocyte®.
- Zwenk de flacon zachtjes tot de inhoud volledig is opgelost (ongeveer 5 seconden).
- Zuig het gewenste volume op uit de flacon.
- Controleer de uiterste gebruiksdatum en de helderheid van de vloeistof (lenograstim moet een heldere, kleurloze vloeistof zijn).
- De oplossing dient onmiddellijk subcutaan toegediend te worden.
- Voor de toediening per intraveneus infuus kan de oplossing worden verdund met NaCl 0,9% of glucose 5%; 50 ml voor Granocyte 13 (13 milj. IE) en 100 ml voor Granocyte 34 (34 milj. IE). Toediening in 30 minuten.

De effecten van lenograstim-overdosering zijn niet vastgesteld. Staken van de behandeling resulteert gewoonlijk in een 50% daling van circulerende neutrofielen binnen 1 à 2 dagen, die binnen 1-7 dagen tot normale waarden terugkeren.

Lenograstim veroorzaakt binnen vierentwintig uur een duidelijke toename van het aantal neutrofielen in het perifere bloed.

Lenograstim wordt voornamelijk uitgescheiden via de nieren. De eliminatiehalfwaardetijd is 3-4 uur na subcutane toediening, en 1-1,5 uur na intraveneuze toediening.

Dosisaanpassing of stoppen van de behandeling

De behandeling met lenograstim na chemotherapie kan in het algemeen worden gestopt zodra blijvend herstel van de neutropenie is opgetreden.

Bij mobilisatie dient de toediening van lenograstim te worden onderbroken of de dosering te worden verlaagd als het aantal leukocyten stijgt tot > 70 × 10^9/l.

Interacties

Het gebruik van lenograstim in de periode 24 uur vóór tot 24 uur na chemotherapie wordt niet aangeraden, gezien de gevoeligheid van snel delende myeloïde cellen voor myelosuppressieve cytotoxische chemotherapie.

Houdbaarheid

Lenograstim is twee jaar houdbaar en mag niet worden gebruikt na de op het etiket vermelde uiterste gebruiksdatum. Bereide oplossingen dienen direct te worden gebruikt; deze zijn gedurende maximaal 24 uur chemisch en fysisch stabiel bij 2-8 °C.

Contra-indicaties

- Overgevoeligheid voor lenograstim of een van de overige bestanddelen van Granocyte®.
- Zwangerschap en borstvoeding.
- Lenograstim dient niet te worden gebruikt met als doel de dosering van de cytotoxische chemotherapie te verhogen tot boven de gangbare doses en doseringsschema's, omdat het geneesmiddel de myelotoxiciteit zou kunnen reduceren maar niet de algehele toxiciteit van cytostatica.
- Lenograstim dient niet te worden toegediend aan patiënten:
  – met myeloïde maligniteiten anders dan AML;
  – met AML jonger dan 55 jaar, en/of;
  – met AML met goede cytogenese (genmutaties waarvan bekend is dat deze een relatief goede prognose geven).
- Voorzichtigheid dient te worden betracht bij toepassing van lenograstim bij alle premaligne myeloïde aandoeningen.

Bijwerkingen

De meeste bijwerkingen die bij lenograstim zijn waargenomen houden verband met het onderliggend lijden of de behandeling daarvan en waren mild van aard. Van ernstige of levensbedreigende bijwerkingen is zelden sprake. Over langetermijneffecten is nog weinig bekend.

Bijwerkingen bij kankerpatiënten

- Meest voorkomend (> 10%):
  – skeletspierstelsel: milde tot matige spier- en skeletpijn;

- gastro-intestinaal: misselijkheid en braken;
- metabool/labwaarden: verhoogd γ-GT, alkalische fosfatase en LDH, stijging serumurinezuur (reversibel en in het algemeen mild tot matig).
■ Ernstig (CTC graad 3-4):
- allergie/immunologie: (zelden) allergische reactie inclusief anafylaxie, rash, angio-oedeem, kortademigheid en hypotensie, vaker bij interaveneuze toediening;
- pulmonaal: (zelden) ARDS ten gevolge van interstitiële pneumonie, pulmonaal oedeem of longinfiltraten.

Bijwerkingen bij gezonde donoren die een mobilisatie van voorlopercellen ondergaan
■ Meest voorkomend (> 10%):
- skeletspierstelsel: milde tot matige spier- en skeletpijn;
- neurologisch: hoofdpijn;
- bloed/beenmerg: leukocytose, trombopenie.
■ Ernstig (CTC graad 3-4):
- skeletspierstelsel: ernstige spier- en skeletpijn;
- allergie/immunologie: (zelden) allergische reactie;
- bloed/beenmerg: (zelden) miltruptuur.

Aandachtspunten
■ Informeer de patiënt mondeling over lenograstim, de te verwachten bijwerkingen en verstrek de brochure met informatie voor patiënten.
■ Overleg met de patiënt wie gaat injecteren en geef een spuitinstructie aan patiënt en/of familielid of regel hulp van de wijkverpleegkundige.
■ Adviseer de patiënt om lenograstim 's avonds te injecteren, om door de ergste bijwerkingen heen te kunnen slapen.
■ Geef adviezen over het bevorderen van therapietrouw, rekening houdend met onder andere leeftijd, het aanpassingsvermogen en de levensstijl van de patiënt.
■ Een diagnose van vergrote milt (of, zeer zeldzaam, een miltruptuur) dient overwogen te worden bij patiënten die pijn aangeven linksboven in de buik of ter hoogte van de schouder.
■ Er zijn enkele gevallen bekend van miltruptuur na toediening van G-CSF bij gezonde donoren.
■ Follow-up van de veiligheid op lange termijn bij donoren is gaande. Tot aan zes jaar na donatie zijn geen gevallen van abnormale hematopoëse gerapporteerd. Niettemin kan het risico op het stimuleren van een maligne myeloïde kloon niet worden uitgesloten. Daarom wordt aanbevolen dat het leukaferesecentrum de gegevens van de stamceldonoren systematisch bijhoudt om de monitoring van de veiligheid op lange termijn te kunnen garanderen.

Patiëntenbrochures

■ Granocyte® patiënteninformatie Sanofi-Aventis B.V. 2004 (wordt niet meer herzien).
■ Patiëntenbijsluiter te downloaden via website CBG (College ter Beoordeling van Geneesmiddelen), zie relevante websites.

LITERATUUR
Behandelrichtlijnen:
EORTC-richtlijn Groeifactoren: Aapro et al. Eur J Cancer 2006.
ASCO-richtlijn: Smith et al. J Clin Oncol 2006.
NCCN-richtlijn: zie relevante websites.
National Cancer Institute, CTCAE versie 3.0, 9 augustus 2006.
Farmacotherapeutisch Kompas, Commissie Farmaceutische Hulp van het College voor Zorgverzekeringen, online 2008.
Sanofi-Aventis B.V. Amgen, Samenvatting van de productkenmerken Granocyte, 28 juli 2003.

Websites
www.cbg-meb.nl
www.nccn.org/professionals/physician_gls/PDF/myeloid_growth.pdf (NCCN-richtlijn)

7.3.4 Palifermin (Kepivance®)

M.J. Weterman

Algemene beschrijving
Palifermin is een groeifactor die de groei en ontwikkeling stimuleert van de epitheelcellen. Epitheelcellen vormen onder andere de beschermlaag in de mond en darmen. Bij kankerpatiënten die met chemotherapie en/of radiotherapie behandeld worden, komt regelmatig mucositis voor. Dit komt doordat deze antikankerbehandelingen opperhuidcellen (keratinocyten) kunnen beschadigen. Als deze gevoelige cellen beschadigd zijn, dan kunnen op die plaatsen ontstekingsreacties ontstaan.

Werkingsmechanisme
Palifermin is een keratinocytengroeifactor (KGF) en bindt extracellulair aan de keratinocytengroeifactor-receptor. Deze receptoren bevinden zich op epitheelcellen. Na binding wordt de opdracht tot bepaalde celprocessen (signaaltransductie) beïnvloed met als gevolg proliferatie, differentiatie en up-regulatie van cytoprotectieve mechanismen. Hierdoor heeft palifermin direct een invloed op beschadigd epitheelweefsel en indirect op de symptomen van mucositis zoals afname van een pijnlijke mond en keel, verbetering van het vermogen om te slikken, eten, drinken en praten.

Palifermin wordt geproduceerd met behulp van recombinant-DNA-technologie in *Escherichia coli* en vertoont grote overeenkomsten met de natuurlijke keratinocytengroeifactor in het menselijk lichaam.

Toepassingen

Palifermin is geïndiceerd voor het verlagen van de incidentie, het verkorten van de duur en het verminderen van de ernst van orale mucositis bij patiënten met hematologische maligniteiten die behandeld worden met myeloablatieve therapie, geassocieerd met een hoge incidentie van ernstige mucositis, en die autologe hematopoëtische stamcelondersteuning (een transplantatie van de eigen bloedproducerende cellen) nodig hebben.

Dosis en toediening

De aanbevolen dosering van palifermin is 60 μg/kg/dag, toegediend als een intraveneuze bolusinjectie gedurende drie opeenvolgende dagen voor en drie opeenvolgende dagen na myeloablatieve therapie, in totaal zes doses. Drie doses worden op drie opeenvolgende dagen vóór de myeloablatieve therapie toegediend, tot maximaal 24 tot 48 uur voor het begin van de behandeling. De resterende drie doses worden op drie opeenvolgende dagen na de myeloablatieve therapie toegediend, waarbij de eerste dosis (= vierde in totaal) op de dag van de stamceltransplantatie wordt gegeven en ten minste vier dagen na de laatst toegediende dosis van voor de start van de behandeling.

Wijze van toediening

Palifermin is beschikbaar als poeder voor injectie van 6,25 mg. Na toevoeging van 1,2 ml water voor injecties ontstaat een heldere, kleurloze oplossing in een concentratie van 5 mg/ml. Het verdunningsmiddel dient langzaam in de injectieflacon te worden geïnjecteerd. De inhoud tijdens het oplossen voorzichtig ronddraaien. Doorgaans duurt dit minder dan vijf minuten.

Er is geen ervaring met intraveneus toegediende doses palifermin hoger dan 80 microgram/kg/dag bij patiënten gedurende 2 weken (3 doses vóór en 3 doses na myeloablatieve therapie).

De eliminatieroute van palifermin is niet precies bekend. Na afbreken in kleine peptiden en aminozuren wordt het middel via het normale eiwitmetabolisme verwerkt. Er zijn geen specifieke richtlijnen voor dosisaanpassingen bij onder andere patiënten met een nierfunctiestoornis. De eliminatiehalfwaardetijd van palifermin is 4,5 uur.

Interacties

Indien heparine wordt gebruikt om een intraveneuze lijn open te houden, dient de lijn voor en na toediening van palifermin te worden gespoeld met een NaCl-oplossing omdat is aangetoond dat palifermin in vitro aan heparine bindt.

Houdbaarheid

Bewaarvoorschriften: flacon bewaren in de koelkast (2 °C – 8 °C) in de oorspronkelijke verpakking ter bescherming tegen licht. De oplossing van palifermin is 24 uur houdbaar in de koelkast (2-8 °C) indien beschermd tegen licht. De oplossing kan, vóór toediening, maximaal één uur bij kamertemperatuur worden bewaard indien beschermd tegen licht, daarna mag het niet meer worden gebruikt.

Contra-indicaties

- Overgevoeligheid voor palifermin of voor een van de hulpstoffen of voor van *Escherichia coli* afkomstige eiwitten.
- Wegens het ontbreken van voldoende gegevens dient palifermin niet te worden gebruikt bij zwangeren of vrouwen die borstvoeding geven.
- Tijdens het gebruik van palifermin wordt adequate anticonceptie aanbevolen.
- Er zijn geen gegevens bekend over het gebruik van palifermin bij kinderen, adolescenten, ouderen en patiënten met leverfunctiestoornissen.
- De veiligheid op lange termijn is niet volledig beoordeeld, onder andere met betrekking tot het ontstaan van secundaire maligniteiten en bij niet-hematologische patiënten waarbij de KGF-receptor niet tot expressie wordt gebracht.

Bijwerkingen

De bijwerkingen ontstaan ongeveer zes dagen na de eerste van de drie opeenvolgende doses palifermin met een (mediane) duur van vijf dagen.

- Meest voorkomend (> 10%):
  - dermatologisch: uitslag, pruritis en erytheem;
  - gastro-intestinaal: smaakverandering, verdikking of verkleuring van de tong;
  - metabool: verhoogd amylase en lipase met of zonder symptomen van buik- of rugpijn;
  - skeletspierstelsel en bindweefsel: artralgie;
  - algemene aandoeningen en klachten ter hoogte van toedieningsplek: oedeem, pijn en koorts;
  - ogen: mogelijke effecten op de ooglens; tot op heden zijn er geen aanwijzingen voor een toegenomen incidentie van cataract bij patiënten die in klinische onderzoeken met palifermin werden behandeld.

Aandachtspunten

- Informeer de patiënt schriftelijk en mondeling over palifermin, de te verwachten bijwerkingen en verstrek de brochure met informatie voor patiënten.
- Informeer de patiënt hoe te handelen indien klachten ontstaan en benadruk het zo snel mogelijk melden van buik- en visusklachten om verergering te voorkomen.
- Bespreek het belang van regelmatige controles van bloed.

■ Palifermin niet toedienen binnen 24 uur vóór of tijdens infusie, of binnen 24 uur na toediening van cytotoxische chemotherapie. Toediening binnen 24 uur na chemotherapie veroorzaakt een toegenomen ernst en duur van orale mucositis. In verband met het ontbreken van onverenigbaarheden, mag dit geneesmiddel niet met andere geneesmiddelen worden gemengd.

Patiëntenbrochures

Patiëntenbijsluiter, Amgen Europe B.V. april 2007.

LITERATUUR
Fliedner M et al. Palifermin for patients with haematological malignancies: shifting nursing practice from symptom relief to prevention of oral mucositis, Eur J Oncol Nurs. 2007;11 Suppl 1: S19-26. Review.
Nasilowska-Adamska B et al. The influence of palifermin (Kepivance) on oral mucositis and acute graft versus host disease in patients with hematological diseases undergoing hematopoietic stem cell transplant; Bone Marrow Transplant 2007;40(10):983-8.
Samenvatting van de productkenmerken, Amgen Europe BV, april 2007.

Websites

www.amgen.nl/
www.emea.europa.eu/humandocs/Humans/EPAR/kepivance/kepivance.htm
www.cvz.nl/

7.4 ERYTROPOËSE-STIMULERENDE MIDDELEN (ERYTROPOIESIS STIMULATING AGENT, ESA)

7.4.1 Inleiding

C.A.M. Huisman

Erytropoëse-stimulerende middelen (ESA's) spelen een belangrijke rol bij de proliferatie en differentiatie van erytroïde voorlopercellen tot rode bloedcellen. Dit proces van rodebloedcelvorming of erytropoëse wordt gestimuleerd door erytropoëtine via een specifieke interactie met de erytropoëtinereceptor op de erytroïde voorlopercellen in het beenmerg. De productie van erytropoëtine is afhankelijk van de zuurstofbehoefte van het lichaam en stijgt onder andere bij hypoxie (zuurstofgebrek) van de weefsels. Het hemoglobine (Hb) in de rode bloedcellen bindt de zuurstof en geeft deze vervolgens af in de weefsels.

Naast de stimulator erytropoëtine zijn er min of meer specifieke bouwstoffen nodig voor de rodebloedcelvorming (onder andere ijzer, foliumzuur en vitamine B12). Een tekort leidt doorgaans tot een verminderde aanmaak en tot bloedarmoede (anemie).

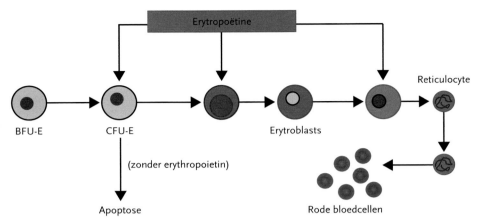

BFU-E, Burst-Forming Unit-Erythroid;
CFU-Colony-Forming Unit-Erythroid

Figuur 7.1   Effect erytropoëtine
Bron: Fisher. Exp Biol Med 2003; 228: 1–14

Anemie is een veel voorkomende complicatie bij patiënten met kanker die behandeld worden met chemotherapie en gaat gepaard met verschijnselen zoals moeheid, benauwdheid, tachycardie, duizeligheid, depressie. Deze verschijnselen beïnvloeden sterk de kwaliteit van leven van de patiënt.

Een belangrijke reden van anemie is een verminderde aanmaak van rode bloedcellen. Dit kan onder andere komen door onderdrukking van de erytropoëse als gevolg van chemo- of radiotherapie (beenmergsuppressie). Daarnaast is er vaak sprake van zogenoemde anemie van chronische ziekte, waarbij door cytokine en andere ontstekingsmediatoren een relatieve ongevoeligheid is ontstaan van de erytroïde voorlopercellen voor erytropoëtine. Tegelijkertijd kunnen in de patiënt aanwezige ijzervoorraden onvoldoende benut worden en kan de erytropoëtineproductie in de nier onder invloed van chemotherapie verlaagd zijn.

Toepassingen

ESA's kunnen worden ingezet bij de behandeling van chemotherapiegeïnduceerde anemie en zijn hiermee een goed alternatief voor bloedtransfusies. Het doel van de behandeling is verbeteren van kwaliteit van leven en het vermijden of voorkomen van bloedtransfusies. Behandeling met ESA's kan echter ook bijwerkingen geven. Zo kan een door ESA's veroorzaakt te hoog Hb-gehalte (> 12 g/dl of 7,4 mmol/l) tromboembolische complicaties veroorzaken.

De European Medicines Agency (EMEA) heeft recentelijk een artikel gepubliceerd waarin de richtlijnen voor het starten en staken van de behandeling met ESA's strikt worden aangegeven. Hierin wordt duidelijk vermeld dat binnen de geregistreerde indicaties (chemotherapiegeïnduceerde anemie, chronisch nierfalen) de voordelen van ESA-therapie opwegen tegen de mogelijke nadelen. In de literatuur zijn er aanwijzingen dat gebruik van ESA's buiten de geregistreerde indicatiegebieden kan leiden tot een slechtere overleving in vergelijking met patiënten die geen behandeling met ESA hebben gekregen. Er is onvoldoende informatie om vast te stellen of het gebruik van ESA's een ongunstig effect heeft op tumorprogressie en/of algehele overleving bij patiënten met anemie geassocieerd met kanker.

Op dit moment zijn kortwerkende (epoëtine alfa; Eprex® en epoëtine bèta; Neo-Recormon®) en langwerkende middelen (darbepoetin alfa; Aranesp® en methoxy-polyethyleenglycol epoëtine bèta; Mircera®) beschikbaar. Zie voor de verschillende productomschrijvingen de paragrafen 7.4.2, 7.4.3 en 7.4.4.

Daarnaast zijn door de American Society of Clinical Oncology/American Society Of Hematology (ASCO/ASH, 2003), the European organization of research and treatment of cancer (EORTC, update 2007) and the national comprehensive network cancer (NCCN, 2007) richtlijnen gepubliceerd voor het gebruik van ESA's en het monitoren van het Hb-gehalte in verband met verhoogde kans op diep veneuze trombose.

LITERATUUR

Bokemeyer C et al., EORTC guidelines for the use of erytropoietic proteins in anaemic patients with cancer: 2006 update, European Journal of Cancer 2007;258-270.

EMEA, public statement, 23 October 2007, Epoetins and the risk of tumour growth progression and tromboembolic events in cancer patients and cardiovasculair risk in patient with chronic kidney disease (www.emea.eu).

Kluin Nelemans JC, Brouwer MF de, Roodbol PF. Hematologie. Houten:Bohn Stafleu van Loghum, 2006.

Meloski BL. Erytropoiessis-stimulating agents: benefits and risks in supportivecare of cancwer, current oncology 2008;15:S10-S15.

Michael J et al, Canadian supportive care recommendations for the management of anemia in patients with cancer, current oncology 2007; 209-216.

7.4.2 Epoëtine alfa (Eprex®)

C.A.M. Huisman

Algemene beschrijving

Epoëtine alfa behoort tot de groep van erytropoëse-stimulerende middelen (ESA's) die een belangrijke rol spelen bij de proliferatie en differentiatie van erytroïde voorlopercellen tot rode bloedcellen. Humaan erytropoëtine is een lichaamseigen glycoproteïnehormoon en de belangrijkste regulator van de erytropoëse (rodebloedcel-vorming) via een specifieke interactie met de erytropoëtinereceptor op de erytroïde voorlopercellen in het beenmerg. Erytropoëtine wordt overwegend geproduceerd in en gereguleerd door de nieren onder invloed van veranderingen in de zuurstofvoorziening in het weefsel.

Epoëtine alfa verkregen via recombinant-DNA-technologie is wat betreft aminozuur identiek aan het humane erytropoëtine.

Werkingsmechanisme

Epoëtine alfa stimuleert de erytropoëse via hetzelfde mechanisme als het lichaamseigen glycoproteïnehormoon en verhoogt na binding aan de erytropoëtinereceptor de concentratie van reticulocyten in het bloed. De reticulocyten vormen erytrocyten en hierdoor stijgt het hemoglobinegehalte (Hb) in het bloed waardoor de noodzaak van erytrocytentransfusie afneemt.

> NB: Erytropoëtines (ESA's) zijn groeifactoren die primair de aanmaak van bloedcellen stimuleren. Erytropoëtinereceptoren kunnen aanwezig zijn op het oppervlak van bepaalde tumorcellen waardoor er in theorie sprake van kan zijn dat erytropoëtines de groei van kwaadaardige tumoren zouden kunnen stimuleren. Er is onvoldoende informatie om vast te stellen of het gebruik van ESA's een ongunstig effect heeft op tumorprogressie en/of algehele overleving bij patiënten met anemie geassocieerd aan kanker.

Toepassingen

Toepassingen binnen de oncologie en hematologie

Epoëtine alfa is geïndiceerd voor de behandeling van symptomatische anemie en vermindering van transfusiebehoefte bij volwassen patiënten die chemotherapie krijgen voor solide tumoren, kwaadaardige lymfomen of multipel myeloom, en/of waarbij risico op transfusie vastgesteld is op basis van de algemene toestand van de patiënt.

De behandeling dient enkel te worden gegeven aan patiënten met symptomatische anemie en een Hb tussen 10-12 g/dl of 6,2-7,5 mmol/l. Een behandeling dient echter pas te worden begonnen als het Hb onder de 6,8 mmol/l komt. Het Hb-gehalte mag 12 g/dl (7,5 mmol/l) niet overschrijden. Daarnaast is van belang dat er geen sprake is van ijzerdeficiëntie. Het doel van de behandeling is het verbeteren van de kwaliteit van leven en het voorkomen van bloedtransfusies.

Overige niet-oncologische indicaties

Epoëtine alfa kan gebruikt worden om de opbrengst van autoloog bloed te verhogen bij patiënten in een predonatieprogramma. Het gebruik ervan in deze indicatie dient te worden afgewogen tegen het gemelde risico op trombo-embolieën. De behandeling dient enkel te worden gegeven aan patiënten met matige anemie (Hb 10-13 g/dl of 6,2-8,1 mmol/l, geen ijzerdeficiëntie), als procedures om bloed te sparen niet beschikbaar of onvoldoende zijn en als de geplande electieve heelkundige ingreep een groot volume aan bloed vraagt (vier of meer eenheden bloed bij vrouwen of vijf of meer eenheden bij mannen).

Epoëtine alfa is tevens geïndiceerd voor de behandeling van symptomatische anemie ten gevolge van chronisch nierfalen bij pediatrische en volwassen hemodialysepatiënten en bij volwassen patiënten die peritoneale dialyse ondergaan.

Dosis en toediening

Epoëtine alfa is een steriel product en wordt geleverd in voorgevulde spuiten voor subcutane toediening en injectieflacons. Voor de behandeling van patiënten met solide tumoren, multipel myeloom (ziekte van Kahler) en kwaadaardige lymfomen (Hodgkin- en non-Hodgkin-lymfoom) geldt: een aanbevolen startdosis van 40.000 IE éénmaal per week (overeenkomend met ongeveer 450 IE/kg lichaamsgewicht).

Dosisaanpassingen of stoppen behandeling

De behandeling dient tot 4 weken na de chemotherapie te worden voortgezet. Bij onvoldoende respons (stijging Hb < 1 g/dl of < 0,6 mmol/l) maar bij voldoende ijzerreserves en na 4 weken behandelen, dient de dosering verdubbeld te worden. Indien de hemoglobinewaarde na 4 weken wederom niet meer gestegen is met < 1 g/dl of 0,6 mmol/l, dan kan stoppen met epoëtine alfa overwogen worden.

Bij een hemoglobinestijging van meer dan 2 g/dl (1,25 mmol/l) per maand of een Hb groter dan 12 g/dl (7,5 mmol/l) dient de dosering van epoëtine alfa te worden verlaagd met 25-50%, afhankelijk van de snelheid waarmee het hemoglobinegehalte is toegenomen. Het Hb mag niet hoger worden dan 12 g/dl (7,5 mmol/l). Indien noodzakelijk, kan de dosis verder worden verlaagd om zeker te zijn dat de hemoglobinewaarde niet boven 12 g/dl komt. De behandeling kan hervat worden met een dosering die 25%-50% lager is dan de voorgaande.

Bij subcutane toediening wordt de top van de absorptie bereikt na 12 tot 18 uur. De eliminatiehalfwaardetijd na subcutane toediening wordt geschat op 24 uur. De eliminatiehalfwaardetijd bij intraveneuze toediening ligt tussen 4 en 6 uur.

Wijze van toediening

Voor oncologiepatiënten geldt de toedieningswijze subcutaan. De intraveneuze toediening wordt alleen bij patiënten met chronisch nierfalen toegepast.

Voorafgaande aan de subcutane toediening:

- de oplossing controleren of de vloeistof helder, kleurloos en praktisch vrij van zichtbare deeltjes is;
- per injectieplaats maximaal 1 ml oplossing injecteren; bij een groter volume dienen meer injectieplaatsen te worden gebruikt;
- voor gebruik de epoëtine alfa even op kamertemperatuur laten komen, echter niet verwarmen!

Epoëtine alfa kan in principe op elk tijdstip van de dag worden toegediend.

Interacties

Een tekort aan ijzer, foliumzuur en vitamine B12 vermindert de werkzaamheid van stoffen die de erytropoëse stimuleren en dient dan ook te worden gecorrigeerd. Tijdens een behandeling met epoëtine alfa is het van belang dat het lichaam over voldoende ijzervoorraden beschikt zodat epoëtine alfa in staat is het beenmerg te stimuleren tot aanmaak van rode bloedcellen. Of er voldoende ijzer aanwezig is voor de aanmaak van rode bloedcellen kan gemeten worden aan de hand van het ferritine-gehalte in het serum (ferritine > 40µg/l) of de transferrinesaturatie (TS > 20%). Het is belangrijk dat gedurende de behandeling met epoëtine alfa regelmatig de ijzerpa-rameters gecontroleerd worden en indien nodig ijzersuppletie wordt toegediend.

Patiënten die anti-erytropoëtine antilichamen of pure red cell aplasia hebben ontwikkeld tijdens de behandeling met een erytropoëtine, dienen niet te worden overgezet op epoëtine alfa in verband met mogelijke kruisreactie van antilichamen tegen alle erytropoëtines. Bij oncologiepatiënten is dit echter tot nu toe niet waarge-nomen.

Er bestaat een mogelijkheid op interactie met geneesmiddelen die in hoge mate binden aan rode bloedcellen zoals ciclosporine en tacrolimus. Indien epoëtine alfa samen met deze geneesmiddelen gegeven wordt, dienen de bloedspiegels van deze geneesmiddelen regelmatig gecontroleerd te worden en moet de dosering aangepast worden wanneer de hemoglobineconcentratie stijgt.

Dit geneesmiddel mag niet gemengd worden met andere geneesmiddelen.

Metabolisme

Epoëtine alfa wordt voornamelijk door de lever geëlimineerd en weggevangen in het beenmerg door de erytropoëtische voorlopercellen.

Houdbaarheid

Epoëtine alfa bewaren bij een temperatuur tussen 2-8 °C (in de koelkast), niet in-vriezen of schudden en beschermen tegen licht. Bij transport dient de temperatuur nauwgezet gehandhaafd te blijven tot net voor de toediening.

Contra-indicaties

- Overgevoeligheid voor het geneesmiddel of een van de hulpstoffen (zie bijslui-ter).
- Zwangerschap: in hoge dosering zou epoëtine alfa schadelijk kunnen zijn voor de foetus. Het potentiële risico voor een teratogeen effect lijkt onder therapeuti-sche condities minimaal.
- Borstvoeding: het is niet bekend of de werkzame stof in de moedermelk terecht-komt. Indien een behandeling expliciet noodzakelijk is, dient de vrouw te stop-pen met het geven van borstvoeding.

- Voorzichtigheid is geboden bij patiënten met onvoldoende of moeilijk te behandelen hypertensie. Regelmatige en nauwkeurige controle van de bloedruk wordt aanbevolen.
- Voorzichtigheid is geboden bij patiënten die om welke reden dan ook geen antibloedstollingsmiddelen mogen gebruiken.
- Contra-indicaties die samenhangen met autologe bloeddonatieprogramma's zoals een myocardinfarct in de maand voorafgaande aan de behandeling, met een beroerte, of bij patiënten met een instabiele angina pectoris, of patiënten die een verhoogd risico lopen op diepe veneuze trombose (DVT).
- Voorzichtigheid is geboden bij patiënten met epilepsie en chronische leverinsufficiëntie.
- Tijdens een behandeling met epoëtine alfa kan een matige, dosisafhankelijke stijging van het aantal trombocyten optreden. Deze verhoging neemt meestal af tijdens de verdere behandeling. Het wordt aanbevolen de eerste acht weken van behandelen regelmatig trombocytentelling te verrichten.
- Voorzichtigheid is geboden bij patiënten met verhoogd risico op trombotische vasculaire aandoeningen (onder andere voorgeschiedenis van DVT of PE). Dit risico dient zorgvuldig te worden afgewogen tegen het te behalen voordeel van de behandeling met erytropoëtine.

Bijwerkingen

De meeste bijwerkingen die bij epoëtine alfa zijn waargenomen houden verband met het onderliggend lijden of de behandeling daarvan en waren mild van aard. Sommige bijwerkingen (zoals griepachtige verschijnselen) ontstaan vooral aan het begin van de behandeling.

- Meest voorkomend (> 10%):
  - dermatologisch: aspecifieke huidreacties zoals huiduitslag, jeuk, urticaria of reacties op de injectieplaats (< 10%);
  - constitutioneel: griepachtige verschijnselen zoals koorts, koude rillingen, hoofdpijn, duizeligheid, pijn in de ledematen, malaise en/of botpijn;
  - cardiovasculair: verhoging van bloeddruk of verergering van bestaande hypertensie (< 10%).
- Ernstig (CTC graad 3-4):
  - vasculair: ontwikkeling van trombocytose (zelden), veneuze trombotische aandoeningen;
  - allergie/immunologie: overgevoeligheidsreacties (zelden).

Aandachtspunten

- Informeer de patiënt mondeling over epoëtine alfa, verstrek de patiëntenbrochure met informatie over het product en de behandeling.

- Benadruk het zo snel mogelijk melden van hoofdpijn of pijn, zwelling van arm of been om verergering te voorkomen.
- Overleg met de patiënt wie gaat injecteren, geef een spuitinstructie aan patiënt en/of familielid, of regel hulp van de wijkverpleegkundige. Vaak wordt gebruikgemaakt van een verpleegkundige van een particuliere thuiszorgorganisatie om de epoëtine alfa aan de patiënt in de thuissituatie toe te dienen (zie brochure Eprex Thuisservice).
- Epoëtine alfa kan in principe op elk tijdstip van de dag toegediend worden.
- Geef advies om de injectieplaatsen (ledematen of buik) regelmatig af te wisselen om te voorkomen dat een bepaalde plek pijnlijk wordt.
- Bespreek het belang van regelmatig controle van de bloeddruk in verband met verhoogde kans op hypertensie.
- Bespreek het belang van regelmatige controles van bloedwaarden zoals hemoglobinegehalte en het aantal trombocyten in verband met risico op DVT of PE.
- Controle van de ijzerstatus voor en tijdens de behandeling met epoëtine alfa strekt tot aanbeveling in verband met de effectiviteit van de behandeling.

Patiëntenbrochures
Patiëntenbrochure Eprex thuisservice: 'Informatie over bloedarmoede en de behandeling met Eprex', Ortho Biotech een divisie van Janssen-Cilag B.V, vierde druk mei 2007.

LITERATUUR
Aapro M et al. Effect of treatment with epoetin beta on short term tumour progression and survival on anaemic, patient with cancer, a meta analysis. British Journal of Cancer 2006;95:1467-1473.
Anemia workinggroup oncology, practical recommendations for the use i.v. iron and ESA's in patients with cancer related anemia, october 2007.
Bokemeyer C et al. EORTC guidelines for the use of erytropoietic proteins in anaemic patients with cancer: 2006 update, European Journal of Cancer 2007;258-270.
Bokemeyer et al. European journal of cancer, 2007. EORTC guidelines 2007 for the use of erythropoietic proteins in anaemic patients with cancer: update guidelines EMEA 2007-2008.
EMEA, public statement, 23 October 2007, Epoetins and the risk of tumour growth progression and tromboembolic events in cancer patients and cardiovasculair risk in patient with chronic kidney disease (www.emea.eu).
IB tekst Eprex, Ortho Biotech een divisie van Janssen-Cilag B.V., januari 2008.
Rizzo et al. Use of epoetin in patiënts with cancer: evidence-based clinical practice guidelines of the ASCO/ASH. J Clin Oncol 2002;20(19);4083-4107.
Rizzo JD et al. American Society of Hematology/American Society of Clinical Oncology 2007 clinical practice guideline update on the use of epoetin and darbepoetin. Blood 2008;111:25 - 41 en Journal of Clinical Oncology 2008;26:132-149.

Websites
www.janssen-cilag.nl (voor productinformatie)
www.emea.europe.eu

7.4.3 Epoëtine bèta (NeoRecormon®)

C.A.M. Huisman

Algemene beschrijving

Epoëtine bèta behoort tot de groep van erytropoëse-stimulerende middelen (ESA's) die een belangrijke rol spelen bij de proliferatie en differentiatie van erytroïde voorlopercellen tot rode bloedcellen. Humaan erytropoëtine is een lichaamseigen glycoproteïnehormoon en de belangrijkste regulator van de erytropoëse (rodebloedcelvorming) via een specifieke interactie met de erytropoëtinereceptor op de erytroïde voorlopercellen in het beenmerg. Erytropoëtine wordt overwegend geproduceerd in en gereguleerd door de nieren onder invloed van veranderingen in de zuurstofvoorziening in het weefsel.

Epoëtine bèta verkregen via recombinant-DNA-technologie is wat betreft aminozuur en koolhydraatsamenstelling identiek aan het humane erytropoëtine.

Werkingsmechanisme

Epoëtine bèta stimuleert de erytropoëse via hetzelfde mechanisme als het lichaamseigen glycoproteïnehormoon en verhoogt na binding aan de erytropoëtinereceptor de concentratie van reticulocyten in het bloed. De reticulocyten vormen erytrocyten en hierdoor stijgt het hemoglobine-gehalte (Hb) in het bloed waardoor de noodzaak van erytrocytentransfusie afneemt.

> NB: Erytropoëtines (ESA's) zijn groeifactoren die primair de aanmaak van bloedcellen stimuleren. Erytropoëtinereceptoren kunnen aanwezig zijn op het oppervlak van bepaalde tumorcellen waardoor er in theorie sprake van kan zijn dat erytropoëtines de groei van kwaadaardige tumoren zouden kunnen stimuleren. Er is onvoldoende informatie om vast te stellen of het gebruik van ESA's een ongunstig effect heeft op tumorprogressie en/of algehele overleving bij patiënten met anemie geassocieerd aan kanker.

Toepassingen

Toepassingen binnen de oncologie en hematologie

Behandeling van symptomatische anemie bij volwassen patiënten met non-myeloïde maligniteiten die behandeld worden met chemotherapie.

De behandeling dient uitsluitend te worden gegeven aan patiënten met symptomatische anemie en een Hb tussen 10-12 g/dl of 6,2-7,5 mmol/l. Een behandeling dient echter pas te worden begonnen als het Hb onder de 6,8 mmol/l komt. Daarnaast is van belang dat het lichaam over voldoende ijzervoorraden beschikt.

Overige niet-oncologische indicaties

De indicatie tot het vermeerderen van de opbrengst van autoloog bloed bij patiënten in een predonatieprogramma dient te worden afgewogen tegen het gemelde risico op trombo-embolieën. De behandeling dient enkel te worden gegeven aan patiënten met matige anemie (Hb 10-13 g/dl of 6,2-8,1 mmol/l) als procedures om bloed te sparen niet beschikbaar of onvoldoende zijn en als de geplande grote electieve heelkundige ingreep een groot volume aan bloed vraagt (vier of meer eenheden bloed bij vrouwen of vijf of meer eenheden bij mannen).

Behandeling van symptomatische anemie ten gevolge van chronisch nierfalen bij hemodialyse en peritoneale dialysepatiënten:

- behandeling van symptomatisch renale anemie bij predialysepatiënten;
- preventie van anemie bij prematuren met een geboortegewicht van 750-1500 gram en een zwangerschapsduur van < 34 weken.

Dosis en toediening

Epoëtine bèta is een steriel product en wordt geleverd in voorgevulde spuiten voor subcutane toediening.

Behandeling van symptomatische anemie bij kankerpatiënten:

- De aanbevolen startdosis bedraagt 30.000 IE per week (overeenkomend met ongeveer 450 IE/kg lichaamsgewicht per week, gebaseerd op een patiënt met een gemiddeld gewicht). De wekelijkse dosis kan als één injectie per week of verdeeld over 3 tot 7 doses per week toegediend worden. De hemoglobinewaarden dienen tijdens de behandeling met epoëtine bèta niet boven 12 g/dl (7,5 mmol/l) te komen.
- De maximale dosis mag niet meer zijn dan 60.000 IE per week.

Dosisaanpassingen of stoppen behandeling

De behandeling dient tot vier weken na de chemotherapie te worden voortgezet.

Indien na vier weken behandelen de hemoglobinewaarde met ten minste 1 g/dl (0,6 mmol/l) gestegen is, dient de huidige dosis gecontinueerd te worden. Indien de hemoglobinewaarde niet met ten minste 1 g/dl (0,6 mmol/l) gestegen is, maar bij voldoende ijzerreserve, dient een verdubbeling van de wekelijkse dosis overwogen te worden. Indien na acht weken behandelen de hemoglobinewaarde niet met ten minste 1 g/dl (0,6 mmol/l) gestegen is, is respons niet waarschijnlijk en dient de behandeling gestaakt te worden.

Wanneer de therapeutische streefwaarden voor een individuele patiënt bereikt zijn, dient de dosis met 25 tot 50% verlaagd te worden om de hemoglobinewaarde op dat niveau te houden. Indien noodzakelijk, kan de dosis verder verlaagd worden om zeker te zijn dat de hemoglobinewaarde niet boven 12 g/dl komt. Indien de hemoglobinewaarde met meer dan 2 g/dl (1,25 mmol/l) per vier weken toeneemt, dient de dosis met 25 tot 50% te worden verlaagd.

Wijze van toediening
Voor alle oncologische en hematologische toepassingen geldt de toedieningswijze subcutaan. De intraveneuze toediening wordt alleen bij patiënten met chronisch nierfalen toegepast. Epoëtine bèta kan in principe op elk tijdstip van de dag toegediend worden.

Voorafgaande aan de toediening
- Neem de voorgevulde spuit of pen uit de koelkast en laat deze bij voorkeur 30 minuten liggen om op kamertemperatuur te komen, of enkele minuten voorzichtig in de handen opwarmen.
- Niet krachtig schudden, dit kan de werking beïnvloeden.
- Voorafgaande aan de subcutane toediening dient men te controleren of de vloeistof helder en vrij van zichtbare deeltjes is.

Bij subcutane toediening wordt de top van de absorptie bereikt na 12 tot 28 uur. De eliminatiehalfwaardetijd na subcutane toediening is hoger dan na intraveneuze toediening en bedraagt gemiddeld 13 tot 28 uur. De eliminatiehalfwaardetijd bij intraveneuze toediening ligt tussen 4 en 12 uur.

Interacties
Een tekort aan ijzer, foliumzuur en vitamine B12 vermindert de werkzaamheid van stoffen die de erytropoëse stimuleren en dient dan ook te worden gecorrigeerd.

Tijdens een behandeling met epoëtine bèta is het van belang dat het lichaam over voldoende ijzer beschikt zodat epoëtine bèta in staat is het beenmerg te stimuleren tot aanmaak van rode bloedcellen. Of er voldoende ijzer aanwezig is voor de aanmaak van rode bloedcellen, kan gemeten worden aan de hand van het ferritinegehalte in het serum (ferritine > 40 µg/l) of de transferrinesaturatie (TS > 20%). Het is belangrijk dat gedurende de behandeling met epoëtine bèta regelmatig de ijzerparameters gecontroleerd worden en indien nodig ijzersuppletie wordt toegediend.

Patiënten die anti-erytropoëtine antilichamen en pure red cell aplasia hebben ontwikkeld tijdens de behandeling met een ander erytropoëtine dienen niet op epoëtine bèta overgezet te worden als gevolg van een mogelijke kruisreactie van antilichamen tegen alle erytropoëtines. Bij oncologiepatiënten is dit echter tot nu toe niet waargenomen.

Er bestaat een mogelijkheid op interactie met geneesmiddelen die in hoge mate binden aan rode bloedcellen zoals ciclosporine en tacrolimus. Indien epoëtine bèta samen met deze geneesmiddelen gegeven wordt dienen de bloedspiegels van deze geneesmiddelen regelmatig gecontroleerd te worden en dient de dosering aangepast te worden wanneer de hemoglobineconcentratie stijgt.

Dit geneesmiddel mag niet gemengd worden met andere geneesmiddelen.

Metabolisme
Epoëtine bèta wordt waarschijnlijk in de lever en de nieren gemetaboliseerd en weggevangen in het beenmerg door de erytropoëtische voorlopercellen.

Houdbaarheid
Product bewaren bij 2-8 °C (in de koelkast en niet invriezen), in de buitenverpakking ter bescherming tegen licht. Voor ambulant gebruik mag epoëtine bèta uit de koelkast voor een enkele periode van ten hoogste drie dagen bij kamertemperatuur (niet boven 25 °C).

Contra-indicaties
- Overgevoeligheid voor het geneesmiddel of een van de hulpstoffen (zie bijsluiter).
- Een epoëtine bètapatroon bevat benzylalcohol als conserveringsmiddel en mag daarom niet gebruikt worden bij zuigelingen en kinderen tot drie jaar oud.
- Voorzichtigheid is geboden bij patiënten met onvoldoende of moeilijk te behandelen hypertensie. Regelmatige en nauwkeurige controle van de bloeddruk wordt aanbevolen.
- Grote omzichtigheid dient plaats te vinden in geval van refractaire anemie met een overmaat aan blasten in transformatie, epilepsie, trombocytose en chronische leverinsufficiëntie.
- Voorzichtigheid is geboden bij patiënten met verhoogd risico op trombotische vasculaire aandoeningen onder andere voorgeschiedenis van DVT of PE, (zie ook paragraaf 4.5). Dit risico dient zorgvuldig te worden afgewogen tegen het te behalen voordeel van de behandeling met een ESA. Het wordt aanbevolen regelmatig trombocytentelling te verrichten.
- Epoëtine bèta in voorgevulde spuit bevat 0,3 mg fenylalanine per spuit als hulpstof. Dit moet in overweging genomen worden bij patiënten met ernstige vormen van fenylketonurie.
- Zwangerschap: er zijn geen klinische gegevens beschikbaar met betrekking tot zwangere vrouwen die blootgesteld zijn aan epoëtine bèta. Voorzichtigheid is geboden bij voorschrijven aan zwangere vrouwen.
- Borstvoeding: het is niet bekend of de werkzame stof in de moedermelk terechtkomt. Indien een behandeling expliciet noodzakelijk is, dient de vrouw te stoppen met het geven van borstvoeding.
- Contra-indicaties die samenhangen met autologe bloeddonatieprogramma's, zoals een myocardinfarct in de maand voorafgaande aan de behandeling, met een beroerte, of bij patiënten met een instabiele angina pectoris, of bij patiënten die een verhoogd risico lopen op DVT.

Bijwerkingen

De meeste bijwerkingen die bij epoëtine bèta zijn waargenomen houden verband met het onderliggend lijden of de behandeling daarvan en waren mild van aard. Sommige bijwerkingen (zoals griepachtige verschijnselen) ontstaan vooral aan het begin van de behandeling.

- Meest voorkomend (> 10%):
  - algemeen/constitutioneel: griepachtige verschijnselen zoals koorts, koude rillingen, hoofdpijn, duizeligheid, pijn in de ledematen, malaise en/of botpijn;
  - cardiovasculair: verhoging van bloeddruk of verergering van bestaande hypertensie en hoofdpijn;
  - dermatologisch: huidreacties zoals huiduitslag, jeuk, urticaria of reacties op de injectieplaats (zelden).
- Zelden voorkomend:
  - metabool: een daling van de serumijzerparameters.
- Ernstig (CTC graad 3-4):
  - allergie: anafylactische reacties zijn in enkele gevallen waargenomen;
  - vasculair: de ontwikkeling van trombocytose en trombo-embolie; met name bij prematuren en patiënten in een autoloog bloedpredonatieprogramma dient regelmatig het aantal trombocyten te worden gecontroleerd.

Aandachtspunten

- Informeer de patiënt mondeling over epoëtine bèta, verstrek de brochure met informatie voor patiënten en geef informatie over Zorg op Maat, de thuisservice voor instructie en injecteren en administratieve afhandeling van de aanvraag.
- Informeer tevens hoe te handelen bij optreden van symptomen en benadruk het zo snel mogelijk melden van hoofdpijn of pijn, zwelling van arm of been om verergering te voorkomen.
- Overleg met de patiënt wie gaat injecteren en geef een spuitinstructie aan patiënt en/of familielid, of schakel de thuisservice Zorg op Maat in.
- Epoëtine bèta kan in principe op elk tijdstip van de dag toegediend worden.
- Geef advies om de injectieplaatsen (ledematen of buik) regelmatig af te wisselen om te voorkomen dat een bepaalde plek pijnlijk wordt.
- Bespreek het belang van regelmatige controle van de bloeddruk in verband met verhoogde kans op hypertensie.
- Bespreek het belang van regelmatige controles van bloedwaarden zoals hemoglobinegehalte en het aantal trombocyten in verband met risico op DVT of PE.
- Controle van de ijzerstatus voor en tijdens de behandeling van epoëtine bèta strekt tot aanbeveling in verband met de effectiviteit van de behandeling.

Patiëntenbrochures

Patiëntenbrochure oktober 2007, te verkrijgen bij Roche B.V.

LITERATUUR

Aapro M et al. Effect of treatment with epoetin beta on short term tumour progression and survival on anaemic, patient with cancer, a meta analysis. British Journal of cancer 2006.

Anemia workinggroup oncology, practical recommendations for the use i.v. iron and ESA's in patients with cancer related anemia, october 2007.

Bokemeyer C et al. EORTC guidelines for the use of erytropoietic proteins in anaemic patients with cancer: 2006 update. European Journal of Cancer 2007:258-270.

EMEA, public statement, 23 October 2007. Epoetins and the risk of tumour growth progression and tromboembolic events in cancer patients and cardiovasculair risk in patient with chronic kidney disease (www.emea.eu).

SmPc NeoRecormon, Roche NL, feb 2008.

Rizzo et al. Use of epoetin in patiënts with cancer: evidence-based clinical practice,guidelines of the ASCO/ASH. J Clin Oncol 2002;20(19);4083-4107.

Rizzo JD et al. American Society of Hematology/American Society of Clinical Oncology 2007 clinical practice guideline update on the use of epoetin and darbepoetin. Blood 2008;111:25 - 41. en Journal of Clinical Oncology 2008; 26: 132-149.

Websites
www.roche.nl (voor productinformatie)
www.apotheekzorg.nl

7.4.4 Darbepoetin alfa (Aranesp®)

C.A.M. Huisman

Algemene beschrijving

Darbepoetin alfa behoort tot de groep van erytropoëse-stimulerende middelen (ESA's) die een belangrijke rol spelen bij de proliferatie en differentiatie van erytroide voorlopercellen tot rode bloedcellen. Humaan erytropoëtine is een lichaamseigen glycoproteïnehormoon en de belangrijkste regulator van de erytropoëse (rodebloedcelvorming) via een specifieke interactie met de erytropoëtinereceptor op de erytroide voorlopercellen in het beenmerg. Erytropoëtine wordt overwegend geproduceerd in en gereguleerd door de nieren onder invloed van veranderingen in de zuurstofvoorziening in het weefsel.

Het molecuul darbepoetin alfa heeft vijf N-gebonden koolhydraatketens, terwijl het lichaamseigen hormoon en recombinant humaan erytropoëtine (r-HuEPO) er drie hebben. De toegevoegde koolhydraatresidu's zijn moleculair niet verschillend van deze op het lichaamseigen hormoon. Door het hogere koolhydraatgehalte heeft darbepoetin alfa een langere eliminatiehalfwaardetijd, wat het mogelijk maakt om minder vaak te doseren dan bij r-HuEPO om dezelfde biologische respons te verkrijgen.

Darbepoetin alfa is een eiwit en wordt geproduceerd door recombinant-DNA-technologie in ovariumcellen van Chinese hamstercellen.

Werkingsmechanisme

Darbepoetin alfa stimuleert de erytropoëse via hetzelfde mechanisme als het lichaamseigen glycoproteïnehormoon en verhoogt na binding aan de erytropoëtinereceptor de concentratie van reticulocyten in het bloed.

De reticulocyten vormen erytrocyten en hierdoor stijgt het hemoglobinegehalte in het bloed, waardoor de noodzaak van erytrocytentransfusie afneemt.

> NB: Erytropoëtines (ESA's) zijn groeifactoren die primair de aanmaak van bloedcellen stimuleren. Erytropoëtinereceptoren kunnen aanwezig zijn op het oppervlak van bepaalde tumorcellen waardoor er in theorie sprake van kan zijn dat erytropoëtines de groei van kwaadaardige tumoren zouden kunnen stimuleren. Er is onvoldoende informatie om vast te stellen of het gebruik van ESA's een ongunstig effect heeft op tumorprogressie en/of algehele overleving bij patiënten met anemie geassocieerd aan kanker.

Toepassingen

Darbepoetin alfa is geïndiceerd voor de behandeling van symptomatische anemie bij volwassen patiënten met non-myeloïde maligniteiten die chemotherapie toegediend krijgen. De behandeling dient enkel te worden gegeven aan patiënten met symptomatische anemie en een Hb tussen 10-12 g/dl of 6,2-7,5 mmol/l. Een Hb-gehalte boven 12 g/dl (7,5 mmol/l) dient vermeden te worden. Daarnaast is van belang dat er geen sprake is van ijzerdeficiëntie. Het doel van de behandeling is het verbeteren van de kwaliteit van leven en het voorkomen van bloedtransfusies.

Daarnaast is darbepoetin alfa geïndiceerd voor de behandeling van symptomatische anemie ten gevolge van chronische nierinsufficiëntie bij volwassenen en kinderen.

Dosis en toediening

Darbepoetin alfa is een steriel product zonder conserveermiddel en wordt geleverd in een voorgevulde spuit of pen (Aranesp® SureClick™). Elke voorgevulde spuit of pen is bestemd voor eenmalig gebruik en wordt geleverd met het zogenoemde flaglabel, een etiket met informatie over dosering en tijdstip van toediening dat in het dossier van de patiënt geplakt kan worden.

De voorgevulde pen heeft als voordeel dat de naald niet zichtbaar is en beschermd, waardoor prikaccidenten beter kunnen worden voorkomen. Daarnaast heeft de SureClick™ het voordeel dat het medicijn na instructie door de verpleegkundige gemakkelijk door de patiënt zelf kan worden toegediend en daarmee dus een bijdrage levert aan de verbeterde kwaliteit van leven van de patiënt.

De aanbevolen aanvangsdosering bij patiënten met kanker en chemotherapie is 500 μg (6,75 μg/kg) subcutaan toegediend eens per drie weken. Als alternatief kan een dosering van 2,25 μg/kg lichaamsgewicht eenmaal per week worden gegeven. In de praktijk wordt een vaste dosering van 500 µg eenmaal per drie weken of 150 µg eenmaal per week gehanteerd. Indien de hemoglobinestijging en klinische respons (onder andere afname vermoeidheid en stabilisatie van Hb-gehalte) onvoldoende is na negen weken, is het mogelijk dat verdere therapie niet effectief is.

De eliminatiehalfwaardetijd bedraagt 74 uur bij subcutane toediening één maal per drie weken.

Wijze van toediening

Neem de voorgevulde spuit of pen uit de koelkast en laat deze bij voorkeur dertig minuten liggen om op kamertemperatuur te komen, of enkele minuten voorzichtig in de handen opwarmen. Niet krachtig schudden, dit kan de werking beïnvloeden.

Voorafgaand aan de subcutane toediening dient men te controleren of de vloeistof helder en vrij van zichtbare deeltjes is.

Darbepoetin alfa kan in principe op elk tijdstip van de dag toegediend worden.

Dosisaanpassingen of staken van de behandeling

De therapie dient te worden voortgezet tot ongeveer vier weken na het einde van de chemotherapie.

Bij een hemoglobineconcentratie van meer dan 12 g/dl (7,5 mmol/l) dient de dosis met 25-50% te worden verlaagd. Indien nodig mag verdere dosisverlaging worden ingesteld om ervoor te zorgen dat de hemoglobineconcentratie 12 g/dl niet overschrijdt.

De behandeling met darbepoetin alfa dient tijdelijk te worden onderbroken indien de hemoglobineconcentratie 13 g/dl (8,1 mmol/l) overstijgt. Indien de hemoglobineconcentratie na staken is gedaald tot 12 g/dl (7,5 mmol/l) kan de behandeling worden hervat met 25% dosisverlaging van de voorgaande dosis.

Stijging van de hemoglobineconcentratie hoger dan 2g/dl (1,25 mmol/L) binnen vier weken dient te worden vermeden. Wanneer deze verhoging binnen vier weken optreedt dient de dosis met 25-50% te worden verlaagd.

Interacties

Een tekort aan ijzer, foliumzuur en vitamine B12 vermindert de werkzaamheid van stoffen die de erytropoëse stimuleren en dient dan ook te worden gecorrigeerd.

Tijdens een behandeling met darbepoetin alfa is het van belang dat het lichaam over voldoende ijzer beschikt zodat darbepoetin alfa in staat is het beenmerg te stimuleren tot aanmaak van rode bloedcellen. Of er voldoende ijzer aanwezig is voor de aanmaak van rode bloedcellen kan gemeten worden aan de hand van het ferritinegehalte in het serum (ferritine > 40 µg/l) of de transferrinesaturatie (TS > 20%). Het is belangrijk dat gedurende de behandeling met darbepoetin alfa regelmatig de ijzerparameters gecontroleerd worden en indien nodig ijzersuppletie wordt toegediend.

Patiënten die anti-erytropoëtine antilichamen of pure red cell aplasia hebben ontwikkeld tijdens de behandeling met een erytropoëtine, dienen niet te worden overgezet op darbepoetin alfa in verband met een mogelijke kruisreactie van antilichamen tegen alle erytropoëtinen.

Er bestaat een mogelijkheid op interactie met geneesmiddelen die in hoge mate binden aan rode bloedcellen zoals ciclosporine en tacrolimus. Indien darbepoetin alfa samen met deze geneesmiddelen gegeven wordt dienen de bloedspiegels van deze geneesmiddelen regelmatig gecontroleerd te worden en dient de dosering aangepast te worden wanneer de hemoglobineconcentratie stijgt.

Dit geneesmiddel mag niet gemengd worden met andere geneesmiddelen.

Metabolisme
Darbepoetin alfa wordt voornamelijk door de lever geëlimineerd en weggevangen in het beenmerg door de erytropoëtische voorlopercellen.

Houdbaarheid
Darbepoetin alfa dient bij 2-8 °C (in de koelkast) in de buitenverpakking ter bescherming tegen licht bewaard te worden. Indien bevroren geweest mag darbepoetin alfa niet meer gebruikt worden. Indien op juiste temperatuur bewaard, is dit product twee jaar houdbaar. Voor ambulant gebruik mag darbepoetin alfa eenmalig maximaal zeven dagen bij kamertemperatuur bewaard worden (tot 25 °C). Wanneer een pen of spuit eenmaal uit de koelkast is gehaald en kamertemperatuur (tot 25 °C) heeft bereikt, dient deze ofwel binnen zeven dagen te worden gebruikt ofwel te worden vernietigd.

Contra-indicaties
- Overgevoeligheid voor darbepoetin alfa, of voor een van de hulpstoffen.
- Slecht gecontroleerde hypertensie. Extra voorzichtigheid is geboden bij patiënten met onvoldoende of moeilijk te behandelen hypertensie. Regelmatige en nauwkeurige controle van de bloeddruk wordt aanbevolen.
- Extra voorzichtigheid is geboden bij patiënten met een leverfunctiestoornis. Er zijn geen onderzoeksgegevens beschikbaar van patiënten met een gestoorde leverfunctie.
- Voorzichtigheid is geboden bij patiënten met epilepsie en sikkelcelanemie.
- Zwangerschap en borstvoeding: er zijn geen klinische gegevens beschikbaar met betrekking tot zwangere vrouwen en vrouwen die borstvoeding geven. Indien een behandeling expliciet noodzakelijk is, dient de vrouw te stoppen met het geven van borstvoeding.
- Voorzichtigheid is geboden bij patiënten met verhoogd risico op trombotische vasculaire aandoeningen (onder andere voorgeschiedenis van DVT of PE, zie paragraaf 4.5). Dit risico dient zorgvuldig te worden afgewogen tegen het te behalen voordeel van de behandeling met een ESA. Het wordt aanbevolen regelmatig trombocytentelling te verrichten.

- Misbruik van darbepoetin alfa bij gezonde personen kan leiden tot extreem hoge hematocrietwaarden. Dit kan samengaan met levensbedreigende cardiovasculaire complicaties.

Bijwerkingen
De meeste bijwerkingen die bij darbepoetin alfa zijn waargenomen houden verband met het onderliggend lijden of de behandeling daarvan en waren mild van aard. Pijn op de injectieplaats is de meest voorkomende aan darbepoetin alfa gerelateerde bijwerking en ontstaat direct of een aantal uren na toediening. De pijn is mild en van voorbijgaande aard.
- Meest voorkomend (> 1% - < 10%):
  - cardiovasculair: hypertensie of verergering van bestaande hypertensie en hoofdpijn, perifeer oedeemvorming;
  - toedieningplaats: pijn ter plaatse van de injectieplaats;
  - spier- en skeletstelsel: artralgie.
- Ernstig (CTC graad 3-4):
  - vasculair: trombo-embolische reacties (DVT of PE).

NB: de naaldbeschermer van de pen of spuit bevat droog natuurlijk rubber (derivaat van latex), dit kan mogelijk allergische reacties veroorzaken

Aandachtspunten
- Informeer de patiënt mondeling over darbepoetin alfa, verstrek de patiëntenbrochure met informatie over het product en de behandeling en hoe te handelen indien klachten ontstaan, en benadruk het zo snel mogelijk melden van hoofdpijn of pijn, zwelling in arm of been om verergering te voorkomen.
- Overleg met de patiënt wie gaat injecteren en geef een spuitinstructie aan patiënt en/of familielid, of schakel thuisservice 2care in (zie 2care-brochure).
- Geef advies om de injectieplaatsen (ledematen of buik) regelmatig af te wisselen om te voorkomen dat een bepaalde plek pijnlijk wordt.
- Bespreek het belang van regelmatige controle van de bloeddruk in verband met verhoogde kans op hypertensie.
- Bespreek het belang van regelmatige controles van bloedwaarde zoals hemoglobinegehalte en het aantal trombocyten in verband met risico op DVT of PE.
- Controle van ijzerstatus voor en tijdens de behandeling van darbepoetin alfa strekt tot aanbeveling in verband met effectiviteit van de behandeling.
- Symptomen en gevolgen van anemie kunnen variëren naar gelang leeftijd, geslacht en algemene belasting ten gevolge van de ziekte. Regelmatig evaluatie van het klinisch beloop van de anemie en de conditie van de patiënt is van belang.

Patiëntenbrochures
Patiëntenbrochure Aranesp SureClick™ september 2006.

LITERATUUR

Anemia workinggroup oncology, practical recommendations for the use i.v. iron and ESA's in patient with cancer related anemia, october 2007.

C. Bokemeyer, et al., EORTC guidelines for the use of erytropoietic proteins in anaemic patients with cancer: 2006 update, European Journal of Cancer 2007, pg 258-270.

EMEA, public statement, 23 October 2007. Epoetins and the risk of tumour growth progression and tromboembolic events in cancer patients and cardiovasculair risk in patient with chronic kidney disease (www.emea.eu).

IB tekst Aranesp (darbepoetin alfa), Amgen, update februari 2008.

Rizzo et al. Use of epoetin in patiënts with cancer: evidence-based clinical practice, guidelines of the ASCO/ASH. J Clin Oncol 2002;20(19);4083-4107.

Rizzo JD et al. American Society of Hematology/American Society of Clinical Oncology 2007 clinical practice guideline update on the use of epoetin and darbepoetin. Blood 2008;111:25 - 41 en Journal of Clinical Oncology 2008; 26: 132-149.

Websites

www.2care.nl, 2care thuisservice, voor artsen, verpleegkundigen, apothekers en patiënten.

www.sureclick.nl, Aranesp SureClick: informatie over voorgevulde pen zoals gebruiksinstructies.

www.amgen.nl: productinformatie.

Tabel 7.1 Overzicht ESA's, eyrtropoëesestimulerende middelen; indicatie, dosering, wijze van toediening en houdbaarheid

Product	Toepassing	Doseringen en respons	Toedieningswijze en vorm	Houdbaarheid	Thuisservice
Eprex®, epoëtine-alfa Ortho-Biotech/Janssen-Cilag BV	1 Behandeling van symptomatische anemie bij volwassen patiënten die chemotherapie krijgen voor solide tumoren	Start: 1× per week, 40.000 IE Dubbele dosis: indien in 4 weken onvoldoende respons (< 0,6 mmol/l Hb stijging) bij voldoende ijzerreserve	Oncologiepatiënten alleen subcutane toediening T/m 10.000 IE: voorgevulde spuiten 40.000 IE: oplossing voor injectie in injectieflacon	■ Bewaren bij 2-8 °C (koelkast) ■ Niet invriezen ■ Niet schudden ■ Beschermen tegen licht ■ Gebruiken binnen 60 minuten	Eprex Thuisservice (Prevent care)
	2 kwaadaardige lymfomen of, multipel myeloom	Stop of aanpassen dosering: indien Hb stijgt boven 7,5 mmol/l, behandeling met 25-50% verlagen			
	3 Vermeerderen van de opbrengst autoloog bloed				
NeoRecormon®, epoëtine-bèta Roche BV	1 Preventie en behandeling van symptomatische anemie bij volwassen patiënten met solide tumoren die worden behandeld met chemotherapie (platinum)	Start: 1 × per week, 30.000 IE Dubbele dosis: indien in 4 weken onvoldoende respons (< 0,6 mmol/l Hb stijging) bij voldoende ijzerreserve	Oncologiepatiënten alleen subcutane toediening t/m 30.000 IE voorgevulde spuit	■ Bewaren bij 2-8 °C (koelkast) ■ Niet invriezen ■ Beschermen tegen licht ■ Ambulant gebruik: max. 3 dagen bij kamertemperatuur (tot 25 °C)	ApotheekZorg www.apotheekzorg.nl (Zorg op Maat)
	2 Behandeling van symptomatische anemie bij volwassen patiënten met multipel myeloom, laaggradig non-Hodgkin-lymfoom of chronische lymfatische leukemie, die chemotherapie krijgen	Stop of aanpassen dosering: indien Hb stijgt boven 7,5 mmol/l behandeling met 25-50% verlagen			

Product		Toepassing	Doseringen en respons	Toedieningswijze en vorm	Houdbaarheid	Thuisservice
	3	Vermeerderen van de opbrengst autoloog bloed				
Aranesp®, Darbepoëtine-alfa Amgen BV	1	Behandeling van symptomatische anemie bij volwassen patiënten met non-myeloïde maligniteiten die chemotherapie krijgen	Start: 500 µg (6,75 µg/kg) 1x per 3 wkn of 2.25 µg/kg 1x p/w Stop of aanpassen dosering: ■ indien Hb stijgt boven 7,5 mmol/l behandeling met 25-50% verlagen ■ onderbreking: bij Hb 8.1 mmol/L, Behandeling dient opnieuw te worden geïnitieerd, ongeveer 25% lagere dosis dan de voorgaande dosis nadat de hemoglobineconcentratie is gedaald tot 7,5 mmol/l of lager.	Oncologiepatiënten alleen subcutane toediening Altijd voorgevulde spuit of pen (Aranesp® SureClick™)	■ Bewaren bij 2-8 °C (koelkast) ■ Niet invriezen, eenmaal ingevroren niet meer gebruiken ■ Beschermen tegen licht ■ Ambulant gebruik: eenmalig max. 7dagen bij kamertemperatuur (tot 25 °C), daarna vernietigen	2care service, is een samenwerkingsverband tussen Amgen BV en Medizorg Services BV. (www.2care.nl)

8 Vaccinatietherapie bij kanker

C.A.H.P. van Riel

8.1 THERAPEUTISCHE VACCINS

8.1.1 Inleiding

Dagelijks staat het lichaam vele malen bloot aan allerlei indringers van buitenaf zoals virussen, bacteriën en schimmels, maar ook aan indringers van binnenuit zoals kanker. Het immuunsysteem is in principe in staat deze aanvallen te pareren. De cellen die met name hierbij betrokken zijn, zijn de B- en de T-cellen (zoals beschreven in het immuunsysteem, deel I). Therapeutische vaccins zijn nog experimenteel. De meeste vaccinaties hebben als doel een specifieke T-celrespons tegen kankercellen te bewerkstelligen, maar er zijn ook enkele voorbeelden van een specifieke B-cel-inductie. In dit hoofdstuk zal verder worden ingegaan op een T-celrespons tegen kankercellen.

8.1.2 De inductie van een T-celrespons tegen tumorcellen

Bij de inductie van een kankerspecifieke afweerreactie spelen antigeen presenterende cellen een cruciale rol. Dendritische cellen (DC) zijn de belangrijkste antigeen presenterende cellen in ons lichaam en zij spelen een centrale rol in het ontstaan van immuunrespons (figuur 8.1).

Dendritische cellen ontstaan uit voorlopercellen in het beenmerg en verplaatsen zich via het bloed naar de periferie van het lichaam, de organen en de huid. Ze bevinden zich dan nog in een onrijp stadium en zijn toegespitst op het herkennen en opnemen van antigenen.

Antigenen zijn moleculen op het celoppervlak die karakteristiek zijn voor het betreffende celtype, op grond waarvan het immuunsysteem lichaamseigen en lichaamsvreemde cellen kan onderscheiden. Wanneer alleen lichaamseigen antigenen op een normale wijze worden gepresenteerd op het celoppervlak, zal het immuunsysteem deze cellen met rust laten. Onder pathologische omstandigheden kan het immuunsysteem normale cellen toch aanvallen; men spreekt dan van een auto-immuunreactie.

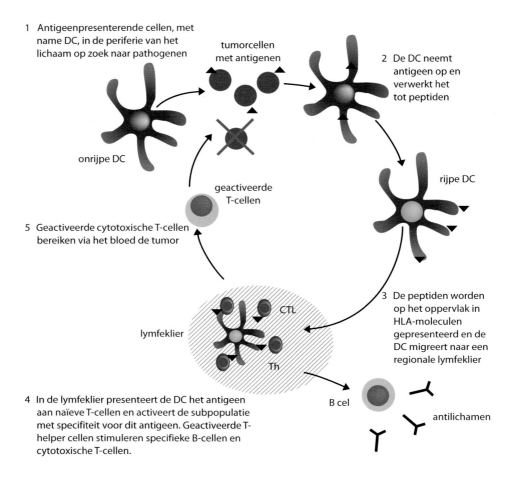

1 Antigeenpresenterende cellen, met name DC, in de periferie van het lichaam op zoek naar pathogenen

tumorcellen met antigenen

2 De DC neemt antigeen op en verwerkt het tot peptiden

onrijpe DC

geactiveerde T-cellen

rijpe DC

5 Geactiveerde cytotoxische T-cellen bereiken via het bloed de tumor

lymfeklier

CTL

Th

3 De peptiden worden op het oppervlak in HLA-moleculen gepresenteerd en de DC migreert naar een regionale lymfeklier

4 In de lymfeklier presenteert de DC het antigeen aan naïeve T-cellen en activeert de subpopulatie met specifiteit voor dit antigeen. Geactiveerde T-helper cellen stimuleren specifieke B-cellen en cytotoxische T-cellen.

B cel

antilichamen

Figuur 8.1   De inductie van een antitumorrespons
Afkortingen: DC, dendritische cel; HLA, humaan leukocyte antigeen; Th, T-helpercel; CTL, cytotoxi-sche T-cel.

Als een dendritische cel antigeen tegenkomt, bijvoorbeeld van dode tumorcel-len, zal hij dit opnemen (fagocyteren). Vanaf dat moment verandert de cel in een rijpe dendritische cel. Tijdens deze rijping veranderen er een aantal kenmerken aan de cel, waardoor deze bij uitstek geschikt is voor presentatie van het antigeen aan T-cellen. De dendritische cel verwerkt het antigeen tot kleinere stukjes (peptiden) en presenteert deze vervolgens in HLA-moleculen op het eigen celoppervlak. Daarbij worden tevens costimulatiemoleculen tot expressie gebracht. Vervolgens verplaatst de dendritische cel zich via de lymfebanen naar de lymfeklieren, waar de antigeen-specifieke T-cellen worden geactiveerd. De geactiveerde T-cellen delen en vermenig-vuldigen zich, tot wel 10.000 maal, verlaten de lymfeklier en verspreiden zich vervolgens via het bloed door het lichaam waar de tumorcellen worden vernietigd die het antigeen dragen waarvoor de T-cellen specifiek zijn.

8.1.3 Immunotherapie

De verschillende stappen in dit proces van immuunrespons, zijn met behulp van immunotherapie te beïnvloeden om uiteindelijk in kankerpatiënten de afweerreactie tegen de tumorcellen te versterken. Deze immunotherapie kan worden onderverdeeld in twee groepen:
- aspecifieke immunotherapie;
- specifieke immunotherapie.

Aspecifieke immunotherapie

Hiermee wordt de gehele T-celpopulatie gestimuleerd en dus niet alleen de subpopulatie die specificiteit heeft voor de tumor. Een voorbeeld hiervan is de behandeling met het cytokine interleukine-2, een algemene groeifactor voor T-cellen.

Specifieke immunotherapie

Hiermee worden T-cellen gestimuleerd om een immuunrespons specifiek tegen de tumor te bewerkstelligen. Voorbeelden hiervan zijn vaccinaties met:
- tumorcellen:
  - autoloog;
  - allogeen.
- tumorantigenen:
  - eiwitten;
  - peptiden (eiwitfragmenten);
  - ribonucleic acid (RNA).
- antigeen presenterende cellen:
  - dendritische cellen beladen met tumorantigen(en).

Hierna zullen diverse vormen van experimentele vaccinatietherapie besproken worden die op dit moment het meest gangbaar zijn.

8.1.4 Vormen van experimentele vaccinatietherapie

Autologe tumorcelvaccinaties

Het voordeel van vaccineren met autologe tumorcellen is dat deze alle relevante antigenen bevatten die nodig zijn om een immuunrespons te induceren.

Door bestraling of bevriezing van de tumorcellen verandert het oppervlakte van de cel, waardoor deze meer immunogeen is dan de tumor in de patiënt oorspronkelijk was. Ook kan een adjuvans (middel dat een aspecifieke activatie van het immuunsysteem geeft) worden toegevoegd.

Een voorbeeld van autologe tumorvaccinatie is *Actieve Specifieke Immunotherapie* (ASI), waarbij door middel van een vaccin van autologe tumorcellen getracht wordt de tumorspecifieke afweer van het eigen lichaam te versterken. Na chirurgische verwijdering van de tumor worden de tumorcellen bestraald en samen met het adjuvans Bacillus Calmette Guérin (BCG) intradermaal bij de patiënt ingespoten.

Een nadeel van deze benadering is de bewerkelijkheid: voor elke patiënt moet een nieuw vaccin worden gemaakt. Andere nadelen kunnen zijn dat er geen of onvoldoende tumormateriaal te verkrijgen is en dat deze eigen tumorcellen blijkbaar geen effectieve immuunreactie in de patiënt hebben kunnen opwekken en ook na behandeling niet immunogeen genoeg zijn.

Allogene tumorcelvaccinaties

Hierbij wordt meestal gebruikgemaakt van een mengsel van tumorcellijnen, die niet patiëntspecifiek zijn maar zodanig zijn gekozen dat de meeste tumorantigenen die bekend zijn, in het vaccin aanwezig zijn. Ook hier wordt vaak een adjuvans toegevoegd. Een voorbeeld is het CancerVax® dat bij melanoompatiënten wordt onderzocht.

Voordelen van deze vorm van vaccinatie zijn:

- de productie kan worden gestandaardiseerd;
- er is geen eigen tumormateriaal nodig;
- de keuze welke antigenen tot expressie wordt gebracht is vrij.

Peptidenvaccinaties

Peptiden zijn eiwitfragmenten van tumorantigenen. Het is mogelijk om deze peptiden na te maken in het laboratorium. Met deze zogenoemde synthetische peptiden worden patiënten gevaccineerd. Nadelen van peptidevaccinaties zijn:

- per peptide wordt maar één type T-cel geactiveerd;
- alleen patiënten die het HLA-type hebben waar dit peptide in past, komen voor deze behandeling in aanmerking (HLA-restrictie van peptiden);
- het is bekend dat niet alle tumorcellen van een patiënt dezelfde antigenen (peptiden) hoeven te presenteren.

Het is een mogelijkheid om met meerdere verschillende peptiden tegelijk te vaccineren, waarna deze kunnen worden opgenomen in dendritische cellen van de huid. Peptidenvaccinaties worden bij verschillende vormen van kanker onderzocht, onder andere bij het melanoom en cervixcarcinoom. De vaccinaties worden meestal subcutaan of intradermaal gegeven.

Dendritische celvaccinaties

Verkrijgen van dendritische cellen

Middels leukaferese worden bij patiënten leukocyten uit het perifere bloed verkregen en hieruit worden vervolgens monocyten geïsoleerd. Onrijpe dendritische cellen kunnen verkregen worden door aan dit kweekmedium gedurende zes dagen een aantal groeifactoren toe te voegen (bijvoorbeeld interleukine-4 (IL-4) en granulocyte-macro-fage-colonystimulating factor (GM-CSF).) Als daar nog twee dagen een aantal andere groeifactoren (onder andere TNF-α) aan worden toegevoegd, ontstaan er rijpe dendritische cellen. In het laboratorium worden deze dendritische cellen beladen met tumor-antigenen. Vervolgens wordt de patiënt gevaccineerd met tumorantigeen beladen autologe dendritische cellen, met als doel de T-cellen te activeren tegen de tumorcellen.

Beladen van dendritische cellen

Er zijn meerdere mogelijkheden om dendritische cellen te beladen met tumorantige-nen. Wanneer van een tumor geen immunogene antigenen bekend zijn, is er de mo-gelijkheid van belading met een lysaat van de tumor. Wanneer de tumorantigenen wel bekend zijn (voor melanoom bijvoorbeeld MAGE 3, GP100 en tyrosinase), kan belading met peptiden afkomstig van deze antigenen worden toegepast. In dat geval moet rekening gehouden worden met de HLA-restrictie van deze peptiden. Het bela-den van dendritische cellen kan ook gebeuren met hele tumoreiwitten of RNA (RNA codeert voor eiwitten van het tumorantigeen zodat de dendritische cel zelf peptiden kan selecteren voor presentatie aan de T-cellen).

Toepassingen

Op dit moment worden dendritische celvaccinaties op experimentele basis binnen de oncologie/hematologie toegepast bij diverse vormen van kanker, waaronder het melanoom, niercelcarcinoom, colorectaalcarcinoom, prostaatcarcinoom, cervixcarci-noom, multipel myeloom en diverse vormen van leukemie. Ook bij niet-oncologi-sche aandoeningen wordt steeds meer onderzoek gedaan naar de rol van de dendri-tische cel, zoals bij auto-immuunziekten, infecties, allergieën en afstotingsreacties bij transplantatie.

Uit diverse studies is duidelijk geworden dat vaccineren met rijpe dendritische cellen effectiever is, doordat zij beter in staat zijn een effectieve antitumor-immuun-respons te induceren dan onrijpe cellen. Deels is dit te verklaren doordat rijpe cellen meer costimulatiemoleculen tot expressie brengen, deels doordat rijpe cellen beter in staat zijn de T-celgebieden in de lymfeklieren te bereiken.

Dendritische cellen worden intradermaal, intranodaal – dat wil zeggen: onder echogeleide – direct in een lymfeklier, of intraveneus toegediend. Soms worden ge-lijktijdig verschillende toedieningsvormen toegepast.

8.1.5 Aandachtspunten bij therapeutische vaccins

In deze paragraaf wordt vermeld wat voor alle vormen van vaccinaties geldt.

Verpleegkundige interventies

■ De meeste vormen van therapeutische vaccinaties geven geen ernstige bijwer-kingen. Soms kunnen wel forse lokale reacties optreden bij intradermale injecties en een kortdurend, algemeen griepgevoel. Over het algemeen geldt dat bij intradermale en intranodale injecties geen premedicatie hoeft te worden ingenomen en geen controles van vitale functies noodzakelijk zijn.

- Bij intraveneuze toediening dient een filterloos systeem te worden gebruikt, om plakken van de cellen aan de wand van het filter te voorkomen.
- Bij intraveneuze vaccinaties kan worden overwogen een koortswerend middel (paracetamol) als profylaxe toe te dienen en de patiënt korte tijd na injectie te observeren en controles van vitale functies uit te voeren. Er dient tijdens toediening een noodset (onder andere clemastine, dexamethason en epinefrine) binnen handbereik te liggen.

De hier genoemde interventies zijn afhankelijk van het onderzoeksprotocol waarmee de patiënt behandeld wordt. De vaccinaties worden toegediend door een arts of gespecialiseerd verpleegkundige.

Bepalen van respons
Er zijn zoveel variabelen ten opzichte van klassieke chemotherapie (schema, dosis, route) dat het niet doenlijk is om de waarde van elke variabele voor ieder vaccin te testen in klinisch vergelijkend onderzoek. Daarom is het zeer belangrijk om informatie te krijgen over de immuunrespons die het vaccin in de patiënt bewerkstelligt. Hierbij kan men denken aan onderzoek van T-cellen in bloed. Daarnaast kan gebruik worden gemaakt van zogenoemde delayed-type hypersensitivity (DTH) tests. Hierbij wordt een kleine hoeveelheid van het vaccin in de huid van de gevaccineerde patiënt gespoten. Als er een lokale reactie optreedt, zou dit kunnen betekenen dat er een immuunreactie voor dit antigeen bestaat. Ook vindt onderzoek plaats naar de betekenis van eventuele specifieke T-cellen in de DTH-reactie.

Contra-indicaties
- Overgevoeligheid voor een bestanddeel in het vaccin.
- Veel tumormassa.
- Slechte conditie van de patiënt.
- Metastasen in het centrale zenuwstelsel.
- Gebruik van corticosteroïden of andere immunosuppressiva.

Mogelijke bijwerkingen
Algemeen:
- grieperig gevoel, algehele malaise;
- koorts en koude rillingen;
- spierpijn;
- allergische reacties op een van de bestanddelen in het vaccin.

Deze bijwerkingen treden vaak binnen 24 uur na de vaccinatie op en houden meestal zo'n twee à drie dagen aan.

Lokaal:
DTH-reactie, dit kan zich uiten in:
- roodheid op de injectieplaats;
- infiltraten.

Bij de vaccinaties waarbij BCG is toegevoegd, ziet men bij alle patiënten erytheem op de injectieplaats. Daarbij ontstaat een induratie (harde schijf). Op deze plaats ontwikkelt zich tussen één en zes weken na de vaccinatie een ulcerende wond. Dit is het directe gevolg van de BCG. Soms moet een dosisreductie van de BCG plaatsvinden in verband met de ernstige toxiciteit, men geeft dan de halve dosis. Bij een dichte wond is de plek vaak heel gevoelig en soms heel pijnlijk. Na het opengaan van de wond is de spanning van de huid minder en daarmee ook de pijn. Over het algemeen genezen de wonden binnen drie maanden, bij enkele patiënten blijven de wonden vier tot vijf maanden open. De productie van het wondvocht varieert, afhankelijk hiervan moet de wond 2-4 keer daags verbonden worden.

Patiëntenbrochures
KWF folder; Immunotherapie bij kanker.

LITERATUUR
Banchereau J, Steinman RM. Dendritic cells and the control of immunity. Nature 1998;392:245-252.
Benner R e.a. Medische immunologie. Maarssen. Wetenschappelijke uitgeverij Bunge, 1996.
Gall HE, Eerthweg van den AJM, Claessen AME et al. Actieve Specifieke Immunotherapie bij patiënten met darmkanker. Tijdschrift Kanker 2000;24:20-23.
In press: Lesterhuis WJ, Aarntzen EHJG, De Vries IJM, Schuurhuis DH, Figdor CG, Adema GJ, Punt CJA. Dendritic cell vaccines in melanoma: from promise to proof? Crit. Rev.Oncol./Hematol. 2008: doi:10.1016/j.critrevonc.2007.12.007.
Lesterhuis WJ, De Vries IJM, Adema GJ, Punt CJA, Figdor CG. Immuuntherapie van kanker: belang van dendritische cel. Tijdschrift Kanker 2003;27:8-12.
Punt CJA, De Vries IJM, Mulders PF, Adema GJ, Figdor CG. Immunologie in de medische praktijk. XXV. Toepassingen van dendritische cellen in de immunotherapie van kanker. NTvG 1999;43(48):2408-2414.
Steinman RM, Dhodapkar M. Active immunization against cancer with dendritic cells: the near future. Int. J. Cancer 2001;94:459-473.

Websites
www.stichting-notk.nl

8.2 PREVENTIEVE VACCINS IN DE ONCOLOGIE

Inleiding

In Nederland heeft van alle vrouwen die kanker krijgen, minder dan 2% een cervixcarcinoom (baarmoederhalskanker), de incidentie is 600-700 vrouwen per jaar en het aantal vrouwen dat hieraan jaarlijks overlijdt bedraagt ruim 200. Vrouwen met een leeftijd tussen 30-45 jaar behoren tot de grootste risicogroep. Het risico op het krijgen van een cervixcarcinoom is 1 op de 170 vrouwen. De behandeling bestaat uit operatie en/of bestraling in combinatie met chemotherapie of hyperthermie. De totale overleving na vijf jaar is 70%. Vroegtijdig ontdekken geeft een toename in overleving tot 90-100%.

Internationaal is het cervixcarcinoom een veelvoorkomende kankersoort bij vrouwen, voornamelijk in ontwikkelingslanden. Een genitale infectie met humaanpapillomavirus (HPV) is door de World Health Organisation (WHO) geïdentificeerd als de primaire oorzaak van het cervixcarcinoom. Van HPV zijn meer dan 100 typen geïdentificeerd. Hiervan kunnen ongeveer 40 typen een mucosale infectie veroorzaken. Er zijn laagrisicotypen die zijn geassocieerd met anogenitale wratten. Hoogrisicotypen zijn geassocieerd met anogenitale carcinomen en laag- en hooggradige dysplasieën. Ongeveer 70% van de cervixcarcinomen hangt samen met twee HPV-typen: HPV-16 en HPV-18. Na een infectie met een van deze hoogrisico-HPV-typen kan een cervicale intra-epitheliale neoplasie (CIN) ontstaan. CIN kan leiden tot een (pre)maligniteit van de cervix en wordt onderverdeeld in graad 1 (lichte dysplasie), graad 2 (matige dysplasie) en graad 3 (ernstige dysplasie of carcinoma in situ). Uit epidemiologische studies is gebleken, dat minstens 80% van de jonge vrouwen die seksueel actief worden, een infectie oploopt met een of meerdere typen HPV. Bij slechts een klein aantal leidt dit tot een cervixcarcinoom. Het cervixcarcinoom ontwikkelt zich ongeveer 10-15 jaar na besmetting met een HPV-infectie.

Een persisterende HPV-infectie geeft een hoger risico om een hooggradige neoplasie en cervixcarcinoom te veroorzaken. De kans dat een patiënt de infectie zelf klaart wordt kleiner met het stijgen van de leeftijd. Echter niet alle persisterende infecties ontwikkelen zich tot CIN graad 2/3. Bij een persisterende infectie van langer dan twee jaar is de kans op ontwikkeling van hooggradige laesies vele malen groter.

Andere HPV-gerelateerde carcinomen die voorkomen bij jonge vrouwen zijn vulvacarcinoom en vaginacarcinoom. De voorstadia van vulvacarcinoom en vaginacarcinoom zijn vulvaire intra-epitheliale neoplasie en vaginale intra-epitheliale neoplasie. In Nederland worden jaarlijks ongeveer 300 gevallen van het vulva- en vaginacarcinoom vastgesteld. HPV-16 en HPV-18 zijn eveneens verantwoordelijk voor ongeveer 70% van de gevallen van vulvaire intra-epitheliale neoplasie graad 2/3 en voor de meerderheid van vaginale intra-epitheliale neoplasie graad 2/3.

HPV-6 en HPV-11 zijn verantwoordelijk voor ongeveer 90% van de gevallen van genitale wratten (benigne van aard). Het aantal nieuwe gevallen van genitale wratten in Nederland wordt geschat op 25.000 per jaar. Tevens zijn zij verantwoordelijk voor een klein percentage CIN.

Preventief vaccin

Preventieve vaccins zijn gericht op het voorkomen van ziekten door het inschakelen van het immuunsysteem. Preventieve vaccins worden in Nederland al op grote schaal toegepast in het Rijksvaccinatieprogramma waarin tegen virale kinderziektes gevaccineerd wordt. Behalve tegen infectieuze ziekten kan ook bij kanker met een infectieuze oorzaak gedacht worden aan preventieve vaccins.

De recente registratie van twee preventieve HPV-vaccins, die bescherming bieden tegen het cervixcarcinoom, heeft aanleiding gegeven tot een discussie over de implementatie hiervan in Nederland. In mei 2008 lag er een voorstel van de Gezondheidsraad bij de minister van Volksgezondheid om alle meisjes van 12 jaar preventief te vaccineren. De verwachting is dat dit advies wordt overgenomen.

Kanttekeningen

Ondanks deze recente veelbelovende preventieve HPV-vaccins moeten enkele kanttekeningen worden gemaakt.

Ten eerste is het niet bewezen dat preventieve vaccins echt tegen kanker beschermen en het zal nog tientallen jaren duren voordat dit met grote prospectieve studies wetenschappelijk kan worden vastgesteld. Echter, alle studies tot nu toe laten een tot 100% bescherming zien voor het optreden van HPV-16 en HPV-18 gerelateerde (pre)maligne cervixafwijkingen.

Ten tweede is de follow-up van beide preventieve vaccins nog van korte duur (maximaal 60 maanden). De door vaccinatie opgewekte antilichaamtiters blijven constant gedurende deze periode. De vraag is hoe lang een dergelijke bescherming uiteindelijk blijft bestaan. De wenselijkheid van herhalingsvaccinaties is dus nog onbekend.

Ten derde zijn de vaccins gericht op bescherming tegen HPV-16 en HPV-18, samen verantwoordelijk voor het ontstaan van 70% van de cervixcarcinomen. Bredere bescherming lijkt aannemelijk door het mechanisme van kruisbescherming. Of andere virustypes in de afwezigheid van HPV-16 of HPV-18 een groter gevaar zullen gaan vormen is op dit moment onbekend. Het bevolkingsonderzoek zal dus voorals-nog onverminderd noodzakelijk zijn.

Conclusie en aanbeveling

De werkgroep preventieve vaccinatie (Nederlandse Vereniging voor Obstetrie en Gynaecologie; NVOG) vindt primaire preventie tegen het cervixcarcinoom aanbevelenswaardig, zinvol en veilig bij jonge meisjes vanaf 10 jaar. Implementatie in het Rijksvaccinatieprogramma heeft de voorkeur. Vaccinatie met de nu aanwezige vaccins is

een belangrijke stap op weg naar uitbanning van (pre)maligne afwijkingen veroorzaakt door HPV. Omdat de bescherming slechts geldt voor het cervixcarcinoom dat
wordt veroorzaakt door HPV-16 en HPV-18, blijft deelname van iedere vrouw tussen
30 en 60 jaar aan het bevolkingsonderzoek noodzakelijk.

In de paragrafen 8.3 en 8.4 worden twee preventieve vaccins nader uitgewerkt.

LITERATUUR
Farmaceutisch rapport Gardasil , Sanofi Pasteur MSD, maart 2007.

Websites
www.nvog.nl
www.oncoline.nl
www.ikcnet.nl

8.3 HUMAAN-PAPILLOMAVIRUSVACCIN (16-18): CERVARIX®

C.A.H.P. van Riel

8.3.1 Algemene beschrijving
In Nederland worden vrouwen tussen 30 en 60 jaar eens per vijf jaar uitgenodigd
voor het bevolkingsonderzoek naar cervixcarcinoom. Door middel van een uitstrijkje
kan het cervixcarcinoom in een vroeg stadium, vaak nog zonder het bestaan van
klachten, worden ontdekt. Uit onderzoek is gebleken dat vrouwen die een vaccin
kregen toegediend op het moment dat ze nog niet seksueel actief waren, veel minder
vaak persisterende HPV-infecties en premaligne afwijkingen aan de cervix vertoonden. Het doel van preventieve vaccins is het stimuleren van B-lymfocyten tot het
produceren van antilichamen. De taak van deze antilichamen is om het virus te neutraliseren voordat deze het cervixepitheel kan infecteren. Dit effect werd inmiddels
getest tot zestig maanden na vaccinatie.

8.3.2 Werkingsmechanisme
Cervarix® is een niet-infectieus recombinant vaccin bereid uit sterk gezuiverde virusachtige deeltjes (VLP's: virus-like-particles) van het belangrijkste capside-L1-eiwit
van oncogene humaan-papillomavirus (HPV)-typen 16 en 18. Aangezien VLP's geen
viraal DNA bevatten, kunnen zij geen cellen infecteren, zich niet reproduceren en
geen ziekten veroorzaken. Studies bij dieren hebben aangetoond dat de werkzaamheid van L1-VLP-vaccins grotendeels tot stand wordt gebracht door de ontwikkeling
van een humorale immuunrespons. L1-eiwit in de vorm van VLP's wordt geproduceerd door recombinant-DNA-technologie met gebruik van een Baculovirus expres-
siesysteem.

8.3.3 Toepassingen

Cervarix® is geïndiceerd voor de preventie van hooggradige cervicale intra-epitheliale neoplasie (CIN 2-3) en cervixcarcinoom veroorzaakt door HPV-typen 16-18. De indicatie is gebaseerd op aangetoonde werkzaamheid bij vrouwen in de leeftijd van 15 tot en met 25 jaar na vaccinatie met Cervarix® en op immunogeniciteit van het vaccin bij meisjes en vrouwen in de leeftijd van 10 tot en met 25 jaar. Cervarix® voorkomt geen HPV-gerelateerde laesies bij vrouwen die met HPV-16 of 18 zijn geïnfecteerd ten tijde van vaccinatie.

8.3.4 Dosis en toediening

Cervarix® is beschikbaar als 0,5 ml suspensie voor injectie in een voorgevulde spuit. Het dient te worden toegediend als intramusculaire injectie in de deltaspier. Eén spuit Cervarix® bevat 20 microgram HPV-16 en tevens 20 microgram HPV-18.

Het aanbevolen vaccinatieschema is 0-1-6 maanden. De noodzaak van een boosterdosis is nog niet vastgesteld.

Het wordt aanbevolen dat personen die een eerste dosis Cervarix® krijgen toegediend, de vaccinatiekuur van drie doses Cervarix® afmaken.

Speciale voorzorgsmaatregelen

- Bij bewaring kan een fijne, witte neerslag ontstaan. Dit is geen teken van bederf.
- Het vaccin dient vóór gebruik goed te worden geschud.
- Vóór toediening dient de inhoud van de spuit, zowel voor als na het schudden, visueel te worden geïnspecteerd op vreemde deeltjes en/of abnormaal uiterlijk. Mocht een van deze verschijnselen worden waargenomen, gooi het vaccin dan weg.
- Cervarix® mag in géén geval intravasculair of intradermaal worden toegediend. Een subcutane toediening is nog niet onderzocht.

8.3.5 Interacties

- Personen die minder dan drie maanden voorafgaand aan de eerste vaccindosis immunoglobuline of bloedproducten hadden ontvangen werden uitgesloten van klinische studies.
- 60% van de vrouwen die Cervarix® toegediend kreeg, gebruikte hormonale anticonceptie. Er is geen bewijs dat dit gebruik de werkzaamheid van Cervarix® beïnvloedt.
- Zoals voor andere vaccins geldt: indien patiënten systemische immunosuppressiva gebruiken, wordt er mogelijk geen adequate respons opgewekt.

8.3.6 Houdbaarheid

Cervarix® is drie jaar houdbaar mits bewaard bij 2-8 °C en mag niet worden gebruikt na de op het etiket vermelde uiterste gebruiksdatum. De voorgevulde spuit dient bewaard te worden in de oorspronkelijke verpakking, ter bescherming tegen licht.

8.3.7 Contra-indicaties

- Overgevoeligheid voor Cervarix® of voor een van de hulpstoffen.
- Gebaseerd op onvoldoende klinische onderzoeksgegevens van Cervarix® is het gebruik gecontra-indiceerd bij zwangeren of vrouwen die borstvoeding geven.
- Er zijn geen gegevens bekend over het gebruik van Cervarix® bij meisjes jonger dan tien jaar.
- Een therapeutisch effect van Cervarix® is niet bewezen, vandaar dat het vaccin niet is aangewezen voor de behandeling van baarmoederhalskanker, cervicale intra-epitheliale neoplasie (CIN) of enig andere vastgestelde HPV-gerelateerde laesies.
- Er zijn geen gegevens bekend met betrekking tot veiligheid, immunogeniciteit of werkzaamheid die de onderlinge verwisselbaarheid van Cervarix® met andere HPV-vaccins ondersteunen.

8.3.8 Bijwerkingen

- Meest voorkomend (> 10%):
  - constitutioneel: vermoeidheid, koorts;
  - dermatologisch: pijn op de injectieplaats, erytheem, zwelling, pruritus;
  - pijn: hoofdpijn;
  - skeletspierstelsel: myalgie.

8.3.9 Aandachtspunten

- Informeer de patiënt schriftelijk en mondeling over Cervarix®, de te verwachten bijwerkingen en verstrek de brochure met informatie voor patiënten.
- Hoewel het gebruik van condooms maar gedeeltelijk beschermt tegen HPV-infecties, is van belang om het gebruik hiervan te benadrukken. In de meest recente studie van Winer et al. wordt aangetoond dat consequent condoomgebruik de incidentie van HPV-gerelateerde afwijkingen, dus waarschijnlijk ook een cervixcarcinoom, met de helft vermindert.

Patiëntenbrochures

Bijsluiter voor patiënt, verpleegkundige en arts, GSK, september 2007.

LITERATUUR

Farmaceutisch Kompas, Commissie Farmaceutische Hulp van het College voor Zorgverzekeringen, online 2008.

GSK, samenvatting van de productkenmerken Cervarix®, september 2007.

Winer et al. Condom use and the risk of genital human papilloma virus infection in young women. N Eng J Med 2006;345:2645-54.

8.4 HUMAAN-PAPILLOMAVIRUSVACCIN (HPV, TYPEN 6-11-16-18) GARDASIL®

C.A.H.P. van Riel

8.4.1 Algemene beschrijving

In Nederland worden vrouwen tussen 30 en 60 jaar eens per vijf jaar uitgenodigd voor het bevolkingsonderzoek naar cervixcarcinoom. Door middel van een uitstrijkje kan het cervixcarcinoom in een vroeg stadium, vaak nog zonder het bestaan van klachten, worden ontdekt. Uit onderzoek is gebleken dat vrouwen die een vaccin kregen toegediend op het moment dat ze nog niet seksueel actief waren, veel minder vaak persisterende HPV-infecties en premaligne afwijkingen aan de cervix vertoonden. Het doel van preventieve vaccins is het stimuleren van B-lymfocyten tot het produceren van antilichamen. De taak van deze antilichamen is om het virus te neutraliseren voordat deze het cervixepitheel kan infecteren. Dit effect werd inmiddels getest tot zestig maanden na vaccinatie.

8.4.2 Werkingsmechanisme

Gardasil® is een niet-infectieus recombinant-vaccin bereid uit sterk gezuiverde virusachtige deeltjes (VLP's) van het belangrijkste capside-L1-eiwit van oncogene humaan-papillomavirustypen (HPV-typen) 6-11-16 en 18. Aangezien VLP's geen viraal DNA bevatten, kunnen zij geen cellen infecteren, zich niet reproduceren en geen ziekten veroorzaken. Studies bij dieren hebben aangetoond dat de werkzaamheid van L1-VLP-vaccins grotendeels tot stand wordt gebracht door de ontwikkeling van een humorale immuunrespons. L1-eiwit in de vorm van VLP's wordt geproduceerd door recombinant-DNA-technologie in gistcellen.

8.4.3 Toepassingen

Gardasil® is geïndiceerd voor de preventie van hooggradige cervicale intra-epitheliale neoplasie (CIN 2-3), het cervixcarcinoom, hooggradige vulvaire dysplastische laesies (VIN 2/3) en externe genitale wratten (condylomata acuminata) als gevolg van humaan-papillomavirus (HPV) typen 6, 11, 16 en 18.

De indicatie is gebaseerd op aangetoonde werkzaamheid bij vrouwen in de leeftijd van 16 tot en met 26 jaar na vaccinatie met Gardasil® en op immunogeniciteit van het vaccin bij kinderen en adolescenten in de leeftijd van 9 tot en met 15 jaar. Beschermende werkzaamheid is niet geëvalueerd bij mannen.

Gardasil® voorkomt geen HPV-gerelateerde laesies bij vrouwen die met HPV typen 6, 11, 16 of 18 zijn geïnfecteerd ten tijde van vaccinatie. Personen die echter reeds vóór vaccinatie een infectie met één of meer vaccingerelateerde HPV-typen hadden, werden beschermd tegen een klinische aandoening veroorzaakt door de overige HPV-typen van het vaccin.

8.4.4 Dosis en toediening

Gardasil® is beschikbaar als 0,5 ml suspensie voor injectie in een voorgevulde spuit. Het dient te worden toegediend als intramusculaire injectie in de deltaspier. Eén spuit Gardasil® bevat 20 microgram HPV-6, 40 microgram HPV-11, 40 microgram HPV-16 en tevens 20 microgram HPV-18. Het aanbevolen vaccinatieschema is 0-2-6 maanden. Als een ander vaccinatieschema noodzakelijk is, dient de tweede dosis ten minste één maand na de eerste dosis te worden toegediend en de derde dosis dient ten minste drie maanden na de tweede dosis te worden toegediend. De drie doses dienen allemaal binnen een periode van één jaar te worden gegeven. De noodzaak van een boosterdosis is nog niet vastgesteld. Het wordt aanbevolen dat personen die een eerste dosis Gardasil® krijgen toegediend, de vaccinatiekuur van drie doses Gardasil® afmaken.

Speciale voorzorgsmaatregelen

- Bij bewaring kan een fijne, witte neerslag ontstaan. Dit is geen teken van bederf.
- Het vaccin dient vóór gebruik goed te worden geschud; het moet dan een witte troebele vloeistof worden.
- Vóór toediening dient de inhoud van de spuit zowel voor als na het schudden, visueel te worden geïnspecteerd op vreemde deeltjes en/of abnormaal uiterlijk. Mocht een van deze verschijnselen worden waargenomen, gooi het vaccin dan weg.
- Gardasil® mag in géén geval intravasculair worden toegediend. Een intradermale of subcutane toediening is nog niet onderzocht.

8.4.5 Interacties

- Personen die minder dan zes maanden voorafgaand aan de eerste vaccindosis immunoglobuline of bloedproducten hadden ontvangen, werden uitgesloten van klinische studies.
- 57,5% van de vrouwen die Gardasil® toegediend kreeg, gebruikte hormonale anticonceptie. Dit bleek geen invloed te hebben op de werkzaamheid van Gardasil®.
- Zoals voor andere vaccins geldt: indien patiënten systemische immunosuppressiva gebruiken wordt er mogelijk geen adequate respons opgewekt.

8.4.6 Houdbaarheid

Gardasil® is drie jaar houdbaar mits bewaard bij 2-8 °C en mag niet worden gebruikt na de op het etiket vermelde uiterste gebruiksdatum. De voorgevulde spuit dient bewaard te worden in de oorspronkelijke verpakking, ter bescherming tegen licht.

8.4.7 Contra-indicaties

- Overgevoeligheid voor Gardasil® of voor een van de hulpstoffen.
- Bij de aanwezigheid van een infectie gepaard gaande met koorts, dient de toediening van Gardasil® uitgesteld te worden.
- Gebaseerd op onvoldoende klinische onderzoeksgegevens van Gardasil®, is het gebruik gecontra-indiceerd bij zwangeren.
- Er zijn geen gegevens bekend over het gebruik van Gardasil® bij meisjes jonger dan 9 jaar.
- Er is van Gardasil® niet bewezen dat het een therapeutisch effect heeft. Vandaar dat het vaccin niet is aangewezen voor de behandeling van het cervixcarcinoom, hooggradige cervicale vulvaire en vaginale dysplastische laesies, genitale wratten of enig andere vastgestelde HPV-gerelateerde laesies.
- Er zijn geen gegevens bekend met betrekking tot veiligheid, immunogeniciteit of werkzaamheid die de onderlinge verwisselbaarheid van Gardasil® met andere HPV-vaccins ondersteunen.

8.4.8 Bijwerkingen

- Meest voorkomend (> 10%):
    - constitutioneel: koorts;
    - dermatologisch: pijn op de injectieplaats, erytheem, zwelling, pruritus.

8.4.9 Aandachtspunten

- Informeer de patiënt schriftelijk en mondeling over Gardasil®, de te verwachten bijwerkingen en verstrek de brochure met informatie voor patiënten.
- Hoewel het gebruik van condooms maar gedeeltelijk beschermt tegen HPV-infecties is het van belang om het gebruik hiervan te benadrukken. In de meest recente studie van Winer et al. wordt namelijk aangetoond dat consequent condoomgebruik de incidentie van HPV-gerelateerde afwijkingen, dus waarschijnlijk ook een cervixcarcinoom, met de helft vermindert.

Patiëntenbrochures

Bijsluiter voor patiënt, verpleegkundige en arts, Sanofi pasteur MSD, september 2007.

LITERATUUR
Farmaceutisch Kompas, Commissie Farmaceutische Hulp van het College voor Zorgverzekeringen, online 2008.
Sanofi pasteur MSD, samenvatting van de productkenmerken van Gardasil®, 24 juli 2007.
Sanofi pasteur MSD, Farmaceutisch rapport Gardasil®, 26 maart 2007.
Winer et al. Condom use and the risk of genital human papilloma virus infection in young women. N Eng J Med 2006;345:2645-54.

Websites

www.ikcnet.nl
www.oncoline.nl
www.spmsd.nl
www.cbg-med.nl
www.NVOG.nl

9 Allogene stamceltransplantatie (AlloSCT)

M.C.E. Schoordijk

9.1 INLEIDING

Chemo-radiotherapie gevolgd door een allogene hemopoëtische stamceltransplantatie (AlloSCT) is een effectieve en algemeen aanvaarde therapie voor tal van patiënten met een aandoening in het hemopoëtische systeem. In Nederland worden op jaarbasis ongeveer 350-400 AlloSCT's verricht. Door de ontwikkelingen en nieuwe inzichten in de behandeling van hematologische maligniteiten, zullen meer patiënten een AlloSCT ondergaan.

9.2 WERKINGSMECHANISME

Er bestaan verschillende vormen van AlloSCT. De voorbereiding van de AlloSCT kan gericht zijn op het vernietigen van de tumor en daarmee ook het vernietigen van het beenmerg als gevolg van hooggedoseerde, myeloablatieve conditionering. Antitumoreffect kan ook worden bereikt door een mildere, niet-myeloablatieve conditionering, waarbij het beenmerg niet volledig wordt vernietigd en gebruikgemaakt wordt van de immunologische werking van de donorlymfocyten. De laatste tien jaar is de nadruk vooral komen te liggen op dit immunologische effect van de AlloSCT en minder op de uitschakeling van de ziekte door hooggedoseerde chemo-radiotherapie. Immers, naast het antitumoreffect bij een myeloablatieve conditionering voorafgaand aan de AlloSCT, is ook een antitumoreffect te verwachten door het opruimen van de maligne cellen door de T-lymfocyten van de donor: het graft-versus-tumoreffect (GVT). Dit GVT wordt steeds meer het primaire doel van de behandeling, waarbij de conditionering alleen bedoeld is om voldoende immuunsuppressie te bereiken bij de patiënt. Zo'n conditionering is niet-myeloablatief en wordt reduced intensity conditioning (RIC) genoemd. Het risico op graft-versus-host-disease (GVHD) blijft uiteraard bestaan, maar wordt ook bewust ingezet omdat de T-celactiviteit ook de belangrijkste bijdrage levert aan het curatieve effect van de behandeling en het voorkomen van een recidief van de ziekte. GVHD kan ernstige symptomen veroorzaken.

Donoren

De beste donor voor een AlloSCT is over het algemeen een tweedegraadsfamilielid (broer of zus) die genotypisch HLA (humaan leukocyten antigeen)-identiek is.

Deze is bij ongeveer eenderde van de patiënten beschikbaar. Gedurende de laatste decennia worden HLA-identieke onverwante donoren (MUD) in toenemende mate gebruikt. Momenteel zijn wereldwijd ongeveer 11.000.000 vrijwillige donoren beschikbaar. Met behulp van HLA-typering klasse-I en -II op DNA-niveau, is het vaak mogelijk om in de Kaukasische bevolking een 'goed-overeenkomstige' onverwante donor te vinden. Verbeterde HLA-typering heeft geresulteerd in een verbeterd resultaat bij gebruik van onverwante donoren.

Stamcelbronnen: beenmerg, aferese, navelstrengbloed

Beenmerg was aanvankelijk de voornaamste bron van hemopoëtische stamcellen voor transplantaties. De afgelopen tien jaar is steeds meer gebruikgemaakt van perifere bloedstamcellen die middels aferese worden verzameld. De collectie van perifere bloedstamcellen middels aferese is eenvoudiger dan afname uit beenmerg, er is een sneller herstel van neutrofielen en trombocyten te verwachten en het is goedkoper. Om stamcellen die normaal gesproken vrijwel alleen in het beenmerg aanwezig zijn te mobiliseren naar het perifere bloed wordt gebruikgemaakt van granulocyte-colonystimulating factor (G-CSF). Voor de donor van perifere stamcellen is eveneens een sneller herstel te verwachten, omdat aferese met minder bloedverlies gepaard gaat dan beenmergdonatie. Er is geen algehele anesthesie vereist en de hele procedure verloopt poliklinisch.

Een nadeel van het gebruik van perifere bloedstamcellen ten opzichte van beenmerg, is het verhoogde risico op chronische graft-versus-host-disease (GVHD). Perifere bloedstamcellen bevatten vergeleken met beenmerg een aanzienlijk grotere hoeveelheid kernhoudende cellen waaronder $CD34^+$-cellen, NK-cellen en T-cellen.

Er zijn ontwikkelingen gaande om navelstrengbloed te gebruiken als stamcelbron voor transplantatie. Dit is een mogelijk alternatief voor beenmerg of perifere bloedstamcellen van verwante of onverwante donoren. Navelstrengbloed is relatief eenvoudig beschikbaar. Het bevat relatief weinig uitgerijpte T-cellen, waardoor er een lager risico is op GVHD en de noodzaak voor precieze HLA-matching minder stringent is vergeleken met beenmerg en perifere bloedstamcellen.

9.3 INDICATIES

De indicaties binnen de hematologie breiden zich snel uit. In het algemeen betreft het patiënten met een hematologische maligniteit die een hoge risicoscore hebben voor recidief, progressie of korte overleving. AlloSCT's worden zo toegepast bij acute leukemie in eerste of tweede complete remissie (CR), chronische myeloïde leukemie (CML) bij resistentie tegen tyrosinekinaseremmers, chronische lymfatische leukemie (CLL) en maligne lymfomen in tweede of derde lijn, en multipel myeloom in eerste lijn.

9.4 DOSIS EN TOEDIENING

Intensieve (myeloablatieve) conditionering

Om de maligne cellen te doden en het immuunsysteem van de ontvanger te onderdrukken, wordt een conditioneringstherapie gegeven voorafgaand aan de transplantatie. Het conditioneringsregime kan bestaan uit verschillende soorten chemotherapie met of zonder verschillende doseringen van totale lichaamsbestraling (TBI). Tot voor kort was het de bedoeling om met de conditionering zo veel mogelijk maligne cellen te doden en daarna de patiënt te behoeden voor langdurige pancytopenie en toxische bijverschijnselen van het transplantaat. De twee meest gebruikelijke conditioneringsregimes zijn cyclofosfamide op twee opeenvolgende dagen gevolgd door een TBI, gegeven als een enkele of gefractioneerde dosis. Als alternatief kan busulfan worden gegeven op vier opeenvolgende dagen gevolgd door cyclofosfamide.

Verminderd intensieve (niet-myeloablatieve) conditionering

De standaard hogedosis myeloablatieve en toxische conditionering heeft de afgelopen jaren plaatsgemaakt voor een verminderd intensieve conditionering: RIC, ook niet-myeloablatieve (NMA) stamceltransplantatie genoemd. Bij de verminderd intensieve conditionering richt men zich op de immunologische antitumorwerking van de T-cellen, de conditionering is mild en de directe transplantatie gerelateerde mortaliteit (TRM) lager in vergelijking met de myeloablatieve conditionering. Het idee hierbij is, dat de milde conditionering 'slechts' dient om voldoende immuunsuppressie te bewerkstellingen en zodoende de weg vrij te maken voor een goed aanslaan van het transplantaat. Deze minder toxische benadering maakt het mogelijk om oudere patiënten (zelfs tot 75 jaar) en patiënten met ernstige comorbiditeit die geen volledige myeloablatieve conditionering verdragen toch te transplanteren. Er is een grote verscheidenheid aan RIC-schema's; de meeste bevatten fludarabine gecombineerd met een ander immunosuppressief geneesmiddel, zoals melfalan, cyclofosfamide en/of lage dosis totale lichaamsbestraling.

Graft-versus-tumoreffect (GVT)

Het vermogen van het immuunsysteem om kanker te beheersen is het best aantoonbaar bij het graft-versus-tumor (of leukemie)-effect (GVT), dat wordt waargenomen na een AlloSCT. Bij GVT gaan de T-lymfocyten van de donor een immunologische reactie aan tegen de kankercellen (leukemie-, lymfoom-, myeloom- of andere maligne cellen) van de patiënt. Dat GVT belangrijk is, blijkt uit vele waarnemingen. Zo vertonen tweelingen een hoger risico op een recidief na transplantatie in vergelijking met andere HLA-identieke siblings. Daarnaast hebben patiënten met (chronische) graft-versus-host-disease (GVHD) een lager risico op een recidief in vergelijking tot patiënten zonder GVHD. Maar er is ook een GVT-effect na AlloSCT bij patiënten zonder enige GVHD. Het GVT-effect kan geïnduceerd worden door de dosis immuunsuppressieve medicatie die na een NMA AlloSCT moet worden gebruikt, versneld af te bouwen of direct te stoppen. Het is tevens mogelijk om GVT-effect te bewerkstelligen door middel van een donor T-lymfocyteninfusie (DLI).

Donor lymfocyteninfusie (DLI)

Als patiënten met een hematologische maligniteit een recidief krijgen na AlloSCT, kunnen donor lymfocyteninfusies (DLI) worden gegeven om alsnog een GVT-effect op te wekken. De introductie van DLI is een van de belangrijkste ontwikkelingen op dit gebied van de afgelopen jaren. Donor lymfocyten worden ook middels aferese uit het perifere bloed van de donor verkregen. Het is echter niet nodig om hiervoor met groeifactoren te mobiliseren, de lymfocyten circuleren gewoon in de bloedbaan. T-lymfocyten van de donor worden bij de patiënt geïnfundeerd om hernieuwde of extra donor T-celactiviteit te introduceren, om recidief van de tumor te bestrijden of om een betere engraftment te bewerkstelligen.

Bijwerkingen van DLI zijn onder andere pancytopenie en GVHD. In het belang van een goede respons is het echter belangrijk dat een chronische GVHD wordt geïnduceerd. De respons van DLI wordt verbeterd als er meermaals oplopende doseringen worden gegeven in plaats van eenmalige hoge dosis DLI.

Mixed chimerisme

AlloSCT heeft tot doel om een compleet donor chimerisme te induceren (100%), dat wil zeggen dat de aanmaak van nieuwe bloedvorming volledig van donororigine is. Door short tandem repeat (STR) bepaling, is het mogelijk om na AlloSCT te beoordelen hoe de verhouding tussen donor- en ontvangercellen in beenmerg en bloed is. Als na het ontstaan van compleet donor chimerisme, gemengd chimerisme ontstaat is een recidief doorgaans aanstaande. Gemengd chimerisme wordt gemiddeld twee maanden voor een hematologisch recidief waargenomen. Als er gemengd chimerisme optreedt ligt het voor de hand om DLI toe te passen.

9.5 FALEN VAN DE BEHANDELING

Graft failure

Graft failure kan worden veroorzaakt door uitblijvende 'engraftment' of graft-rejectie. Bij gebruik van HLA-identieke siblings en een myeloablatieve conditionering wordt dit bij minder dan 1% van de patiënten waargenomen. Het risico neemt echter toe bij patiënten met een aplastische anemie, bij gebruik van T-celdepletie, verminderd intensieve conditionering en bij HLA-mismatched donoren. Bij patiënten met een verhoogd risico op een graft failure kan een meer intensieve conditionering of meer immuunsuppressieve therapie worden toegepast.

Recidief

Een recidief van de maligne ziekte is de voornaamste oorzaak van het falen van de behandeling na AlloSCT waarbij het risico afhankelijk is van de diagnose, het ziektestadium tijdens de transplantatie, de wijze van conditionering en eventuele bewerking van het transplantaat. T-celdepletie van het transplantaat verhoogt het risico op een recidief.

9.6 BIJWERKINGEN

Intensieve conditionering

Bij een myeloablatieve conditionering is grote kans op het ontstaan van een diepe pancytopenie en ernstige mucositis, waardoor in de eerste weken levensbedreigende infecties op de loer liggen.

Van busulfan en cyclofosfamide vergeleken met TBI is aangetoond dat het een verhoogd risico geeft op een veno-occlusive disease (VOD) van de lever, hemorragische cystitis, chronische GVHD, obstructieve bronchiolitis en blijvende alopecia. TBI wordt geassocieerd met een verhoogd risico op het ontstaan van cataract. De weerstand tegen (virus)infecties is gedurende lange tijd verstoord.

Verminderd intensieve conditionering

Weliswaar gaat verminderd intensieve conditionering gepaard met minder directe toxiciteit door de conditionering, maar andere factoren die de TRM bepalen, zoals GVHD en virusreactivatie, zijn identiek aan de myeloablatieve SCT. Bovendien krijgen oudere patiënten vaker GVHD. Ook, en met name bij verminderd intensieve conditionering, kan het noodzakelijk zijn om een aantal malen DLI's toe te dienen, met risico op het krijgen van GVHD.

Immuunsuppressie na transplantatie

Immuunsuppressie na transplantatie is noodzakelijk om GVHD te voorkomen. Hiervoor wordt veelal gebruikgemaakt van ciclosporine A (CsA) in combinatie met methotrexaat (MTX), mycofenolaat mofetil (MMF) of prednisolon. Bijwerkingen van CsA zijn onder andere nefrotoxiciteit, tremoren, hypertensie, gingivale hyperplasie en hirsutisme. Bijwerkingen van MTX zijn onder andere neutropenie, mucositis en levertoxiciteit. Een effectieve wijze om GVHD te voorkomen is T-celdepletie van het transplantaat, dit verhoogt echter het risico op een graft failure en recidief.

Acute graft-versus-host-disease

Graft-versus-host-disease (GVHD) is de hoofdoorzaak van transplantatiegerelateerde problematiek met grote impact op de kwaliteit van leven van patiënten. Na een AlloSCT kunnen de donorcellen (graft), het lichaam van de ontvanger ofwel patiënt (host) als niet-eigen herkennen en als gevolg daarvan kan een reactie ontstaan gericht tegen de weefsels van een patiënt. De donor T-lymfocyten vallen aan en doden de cellen van de ontvanger omdat deze cellen vreemde antigenen dragen. Deze reactie wordt ook wel 'omgekeerde afstotingsreactie' genoemd.

GVHD kan een levensbedreigende complicatie zijn na AlloSCT en kent zowel een acute als een chronische vorm. Acute GVHD is een van de voornaamste risico's bij AlloSCT. Donor T-cellen veroorzaken acute GVHD na activatie door HLA-antigenen van de ontvanger. Antigeen-presenterende cellen presenteren de allo-antigenen aan de T-helpercellen, die daarna IL-2 vrijgeven en de cytotoxische T-cellen activeren, wat het doden van HLA klasse-I positieve targetcellen induceert. Natural-killercellen (NK-cellen) en macrofagen participeren in de reactie. De voornaamste doelorganen voor acute GVHD zijn de huid, de darmen en de lever. Gewoonlijk manifesteert acute GVHD zich gedurende de eerste drie maanden na AlloSCT. De ernst van GVHD wordt gegradeerd in een 5-puntenschaal van O-IV:

- graad 0: geen GVHD;
- graad I: milde GVHD in de vorm van lokale huiduitslag;
- graad II: kan alleen huiduitslag over het gehele lichaam zijn of een huiduitslag in combinatie met darm- of leversymptomen;
- graad III: betreft de huid, de darmen en de lever;
- graad IV: levensbedreigend.

HLA-verschillen tussen ontvanger en donor zijn het voornaamste risicofactor voor acute GVHD. Andere risicofactoren zijn:

- een vrouwelijke donor voor een mannelijke ontvanger;
- seropositiviteit voor verscheidene herpesvirussen bij de ontvanger en donor;
- bepaalde HLA-kenmerken.

Chronische graft-versus-host-disease (cGVHD)

Chronische GVHD (cGVHD) is een auto-immuunachtige reactie, die maanden tot jaren na een allogene SCT kan ontstaan. Ongeveer 38-77% van de patiënten die een alloSCT hebben ondergaan, ontwikkelen cGVHD. Risicofactoren geassocieerd met cGVHD zijn:

- een voorafgaande aGVHD;
- hoge leeftijd van donor of ontvanger;
- donorlymfocyteninfusie;
- perifere bloedstamceltransplantatie in vergelijking tot beenmergtransplantatie;
- een vrouwelijke donor voor een mannelijke ontvanger;
- CML en seropositiviteit voor verschillende herpesvirussen bij de ontvanger en donor.

De gemiddelde periode na SCT waarop cGVHD wordt gediagnosticeerd is ongeveer vier tot zes maanden. In 5% van de gevallen wordt de diagnose later dan na een jaar gesteld. Bij chronische GVHD worden weefsel en organen beschadigd. Belangrijke uitingen zijn: huidziekten, keratoconjunctivitis, algeheel siccasyndroom, lichenoïde manifestaties van het mondslijmvlies, oesofagus- en vaginastricturen, malabsorptie, leverziekten, longinsufficiëntie, bronchiolitis obliterans, myositis, neuropathie en immuundeficiëntie. Buiten recidief van de ziekte om, is cGVHD de meest voorkomende late complicatie na een alloSCT en de hoofdoorzaak van sterfte meer dan twee jaar na een alloSCT. Patiënten met cGVHD, ook in beperkte mate, hebben een significant verminderde kwaliteit van leven met een verminderde functionele status en een langdurige noodzaak tot immuunsuppressieve medicatie. Een aanzienlijk aantal patiënten met cGVHD geneest echter van de onderliggende (kwaadaardige) ziekte.

Samengevat vereist de diagnose cGVHD het volgende:
- te onderscheiden van GVHD door minimaal één dermate klassiek diagnostisch kenmerk van cGVHD, dat geen aanvullend onderzoek vereist is (bijvoorbeeld poikiloderma, sclerotische huidmanifestaties of orale lichen planus-achtige veranderingen), óf
- minimaal één sterk suggestief onderscheidend kenmerk (zoals nageldystrofie, vitiligo-achtige depigmentatie of bronchiolitis obliterans gebaseerd op longfunctietesten en CT-scan) waarbij wel laboratorium- of histopathologisch onderzoek ter bevestiging van dit kenmerk nodig is.

Vanzelfsprekend dienen andere mogelijke diagnoses als infectie en medicatietoxiciteit te worden uitgesloten.

De meest gebruikte eerstelijnstherapie bij cGVHD is CsA in combinatie met prednisolon. Bij onvoldoende resultaat wordt wisselend gebruikgemaakt van clofarine, thalidomide, tacrolimus, mycofenolaat mofetil en diverse monoklonale antilichamen, met succespercentages van 25-50%, veelal echter met matig effect. Ook extracorporele fotoferese (ECP: extracorporeal photopheresis) lijkt een aanwinst in de behandeling van cGVHD, hoewel nader onderzoek nodig is om optimale frequentie en indicatie voor diverse patiëntengroepen te bepalen.

Infecties
Sepsis met alfa-streptokokken of coagulase-negatieve stafylokokken is een veel voorkomende oorzaak van infecties gedurende de pancytopene fase na AlloSCT. Invasieve schimmelinfecties komen bij ongeveer 10% van de patiënten voor, vooral gedurende de pancytopene fase en bij patiënten met ernstige GVHD. Candida infecties, aspergillusinfecties en virale infecties, vooral de reactivatie van herpesvirussen, komen regelmatig voor na AlloSCT. Reactivatie van herpes simplexvirus treedt gedurende de pancytopene fase op, maar is beheersbaar door het gebruik van middelen als vala-

ciclovir. Een belangrijke oorzaak voor morbiditeit en mortaliteit is de reactivatie van het cytomegalovirus (CMV) van latent aanwezig CMV bij een CMV-seropositieve patiënt of door overdracht van CMV door een CMV-seropositieve stamceldonor. CMV-reactivatie geeft pancytopenie, hepatitis, gastro-enteritis en kan levensbedreigende pneumonitis veroorzaken. CMV veroorzaakt tevens ernstige immuunsuppressie. Dit kan vervolgens leiden tot bacteriële en schimmelinfecties. Doorgaans wordt frequente monitoring toegepast om een reactivatie in zijn vroegste fase te herkennen en te behandelen. Andere virussen die morbiditeit en mortaliteit na AlloSCT kunnen veroorzaken zijn het respiratoire syncytialvirus (RS-virus) en het adenovirus.

Immuundeficiëntie

Na AlloSCT lijden patiënten gedurende twaalf maanden of langer aan een deficiënt immuunsysteem. Ze hebben een verhoogd risico op infectieuze complicaties en kunnen dan of later een secundaire maligniteit ontwikkelen. Immunologisch herstel is gekoppeld aan HLA-matching en GVHD. Door de benodigde immuunsuppressie, maar ook door de langzame ingroei van het nieuwe donorimmuunapparaat is de immuniteit tegen virale, bacteriële en schimmelantigenen verzwakt. Het cellulaire immuunsysteem is deficiënt en de immuunglobulineniveaus zijn verlaagd. Een slechte thymusfunctie bij volwassenen na AlloSCT kan een van de redenen zijn voor het trage T-celherstel. Immunologisch herstel is afhankelijk van de tijd na transplantatie en andere factoren zoals GVHD, met name chronische GVHD, leeftijd en CMV-infectie.

9.7 VERPLEEGKUNDIGE ZORG

De hematologisch intensieve zorg (HIC) voor patiënten die een AlloSCT ondergaan vereist een bijzondere expertise en infrastructuur om de kwaliteit en veiligheid van de verrichting te kunnen garanderen. Alleen de acht Universitaire Medische Centra (UMC) hebben in Nederland een vergunning om AlloSCT's uit te voeren. Een zeer belangrijke eis in deze vergunning is het hebben van een JACIE-accreditatie.

Na een myeloablatieve conditionering ontwikkelen patiënten een pancytopenie en zijn daarmee gevoelig voor het optreden van infecties en bloedingen. Gedurende de pancytopene periode worden profylactisch en therapeutisch erytrocyten- en trombocytentransfusies gegeven. Daarnaast verblijven patiënten veelal in een beschermende omgeving zoals omgekeerde isolatie al dan niet met een *laminar airflow*. Ondanks deze voorzorgsmaatregelen zijn infectieuze complicaties veroorzaakt door bacteriën, virussen en schimmels normaal in de periode aansluitend aan een AlloSCT.

Ofschoon een opname bij een verminderd intensieve conditionering veelal bespaard kan blijven en patiënten poliklinisch worden begeleid, is er geen reden om deze vorm van conditioneren 'minitransplantatie' te noemen. De conditionering is weinig toxisch, maar kan resulteren in een verhoogd risico op graft failure. De nadruk ligt hier evenwel op een langdurige intensieve begeleiding gericht op infectie-preventie, voeding, GVHD, kwaliteit van leven, maar ook op revalidatie en herstel in de maatschappij en psychosociale problemen. Patiënteninformatie en infectiepro-fylaxe zijn van vitaal belang. Een intensivering van de verpleegkundige betrokken-heid in de nazorg lijkt hierbij wenselijk. Ontwikkelingen hiertoe zijn onder andere gaande in het UMC St Radboud en het VU medisch centrum.

In enkele Europese transplantatiecentra wordt onderzoek gedaan naar de vei-ligheid van intensieve thuisbehandeling bij deze categorie patiënten, met veelbelo-vende resultaten.

Zorg voor patiënten met GVHD is complex, omdat zowel de ziekte als de nood-zakelijke behandeling een immuunsuppressieve werking heeft. De verpleegkundige heeft een belangrijke rol in het vroeg signaleren van acute en/of chronische GVHD, de behandeling en de begeleiding van deze patiënten en hun naasten. Het is van belang dat de verpleegkundige naast kennis van GVHD tijdig adequate interventies weet toe te passen.

De weerstand van patiënten is dermate kwetsbaar, dat er continu dreiging is van infecties die levensbedreigend kunnen zijn. Dat betekent langdurige begeleiding met aandacht voor de verzorging van de huid en de gevolgen voor de patiënt, zoals ernstige diarree, een gestoord voedingspatroon, de malaise met conditieverlies en de ADL-afhankelijkheid. Verwijzing naar andere disciplines kan hierbij nodig zijn, maar de verpleegkundige blijft in deze zorg de coördinator. De verpleegkundige kan de spil vormen naar andere disciplines zoals thuiszorgorganisaties, medisch maat-schappelijk werk, diëtiek en fysiotherapie.

De Special Interest Group Nederlandse Stamceltransplantatie Verpleegkundigen (SIG NSV) van de V&VN Oncologie heeft in 2007 een advies voor verpleegkundige zorg bij GVHD uitgebracht. Dit is onder andere beschikbaar op www.oncologie.ven-vn.nl. Dit advies is gebaseerd op basis van literatuuronderzoek en praktijkervaring en beoogt een leidraad te zijn ter ondersteuning van de dagelijkse praktijkvoering ten aanzien van het signaleren en behandelen van patiënten met (verdenking op) GVHD.

Patiëntenbrochures

- KWF Kankerbestrijding heeft besloten om informatie niet meer in de vorm van brochures aan te bieden, maar beschikbaar te stellen op de website www.kwfkan-kerbestrijding.nl. Onder andere:
  - Beenmerg- en stamceltransplantatie.
  - Chemotherapie.
  - Kanker en seksualiteit.
- V&VN-Oncologie, SIG Stamceltransplantie heeft een voorlichtingsfolder voor stamceldonoren in verschillende talen op de website beschikbaar.

- Diverse huisfolders ten aanzien van allogene stamceltransplantatie voor patiënten, donoren en extracorporele fotoferese zijn te vinden op www.hematologie.nl.

LITERATUUR

Filopovich AH, Weisdorf D, Pavletic S, et al. National Institutes of Health Consensus Development Project on Criteria for Clinical Trials in Chronic Graft-versus-Host Disease: I. Diagnosis and Staging Working Group Report. Biology of Blood and Marrow Transplantation 2005;11:945-955.

Galbizo E, Williams LA. Chronic graft-versus-host disease. Oncology Nursing Forum 2006;33;881-3.

Graft-versus-Host-ziekte, advies voor verpleegkundige zorg na een allogene stamceltransplantatie. Uitgave van Special Interest Group Nederlandse Stamceltransplantatie Verpleegkundigen, Verpleegkundigen en Verzorgenden Nederland – Oncologie, 2007. ISBN 978-90-803886-2-8. Op 17-02-2008 ontleend aan http://oncologie.venvn.nl.

Nering Bögel ThL. Een nieuw en oud verpleegprobleem, Acute Graft-versus-Host Disease. Oncologica 2001;4:30-31.

Petersen EJ, Lokhorst HL, Verdonck LF. Allogene stamceltransplantatie na niet-myeloablatieve conditionering: gunstige ervaringen bij 21 hoog risicopatiënten met een hematologische maligniteit behandeld in het Universitair Medisch Centrum Utrecht: Nederlands Tijdschrift voor Geneeskunde 2003;147(47):2328-2332.

Ringden O, Le Blanc K. Allogeneic hematopoietic stem cell transplantation: state of the art and new perspectives. APMIS 2005;113(11-12):813-830.

Tan SS, Uyl-de Groot CA, Huijgens PC, Fibbe WE, Cornelissen JJ. Ontwikkelingen stamceltransplantaties en het pakket. Institute for Medical Technology Assessment, 2006; rapport nr. 06.80, Rotterdam.

Verdonck LF, Barge RMY. Stamceltransplantatie. In: Kluin-Nelemans JC, Brouwer MF de, Roodbol PF (redactie). Hematologie. Houten,Diegem. Bohn Stafleu van Loghum, 2006:145-155.

Verhoeven DHJ, Tol MJD. Immunologische reactiviteit van donorcellen tegen leukemie na allogene beenmergtransplantatie van acute lymfoblastaire leukemie (capita selecta): Nederlands Tijdschrift voor Geneeskunde 2001;4: 4-7.

Vogelsang GB. Chronic graft-versus-host disease (cGVHD) is more frequent due to changes in the practice of stem cell transplantation (SCT). Blood 2003;102:1149-1150.

Websites

www.oncologie.venvn.nl
www.ebmt.com
www.marrow.org
www.europdonor.nl
www.hematologie.nl
www.hovon.nl
www.kwfkankerbestrijding.nl

10 Overige immunotherapie

10.1 GENTHERAPIE

H.A. Mallo en D.M. Batchelor

10.1.1 Inleiding

Toegenomen kennis over moleculaire celbiologie, virologie en de rol die genen spelen in de ontwikkeling van kanker, bieden steeds weer nieuwe aanknopingspunten voor de verdere ontwikkeling van gentherapie. Daarnaast is sinds 2000 het menselijke genoomproject gestart waardoor meer kennis en inzicht ontstond in de structuur van het menselijk DNA. Het uitgangspunt bij gentherapie is het gebruikmaken van genetische manipulatie om de functie van de cel te veranderen, de cel een nieuwe functie te geven of een genetische afwijking te corrigeren ten einde een therapeutische winst te behalen.

Door de complexiteit van de behandeling, de strenge wet- en regelgeving en de speciale kwaliteiseisen voor betrokken laboratoria en afdelingen, wordt gentherapie op dit moment binnen de oncologie alleen in onderzoeksverband en in gespecialiseerde centra toegepast. Het ministerie van Volksgezondheid, Ruimtelijke Ordening en Milieubeheer (VROM), het ministerie van Volksgezondheid, Welzijn en Sport (VWS) en de Centrale Commissie Mensgebonden Onderzoek (CCMO) toetsen het onderzoeksproject op de positieve en negatieve gevolgen voor mens en milieu, de wetenschap en de maatschappij.

10.1.2 De relatie tussen genen en ziekte

Elke menselijke cel telt ongeveer veertigduizend genen, die apart of in combinatie onze eigenschappen bepalen. Genen zitten in onze chromosomen en zijn dragers van erfelijke informatie. De chromosomen bevatten alle genetische informatie die noodzakelijk is voor de ontwikkeling, instandhouding en voortplanting van een individu. Ze bestaan uit zeer lange strengvormige moleculen, die bestaan uit deoxyribonucleic acid (DNA). Het DNA bevat de code waarin al onze erfelijke eigenschappen zijn vastgelegd. Een stukje DNA dat een dergelijke eigenschap bevat, noemen we een gen. Elk gen bevat de code voor een van de vele eiwitten die van belang zijn voor de structuur en de functie van een cel. Veel ziekteprocessen vinden hun oorsprong op cellulair niveau en vaak is hiervoor een genetische oorzaak aan te wijzen.

10.1.3 De relatie tussen genen en kanker

Sommige vormen van kanker zijn genetisch bepaald, maar verreweg de meeste vormen worden door meerdere, niet-genetische factoren bepaald. Een klein aantal van onze genen, de regelgenen, stuurt het gedrag van de cel zelf aan, onder andere de deling en de functie. Als deze regelgenen worden beschadigd (mutaties), dan kan de celdeling ontsporen en dit kan tot carcinogenese leiden. Omgevingsfactoren, intrinsieke factoren zoals hormonen en genetische factoren kunnen hier een rol bij spelen. De kennis van de relatie tussen genen en het ontstaan van kanker heeft geleid tot de ontwikkeling van gentherapie.

10.1.4 Gentherapie

Er zijn gemiddeld zeven mutaties nodig om een normale cel te laten ontsporen tot een kankercel. Dit gegeven maakt de toepassing van gentherapie bij kanker meer complex dan de toepassing bij ziektes waarbij sprake is van één mutatie zoals bij enzymdeficiënties. Gentherapie richt zich voornamelijk op de correctie of vervanging van mutaties in essentiële genen, zoals het p53-gen. Dit gen, dat een belangrijke rol speelt bij de apoptose, blijkt bij veel vormen van kanker gemuteerd te zijn.

Toepassingen

Gentherapie wordt toegepast op cellulair niveau door het inbrengen van gemanipuleerde genen in de celkern met als doel de cel een andere functie te geven. Een implantatie van een gen in een cel vindt plaats op verschillende manieren, meestal wordt hierbij gebruikgemaakt van virussen. Virussen hebben de natuurlijke eigenschap om genen in cellen te introduceren en worden in deze functie *vectoren* genoemd. Virale vectoren die worden gebruikt zijn gemaakt op basis van recombinante retrovirussen, lentivirussen, adenovirussen en herpesvirussen. Al deze vectoren hebben hun eigen toepassingsgebied en zijn in staat om nieuwe genen in de doelcellen te brengen en de functie van de cel aan te passen.

Een andere toepassing van gentherapie is suïcide gentherapie. Een infectie met herpes simplex bij patiënten wordt bestreden door de toediening van het middel aciclovir, werkzaam via het enzym herpes simplex thymidine kinase (HSTK). Door in tumorcellen het HSTK-gen in te brengen, gaan de tumorcellen HSTK produceren en zelfs doorgeven aan naburige tumorcellen: het zogenoemde 'bystander effect'. De volgende stap is de toediening van het middel ganciclovir, een synthetisch analoog van guanine, dat structureel verwant is aan aciclovir. Deze behandeling zal resulteren in de dood (suïcide) van alle tumorcellen die het HSTK-gen tot expressie brengen.

10.1.5 Gen-immunotherapie

Een van de mogelijkheden van gentherapie bij kanker is het verhogen van de immuniteit tegen kankercellen. Bij gen-immunotherapie kan men tumorcellen genetisch zodanig veranderen, dat de tumorcellen beter worden herkend door het immuunsysteem en immuuncellen actiever worden tegen kankercellen. Dit kan worden bereikt door de patiënt te vaccineren met genetisch gemanipuleerde tumorcellen. Een gen wordt geïmplanteerd in een tumorcel en zorgt dat de aanmaak van bepaalde stoffen, zoals cytokinen, wordt bevorderd. Deze cytokinen in de tumorcellen stimuleren het immuunsysteem tot een effectievere bestrijding van tumorcellen.

De toepassing van genetische modificatie van immuuncellen wordt ingezet om kanker te behandelen. Een voorbeeld hiervan is het toedienen van genetisch gemanipuleerde humane tumor-infiltrerende lymfocyten (TIL's). Ook aan de kant van antigeenpresentatie wordt van gen-immunotherapie gebruikgemaakt, vooralsnog in preklinische modellen.

10.1.6 Veiligheid

De toepassing van gentherapie kan risico's met zich meebrengen. Het gen kan de celopbouw van het individu ten nadele veranderen of een negatief effect op de omgeving hebben. De veiligheidsdeskundige en ziekenhuishygiënist spelen een belangrijke rol in het (mee)bepalen van de veiligheidseisen rondom de toediening op een afdeling. De Nederlandse Vereniging voor Gentherapie heeft landelijke richtlijnen ontwikkeld waarin aandacht wordt besteed aan de veiligheidsaspecten rondom gentherapie.

Alle protocollen waarin (virale en andere) vectoren worden gebruikt, worden gecontroleerd op de veiligheid van de procedure en voor de patiënt. Bovendien moeten patiënten langdurig onder controle blijven om de eventuele late effecten van de virale vectoren in het lichaam vast te leggen. Ontwikkeling, bereiding en toediening van gentherapie kunnen alleen plaatsvinden onder strenge voorwaarden (bijvoorbeeld, isolatie, intensieve controles). Voor de start dient duidelijkheid te bestaan over het gen dat wordt gebruikt, hoe de bereiding en toediening dient te verlopen en wat de consequenties zijn voor de patiënt en de afdeling.

Toxiciteit

De bijwerkingen van gentherapie zijn afhankelijk van het gen, het gen-overdrachtssysteem (vector), de toedieningswijze, het doelorgaan en de periode dat het gen actief blijft. Therapeutische gen-overdrachtssystemen kunnen bestaan uit substanties die het lichaam als vreemd beschouwt waardoor er een immunologische of allergische reactie kan optreden. Er zijn enkele gevallen bekend van ernstige toxiciteit met zelfs fatale afloop. Patiënten kunnen zelfs overlijden aan toxiciteit.

Langdurige observatie zal de mate van veiligheid van deze therapie op de lange termijn moeten uitwijzen. Mogelijke langetermijneffecten kunnen zijn: effecten aan kiembaancellen, risico van het ontstaan van secundaire kanker of andere ziekten en reactivatie van de gebruikte virussen. Over effecten op lange termijn bij gentherapie in de oncologie is nog niet veel bekend, omdat deze therapie nog experimenteel is en in de meeste gevallen binnen onderzoek wordt toegepast bij patiënten waar geen therapeutische opties meer zijn.

LITERATUUR
Beirne D, Seymour L. Gene therapy for cancer – approaches and ethical considerations in Cancer Biotherapy. In: Young A, Rowett L, Kerr D. (eds.) Lancer Biotherapie. New York: Oxford University Press Inc., 2006;261-277.
Progress and Prospects: Gene Therapy Clinical Trials (Part 2) Gene Therapy 2007:14;1555–1563 Nature Publishing Group. Download 25 februari 2008 van www.nature.com.

10.2 TASONERMIN, BEROMUN®, TUMORNECROSEFACTOR ALFA-1A, TNF-ALFA-1A

H.A. Mallo en D.M. Batchelor

10.2.1 Algemene beschrijving

Tumornecrosefactor (TNF) behoort tot de groep van cytokinen en wordt geproduceerd door geactiveerde macrofagen tijdens een immuunrespons. Er zijn twee verschillende soorten TNF: TNF-alfa en TNF-bèta.

TNF-alfa wordt ook wel cachectin genoemd en veroorzaakt de afbraak van lichaamsvet en eiwit door een versneld vetmetabolisme en is waarschijnlijk verantwoordelijk voor cachexie. Cachectin komt vrij door de activatie van andere cytokinen zoals IL-2 en verklaart daardoor het gewichtsverlies. Daarnaast is cachectin ook verantwoordelijk voor sommige symptomen zoals hypotensie bij septische shock. TNF-bèta wordt ook wel lymfotoxine genoemd en veroorzaakt hemorragische necrose van tumorcellen door de schade die het veroorzaakt aan de bloedvaten van die tumorcellen. Dit effect wordt verhoogd in combinatie met chemotherapie en/of hyperthermie. TNF-bèta activeert ook het stollingssysteem en speelt tevens een belangrijke rol bij ontstekingsreacties. TNF veroorzaakt koorts door stimulatie van andere cytokinen, zoals IL-1. Tasonermin (tumornecrosefactor alfa-1a) kan na toediening leiden tot hemorragische necrose van de tumor(en). Tasonermin wordt geproduceerd via recombinant-DNA-technologie in de E. coli-bacterie.

10.2.2 Werkingsmechanismen

Tasonermin heeft verschillende werkingsmechanismen.
Directe remming van tumorcelproliferatie. Directe remming op de tumorcelvasculatuur met uiteindelijk microvasculaire trombose tot gevolg. Tevens vindt infiltratie in de tumor plaats van lymfocyten, monocyten en granulocyten.
Indirecte en directe immunomodulatie. Tasonermin heeft een grote invloed op de cellen die deel uitmaken van het immuunsysteem, zowel op het gebied van

proliferatie als activatie. Daarnaast heeft het een stimulerend effect op de aanmaak van cytokinen.

10.2.3 Toepassingen

Tasonermin is geïndiceerd bij wekedelensarcomen als neoadjuvante behandeling bij chirurgie ter verwijdering van de tumor om amputatie te voorkomen dan wel uit te stellen, of palliatief bij niet-operabele wekedelensarcomen van de ledematen in combinatie met melfalan (Alkeran®) door middel van licht hyperthermische geïsoleerde ledemaatperfusie (*isolated limb perfusion*; ILP).

10.2.4 Dosis en toediening

De totale dosis van tasonermin bedraagt 3 mg in de arm en 4 mg in het been. Tasonermin wordt vaak gebruikt in combinatie met melfalan bij een ILP; de melfalandosering moet worden berekend volgens de liter-volumemethode van Wieberdink, met een maximale dosis van 150 mg. Deze behandeling mag slechts in gespecialiseerde klinieken worden toegepast door teams van chirurgen die ervaring hebben met behandeling van sarcomen van de ledematen en ILP. Een intensivecare-unit dient beschikbaar te zijn en voorzieningen aanwezig om lekken van het geneesmiddel in de systemische circulatie te bewaken.

Tasonermin mag worden toegediend middels milde hyperthermische ILP. Chirurgisch verwijderen van het restant van de tumor dient zo mogelijk te worden uitgevoerd. Zo nodig kan een tweede ILP overwogen worden, zes tot acht weken na de eerste ILP. De eliminatiehalfwaardetijd bij de maximaal tolereerbare *intraveneuze* dosis ($150 \mu g/m^2$) bedroeg 15-30 minuten.

Wijze van toedienen

Na aansluiting van het ledemaat op het geïsoleerde circuit dient lekkage vanuit het ledemaat in het systemische circuit te worden gecontroleerd. Dit gebeurt door een radioactief gelabelde tracertechniek, stromingssnelheid en tourniquet worden hieraan eventueel aangepast. Tasonermin mag alleen worden toegediend indien de systemische lekkage minder dan 10% bedraagt. Op basis van temperatuursmetingen (tussen 38 °C en 39 °C gemeten in het distale subcutane weefsel van het ledemaat) wordt tasonermin toegediend als een bolusinjectie in de arteriële lijn van het circuit en circuleert gedurende 30 minuten in het ledemaat. Melfalan wordt daarna aan het circuit toegevoegd, de temperatuur gemeten in het tumorgebied wordt verhoogd tot 39 °C, maar niet hoger dan 40 °C, en circuleert gedurende 60 minuten. De duur van de totale perfusie is 90 minuten.

Daarna dient het ledemaat uitgewassen te worden met ten minste 2 liter Dextran 70 intraveneuze infusievloeistof of een vergelijkbare vloeistof totdat een heldere (roze, transparante) veneuze afvloeiing wordt verkregen.

10.2.5 Interacties

Combinaties met cardiotoxische middelen (bijvoorbeeld anthracyclines) dienen vermeden te worden, omdat de mogelijkheid bestaat dat tasonermin de cardiotoxiciteit verhoogt.

10.2.6 Houdbaarheid

Tasonermin is gedurende drie jaar houdbaar mits bewaard bij 2-8 °C. De chemische en fysische stabiliteit van de bereide oplossing is aangetoond tot 48 uur bij kamertemperatuur. Vanuit microbiologisch oogpunt moet het product onmiddellijk worden gebruikt.

10.2.7 Contra-indicaties

Voor tasonermin:
- overgevoeligheid voor het geneesmiddel of een van de hulpstoffen;
- zwangerschap en borstvoeding;
- ernstige hart- en vaatziekten, hartfalen (NYHA klasse-II, -III of -IV) en/of stollingsproblematiek;
- ernstige functiestoornis van de longen;
- beenmerg-, lever- of nierfunctiestoornis(sen);
- hypercalciëmie;
- recent of actief ulcus pepticum;
- ernstige ascites;
- gelijktijdig gebruik van cardiotoxische middelen en/of gebruik van bloeddrukverhogende middelen en anticoagulantia.

Voor ILP:
- ernstige ascites en/of ernstig lymfoedeem van het ledemaat;
- radioactieve tracermonitoring en ledemaathyperthermie;
- gestoorde bloedvatvoorziening distaal van de tumor; dit is in hoge mate afhankelijk van met de tumor samenhangende bloedvaten (vast te stellen met een arteriogram).

Voor de contra-indicaties van melfalan wordt verwezen naar de samenvatting van de productkenmerken van Alkeran®.

10.2.8 Bijwerkingen

Wanneer zich tijdens de perfusie symptomen van systemische toxiciteit voordoen, bijvoorbeeld koorts, hartritmestoornissen, shock/hypotensie, shocklong ARDS, dienen algemene ondersteunende maatregelen te worden toegepast en dient de patiënt onmiddellijk te worden overgebracht naar een intensivecareafdeling voor bewaking.

- Meest voorkomende bijwerkingen (> 10%):
  - cardiovasculair: hartritmestoornissen;
  - constutioneel: koude rillingen, koorts, grieperig gevoel, moeheid;
  - dermatologisch: huidverandering zoals erytheem en blaarvorming;
  - gastro-intestinaal: misselijkheid, braken;
  - infectie: (wond)infectie;
  - lymfogeen: oedeem ledemaat;
  - metabool: leverfunctiestoornissen;
  - neurologisch: zenuwbeschadiging ledemaat;
  - pijn: pijn in ledemaat.
- Ernstige bijwerkingen (CTC graad 3-4):
  - beenmerg: trombocytopenie, leukopenie;
  - cardiovasculair: hartritmestoornissen, hartfunctiestoornis;
  - constutioneel: koorts;
  - infectie: inclusief sepsis;
  - metabool: leverfunctiestoornissen;
  - neurologisch: zenuwbeschadiging ledemaat;
  - pulmonaal: ARDS.

Bij onvoldoende afsluiting van de lokale/regionale perfusie kunnen ten gevolge van lekkage van TNF naar de circulatie ernstige systemische bijwerkingen optreden zoals: beenmergdepressie, nier- en leverfunctiestoornissen.

10.2.9 Aandachtspunten

- Informeer de patiënt mondeling over tasonermin, de klinische periode en hoe te handelen bij optreden van symptomen.
- Bespreek de mogelijkheid van een langdurige herstelperiode na een perfusie.
- Voor het bestrijden van bijwerkingen zoals griepachtig gevoel, koude rillingen, koorts, gewrichtspijn en spierpijn kan paracetamol of andere pijnstilling worden voorgeschreven.
- Informeer de patiënt over het mogelijke verloop na de perfusie, hoe om te gaan met het behandelde ledemaat, preventieve maatregelen en bespreek eventuele complicaties.
- Schakel fysiotherapie in voor mobilisatie en oefeningen.
- Wees alert op veranderingen van het ledemaat, zoals roodheid en oedeemvorming.
- Pijn en ongemak beïnvloeden het sociale leven van de patiënt met als mogelijk gevolg een sociaal isolement. Daarbij kunnen mogelijk depressieve gevoelens optreden welke tijdig moeten worden gesignaleerd en op adequate wijze worden begeleid.

LITERATUUR

Battiato LA, Wheeler VS. Biologic and Targeted Therapy. In: Yarbro, C.H., Frogge, M.H., Goodman, M. (ed.) Cancer Nursing. Sudbury: Jones and Bartlett Publishers, 2005;510-588.
Rossi CR, Mocellin S, Pilati P, et al. TNF-Based Isolated Perfusion for Limb-Threatening Soft Tissue Sarcomas: State of the Art and Future Trends. Journal of Immunotherapy. 2003;26(4):291–300.
Samenvatting van de productkenmerken van Beromun®. Boehringen Ingelheim International GmbH 1999.

Websites
Alkeran® 1B-tekst op www.cbg-meb.nl
Beromun® 1B-tekst op www.emea.europa.eu

Deel 2b Targeted therapie

11 Inleiding targeted therapie

C.A.H.P. van Riel

De laatste jaren is de systemische behandeling van kanker in een stroomversnelling geraakt door de ontwikkeling van geneesmiddelen die zijn gericht tegen specifieke moleculaire doelwitten (target) in en op de tumorcel, of in de omgeving van de tumorcel.

Door deze specifieke aangrijpingspunten worden deze middelen vaak aangeduid als doelgerichte therapie oftewel targeted therapie.

Hierbij worden alleen díé cellen die het target hebben 'aangepakt'. Dit zijn met name de tumorcellen, en in mindere mate de gezonde cellen. Hierdoor worden de gezonde cellen vaker ontzien dan bij chemotherapie en er is sprake van een ander bijwerkingenprofiel.

Een van de eerste en bekendste doelgerichte therapieën is de anti-hormonale therapie met Tamoxifen. Targeted therapie zal veelal een aanvulling zijn op bestaande (standaard)behandelingen of er onderdeel van uitmaken.

11.1 BIOLOGIE VAN SIGNAALTRANSDUCTIE

Liganden zijn signaalmoleculen (eiwitten) die een belangrijke rol spelen in de groei en ontwikkeling van lichaamscellen. Bekende liganden zijn: vasculaire endotheliale groeifactor (VEGF), epidermale groeifactor (EGF) en de platelet-derivided growth factor (PDGF). Liganden worden door lichaamscellen en tumorcellen gemaakt en verspreiden zich via het bloed door het lichaam. Op de plaats van werking aangekomen, binden ze zich aan de bijpassende receptoren die zich op het oppervlakte van cellen bevinden. De ligand past dus als het ware als een sleutel in de receptor, het slot.

Deze groeifactorreceptoren maken deel uit van het celmembraan. Ze bestaan uit twee delen; het extracellulaire en intracellulaire deel. Als een ligand zich bindt aan de receptor die aan de buitenkant van het celmembraan zit (*extracellulaire domein*), zullen als reactie op die binding twee receptoren een paar vormen (dimerisatie) en wordt de receptor geactiveerd.

Na deze activatie wordt een keten van biochemische processen in de cel op gang gebracht. Het deel van de receptor dat aan de binnenkant van het celmembraan zit

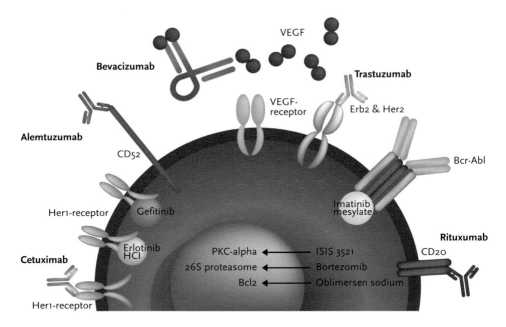

Figuur 11.1   Signaaltransductie

(*intracellulaire domein*), geeft via een pad van veel enzymen en eiwitten signalen door aan de celkern, waarna deze de cel aanzet tot proliferatie, differentiatie, angiogenese, apoptose, functie of motiliteit. Dit gehele proces heet *signaaltransductie*.

Welk biochemisch proces op gang wordt gebracht is afhankelijk van welke receptor en welke bijbehorende *pathway* (het gehele pad van activatie) geactiveerd wordt (zie figuur 11.1).

Als bijvoorbeeld de VEGF zich bindt aan de vasculaire endotheliale groeifactorreceptor (VEGFR), zal hierdoor nieuwvorming van bloedvaten gestimuleerd worden.

11.2 ONTSTAAN VAN KANKER

Kanker ontstaat doordat er na elkaar een aantal genetische veranderingen in een voorheen normale cel optreden. Dit leidt vaak tot het ontstaan van ontregelde pathways, waardoor de signaaltransductie voortdurend geactiveerd is en de cel ongeremd kan blijven groeien en delen. Het aantal groeifactorreceptoren op een celoppervlakte kan toenemen (overexpressie), en als de groeifactoren zich binden aan al deze receptoren, zullen deze te vaak het proces van signaaltransductie in gang zetten. Ook kan er sprake zijn van een intracellulaire mutatie in de keten van enzymen en eiwitten die betrokken is bij de signaaltransductie.

11.2.1 **Targeted therapie**

Targeted therapieën kunnen op verschillende plaatsen ingrijpen binnen het proces van signaaltransductie, te weten het 'wegvangen' van de liganden of het blokkeren van de receptoren. Hierdoor wordt de signaaltransductie, van celmembraan tot celkern, geblokkeerd.

Het doel van targeted therapie is één of meerdere van de moleculaire ontsporingen (overexpressie of mutatie) tegelijk te corrigeren. Op hoeveel verschillende signaaltransductieprocessen een product inwerkt, hangt af van de samenstelling en het werkingsmechanisme van het desbetreffende middel.

Onderverdeling targeted therapie

Targeted therapie is onder te verdelen in monoklonale antilichamen en tyrosinekinaseremmers (small-molecules).

Monoklonale antilichamen zijn eiwitten die zich aan de ligand of aan het extracellulaire domein van de receptor binden. Met tyrosinekinaseremmers wordt daarentegen de signaaltransductie in het intracellulaire gedeelte van de receptor geremd.

Veel van de nieuwe middelen die onder targeted therapie vallen worden in onderzoeksverband toegepast. In dit boek worden alleen die middelen en indicaties besproken die geregistreerd zijn.

LITERATUUR

Desar IME; Herpen CML van. Optimale dosering en toedieningsschema van angiogeneseremmers, Angiogenese journaal 2008;1:2-7.
Sorafenib, samenvatting van de productkenmerken, Bayer BV Health Care, sept 2006.
Sunitinib, samenvatting van de productkenmerken, Pfizer BV, sept 2006.

12 Monoklonale antilichamen

H.A. Mallo en D.M. Batchelor

12.1 INLEIDING

Zoals eerder beschreven in hoofdstuk 2, verlopen celprocessen in het lichaam via signaaltransductie. Dit is een intracellulair proces dat bijvoorbeeld leidt tot proliferatie van een cel of angiogenese. De aanzet tot dit proces wordt extracellulair gegeven, doordat liganden (signaalmoleculen) binden aan receptoren op het oppervlak van de cel. Het gevolg van deze ligand-receptorinteractie is paarvorming van receptoren – dimerisatie – en het intracellulair op gang komen van het proces van signaaltransductie. Ditzelfde principe ligt ook ten grondslag aan groei van tumorcellen en vorming van nieuwe bloedvaten.

Monoklonale antilichamen zijn eiwitten die specifiek kunnen binden aan bepaalde antigenen, receptoren of liganden. Zij zijn in staat om door binding aan liganden en receptoren een ligand-receptorinteractie te voorkomen en door binding aan antigenen bijvoorbeeld apoptose te initiëren. Daarnaast kunnen zij in sommige gevallen tevens een immuunrespons opwekken.

Bovenstaande impliceert dat voor de behandeling met een monoklonaal antilichaam de specifieke bijbehorende antigenen of receptoren aanwezig dienen te zijn op de tumorcel of dat bepaalde liganden een belangrijke rol moeten spelen bij een specifieke soort tumor.

12.1.1 Produceren van monoklonale antilichamen

Hybridomatechnologie

In de jaren zeventig van de twintigste eeuw ontwikkelden Köhler en Milstein de hybridomatechnologie. Hiermee konden zij monoklonale antilichamen produceren die specifiek gericht zijn tegen een vreemd antigeen. De technologie is in het midden van de jaren '80 voor verdere therapiedoeleinden verbeterd. Deze technologie houdt in dat bij een muis (meestal) tumorcellen of antigenen worden geïnjecteerd. Het immuunsysteem van de muis herkent deze als lichaamsvreemd en produceert hiertegen antilichamen, waarna na enige tijd de milt wordt verwijderd. De milt bevat B-lymfocyten die antilichamen produceren gericht tegen de ingespoten tumorcellen of antigenen. De B-lymfocyten worden getransformeerd tot cellen die een continue kweekvijver (hybridoma) zijn die specifieke antilichamen produceren: monoklonale antilichamen.

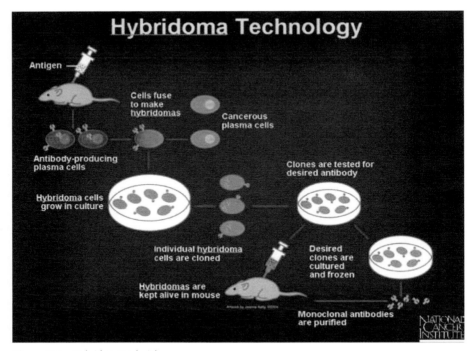

Figuur 12.1   Hybridomatechniek

Recombinant-DNA-technologie

Een andere belangrijke mogelijkheid voor het produceren van monoklonale anti-lichamen is de recombinant-DNA-technologie. Bij deze techniek kunnen stukjes menselijk DNA, de erfelijke codering voor eiwitten, in het DNA van bacteriën worden ingebouwd. Het gevolg hiervan is dat deze bacteriën menselijk eiwit kunnen gaan produceren. Op deze manier kunnen grote hoeveelheden eiwitten worden geproduceerd die wat betreft hun biochemische en biologische activiteit vrijwel identiek zijn aan in het menselijk lichaam voorkomende eiwitten.

12.1.2 Toepassingen

Monoklonale antilichamen kunnen worden gebruikt voor diagnostische en thera-peutische toepassingen. Voor diagnostische doeleinden kunnen door koppeling van een laagradioactieve stof aan een monoklonaal antilichaam antigeendragende tumorcellen radioactief worden gelabeld, waarna zij zichtbaar kunnen worden ge-maakt met een gammacamera. Voor therapeutische doeleinden is het mogelijk om conjugaten zoals cytostatica en toxinen aan het monoklonaal antilichaam te koppelen. Het doel hiervan is om het therapeutische middel dicht bij de tumorcel te brengen, na binden aan de tumorcel kan het conjugaat ter plaatse zorgdragen voor vernietiging van de tumorcel. Er kan ook een radioactief deeltje gekoppeld worden aan het monoklonaal antilichaam; dit wordt radio-immunotherapie ge-noemd (RIT). Het monoklonaal antilichaam transporteert het radioactieve deeltje naar de maligne cellen waarna het radioactieve deeltje in staat wordt gesteld om door middel van straling de maligne cel – waaraan het antilichaam zich heeft gebonden – én maligne cellen in de nabije omgeving te doden, het zogenoemde *cross-fire effect*. De mate waarin maligne cellen in de nabije omgeving worden gedood hangt af van het gebruikte radio-isotoop. Een voordeel van deze methode is dat heterogeniteit van antigenen wordt omzeild. Daarnaast kunnen monoklonale antilichamen ook worden gebruikt om een binding tot stand te brengen tussen de antigeendragende tumorcel en het cellulaire gedeelte van het immuunsysteem. Dit noemt men bi-specifieke monoklonale antilichamen.

12.1.3 **Beperkingen**

Het gebruik van monoklonale antilichamen in de toepassingen bij hematologische maligniteiten en solide tumoren is aan een aantal beperkingen onderhevig. Monoklonale antilichamen zijn gemaakt voor een specifiek antigeen. Een tumor bestaat echter vaak uit een heterogene populatie van cellen en dus ook heterogene antigenen. Tumorantigenen kunnen veranderen, maar ook volledig verdwijnen, zodat zij niet meer herkenbaar zijn. Het afscheiden van tumorantigenen – 'shed' – kan tot gevolg hebben dat antilichamen worden gebonden op plaatsen ver van de tumor waardoor het beoogde effect niet wordt bereikt. Dit gegeven is een reden om bijvoorbeeld bij trastuzumab te starten met een oplaaddosis en om bij radio-immunotherapie eerst voor te behandelen met rituximab alvorens het radioactieve middel te geven. In een solide tumormassa dienen 'grote' afstanden te worden afgelegd waardoor een monoklonaal antilichaam afhankelijk van de grootte ervan langzaam kan doordringen in de tumor. Hierdoor wordt het centrale deel mogelijk pas later bereikt. Daarnaast kan een verhoogde interstitiële druk in de tumor ervoor zorgen dat door druk naar buiten toe het centrale deel van de tumor moeilijker wordt bereikt. Door een heterogene bloedvatopbouw is de bereikbaarheid van tumorcellen in een solide tumormassa soms moeilijk, waardoor het verzadigen van de bindingsplaatsen bemoeilijkt kan worden.

Een aantal monoklonale antilichamen bestaat gedeeltelijk uit een muiseiwit. Eén van de nadelen hiervan is dat ze door een mens als lichaamsvreemd kunnen worden herkend, waarbij als reactie antistoffen worden gevormd: human anti mouse antibodies (HAMA) of human anti chimeric antibodies (HACA). Dit kan het monoklonaal antilichaam ineffectief maken, de eliminatiehalfwaardetijd van het antilichaam veranderen en zelfs tot anafylactische reacties leiden. Om dit te voorkomen worden deze antilichamen tegenwoordig vaak gehumaniseerd, dat wil zeggen dat slechts een zeer klein gedeelte – het antigeen bindende deel – nog van de muis afkomstig is. Dit neemt niet weg dat een reactie altijd mogelijk blijft. De eerste volledig humane antilichamen in de oncologie zullen binnenkort worden geregistreerd.

De oorsprong van het monoklonale antilichaam kan uit de generieke naam worden afgeleid:

- 'momab':   100% muis: murien
- 'ximab':   60 - 95%   chimeer

- 'zumab':   95 - 98%   gehumaniseerd
- 'umab':   100% gehumaniseerd: humaan

12.1.4 Bijwerkingen

De toxiciteit is afhankelijk van de werking van het middel: welk monoklonaal antilichaam wordt er gebruikt. Daarnaast spelen de wijze van toediening, het doseringsschema, de dosis en eventuele premedicatie een rol. Toxiciteit van behandelingen met geconjugeerde monoklonale antilichamen is afhankelijk van het gebruikte monoklonale antilichaam en het gebruikte conjugaat. Indien het monoklonaal antilichaam is geconjugeerd met een radioactief middel, dan is toxiciteit mede stralingsdosisafhankelijk en kan bijvoorbeeld beenmergsuppressie ontstaan. Geconjugeerde toxinen kunnen bijvoorbeeld leiden tot oedeemvorming ten gevolge van een gestoorde vochtbalans en/of capillaire leaksyndroom en beenmergsuppressie.

Specifieke acute bijwerkingen van monoklonale antilichamen die tijdens de eerste toedieningen kunnen optreden zijn allergische reacties, een cytokine releasesyndroom (CRS) en tumorlysissyndroom (TLS).

Langetermijnbijwerkingen die op kunnen treden bij bepaalde monoklonale antilichamen zijn bijvoorbeeld beenmergsuppressie en cardiale toxiciteit. Hiermee dient rekening te worden gehouden gedurende de periode van follow-up.

In zeldzame gevallen kan twee tot vier weken na de start van de behandeling serumziekte ontstaan. Bij serumziekte ontstaan immuuncomplexen van het monoklonale antilichaam met door het lichaam zelf ontwikkelde antigenen in weefsels.

De symptomen zijn: urticaria, jeuk, spier en gewrichtspijn. Behandeling met een hoge dosering corticosteroïden kan geïndiceerd zijn, hoewel de symptomen ook zonder behandeling na verloop van tijd verdwijnen.

12.1.5 Aandachtspunten

- Bij de behandeling met een monoklonaal antilichaam is het belangrijk om protocollair te werken. Hierin dient informatie te staan over het monoklonale antilichaam zelf (soort monoklonaal antilichaam, bijwerkingen en interventies), hoe het toegediend moet worden (dosering, eventuele testdosis, oplaaddosis, opbouwdosis en snelheid infusie) en welke voorzorgsmaatregelen nodig zijn (controle vitale functies, observatieperiode, eventuele premedicatie, noodmedicatie).
- De behandeling moet plaatsvinden onder medisch toezicht en er dienen op de afdeling reanimatiefaciliteiten aanwezig te zijn om in geval van een ernstige anafylactische reactie adequaat te kunnen handelen. Bij de eerste toediening dient noodmedicatie aanwezig te zijn en een tweede infuuslijn te zijn aangesloten om te kunnen gebruiken in geval van een reactie. Infuusgerelateerde symptomen kunnen vaak worden beïnvloed door de infusiesnelheid. In overleg met de behandelend arts kan deze worden aangepast: hierbij dient men

alert te zijn op bewaar- en gebruiktijden van de medicatie, omdat deze na bereiding van korte duur kunnen zijn.

- Tijdens en na de toediening dient er zorg te worden gedragen voor een goede monitoring en observatie en moet men alert zijn op acute bijwerkingen.

LITERATUUR

Jurcic JG, Mulford DA, Scheinberg DA. Monoclonal Antibody Therapy of Cancer. In: Kaufman, H.L., Wolchok, J.D. (eds). General Principles of Tumor Immunotherapy. Dordrecht: Springer, 2007:321-342.

Rader C, Bishop MR. Monoclonal Antibodies in Cancer Therapy. In: Kaufman, H.L., Wolchok, J.D. (eds). General Principles of Tumor Immunotherapy. Dordrecht: Springer, 2007:453-484.

Harris M. Monoclonal antibodies as therapeutic agents for cancer. Lancet Oncol 2004;5(5):292-302. Review.

Borchman P, Engert A. Therapeutic monoclonal antibodies. In: Young, A., Rowett, L., Kerr, D. (eds) Cancer Biotherapy. Oxford: Oxford University Press Inc New York, 2006:151-170.

Mallo HA, Batchelor DM, Haanen JBAG. Immuno-/biotherapie in Oncologie. In: Klaren, A.D., Meer, C.A. van der (red.) Oncologie. Houten: Bohn Stafleu van Loghum, 2004: 223-263.

12.2 TRASTUZUMAB (HERCEPTIN®)

D.M. Batchelor en H.A. Mallo

12.2.1 Algemene beschrijving

Trastuzumab is een gehumaniseerd monoklonaal antilichaam dat zich specifiek richt op de humane epidermale groeifactorreceptor-2 (HER2). HER2 behoort tot de epidermale groeifactorreceptor-familie (EGFR). Deze komen tot expressie op gezonde epitheliale lichaamscellen en kunnen door celmutatie tot *overexpressie* komen bij bepaalde tumorcellen. Deze receptoren zijn betrokken bij de celproliferatie.

HER2 komt in 20-30% tot overexpressie bij borstkanker. Overexpressie van HER2 is een slechte *prognostische factor*: het wordt geassocieerd met snelle tumorgroei, een toenemend risico op een recidief en met een verkorte overleving. Ook lijkt het een prognostische factor te zijn voor sommige andere behandelingen zoals hormonale therapie. Trastuzumab wordt geproduceerd via de *hybridomatechniek* (zie paragraaf 12.1.1).

12.2.2 Werkingsmechanisme

Trastuzumab bindt selectief aan het extracellulaire domein van HER2-receptor. Na binding wordt het proces van signaaltransductie geblokkeerd doordat signaalmoleculen die na binding aan de HER-2 aanzetten tot signaaltransductie niet meer kunnen binden aan deze receptor. Hierdoor wordt proliferatie van tumorcellen geremd. Daarnaast is er een remming op de angiogenese en remming van afsplitsing van het extracellulaire domein (ECD) van de HER2-receptor. Doordat trastuzumab zich bindt aan de tumorcel wordt deze weer herkenbaar voor het immuunsysteem en vindt een immuunrespons plaats door middel van antibody-de-

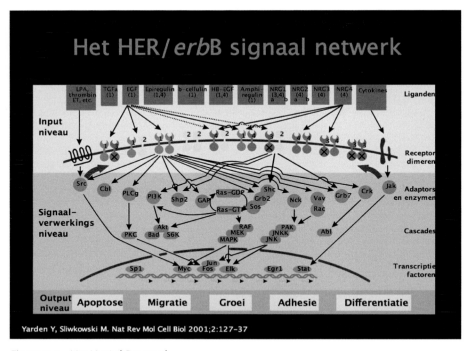

Figuur 12.2   Het Her/erbB-netwerk

pendent cell-mediated cytotoxicity (ADCC) en complement-dependent cytotoxicity (CDC).

HER2-overexpressie

Trastuzumab dient uitsluitend te worden gebruikt bij patiënten bij wie de tumoren een overexpressie van HER2 óf HER2-*genamplificatie* hebben. HER2-overexpressie kan worden vastgesteld met behulp van een op *immunohistochemie* (IHC) gebaseerde beoordeling. De uitslag hiervan dient 3+ te zijn. Bij een uitslag van 2+ dient een tweede test te worden gedaan middels *fluorescentie in situ hybridisatie* (FISH) of *chromogene in situ hybridisatie* (CISH). Hiervan dient de uitslag positief te zijn. Ook kan een direct verrichte FISH- of CISH-test uitsluitsel geven over HER2-status. De FISH-methode is de meest betrouwbare test (HercepTest®/Pathyvision®). De tests dienen te worden uitgevoerd in gekwalificeerde laboratoria.

12.2.3 Toepassingen

Behandeling met trastuzumab is geïndiceerd voor patiënten met gemetastaseerd mammacarcinoom die een overexpressie van HER2 vertonen:

- als monotherapie voor de behandeling van díe patiënten die eerder zijn behandeld met ten minste twee chemotherapieënschema's die een anthracyclinederivaat en een taxaan hebben bevat, tenzij patiënten niet geschikt waren voor deze therapieën; ook dienen patiënten niet (meer) in aanmerking te komen voor hormoontherapie;

- in combinatie met paclitaxel voor de eerstelijnsbehandeling van die patiënten voor wie een anthracyclinederivaat niet geschikt is;
- in combinatie met docetaxel voor de behandeling van die patiënten die voor hun gemetastaseerde aandoening niet zijn behandeld met chemotherapie;
- in combinatie met een aromataseremmer voor de behandeling van postmenopausale patiënten met hormoonreceptorpositieve gemetastaseerde borstkanker, die niet eerder behandeld zijn met trastuzumab.

Primair gediagnosticeerd HER2-positief mammacarcinoom

Als adjuvante behandeling aansluitend op operatie, chemotherapie (neoadjuvant of adjuvant) en radiotherapie (mits van toepassing), wekelijks gedurende één jaar gegeven of tot de ziekte opnieuw optreedt.

12.2.4 Dosis en toediening

Voor het wekelijks schema van trastuzumab is de aanbevolen dosis 4 mg/kg als oplaaddosis gevolgd door onderhoudsdosering van 2 mg/kg. In de adjuvante behandeling kan tevens trastuzumab als driewekelijks schema worden toegediend, waarbij een aanbevolen dosering van 8 mg/kg als oplaaddosis wordt gevolgd door een onderhouddosering van 6 mg/kg.

De HER2-receptor bestaat gedeeltelijk uit het extracellulaire domein (ECD) waaraan trastuzumab zich bindt. Tumorcellen zijn in staat om een deel van het aanwezige ECD af te scheiden ('shed') en dit komt vrij terecht in de circulatie. Trastuzumab bindt hier ook aan en wordt dus voor een deel uitgescheiden zonder dat het effectief heeft kunnen zijn. Met dit fenomeen wordt rekening gehouden door de hogere oplaaddosis, daarna wordt overgegaan op een onderhoudsdosis. De oplaaddosis wordt gegeven bij de eerste toediening van trastuzumab (of na een onderbreking van de behandeling met meer dan een week).

De eliminatiehalfwaardetijd van trastuzumab bedraagt bij gebruik van de aanbevolen dosis ongeveer 28,5 dagen (25,5-32,8 dagen). De lange eliminatiehalfwaardetijd ondersteunt tevens driewekelijkse toedieningen.

Het eerste infuus trastuzumab dient in 90 minuten te worden toegediend. Als deze eerste dosis goed verdragen wordt zonder infuusgerelateerde bijwerkingen, kunnen volgende toedieningen worden verkort naar 30 minuten. Indien er wel bijwerkingen optreden mag de infuustijd niet worden verkort totdat de dosis goed wordt verdragen.

Indien de patiënt een dosis trastuzumab mist met meer dan een week verschil, zou opnieuw een oplaaddosis trastuzumab gegeven moeten worden.

Dosisaanpassing of stoppen van de behandeling

Dosisaanpassingen worden niet aanbevolen: indien ernstige bijwerkingen optreden kan de toediening van trastuzumab tijdelijk gestopt worden. De infusie kan worden hervat wanneer de symptomen verminderen.

De behandeling met trastuzumab dient te worden voortgezet totdat de patiënt klinisch geen baat meer heeft bij behandeling, totdat onacceptabele toxiciteit optreedt of tot het aantal afgesproken kuren is gegeven.

Bij het stopzetten van de behandeling bij onacceptabele toxiciteit kan de behandeling weer herstart worden na beoordeling van het herstel van de toxiciteit door de arts.

12.2.5 Interacties

Er dient geen vermenging van trastuzumab met andere medicatie of glucose 5% plaats te vinden en geen toediening van andere medicatie via dezelfde lijn; wanneer een combinatie van medicatie samen met trastuzumab moet worden toegediend, moet de lijn eerst gespoeld worden met een isotone zoutoplossing, alvorens met de volgende medicatie te starten. Er is een interactie tussen trastuzumab en glucose 5%.

Het gebruik van trastuzumab in combinatie met anthracyclinederivaten (epirubicine of doxorubicine) wordt in verband gebracht met een verhoogd risico op cardiotoxiciteit en wordt dan ook niet aanbevolen. De combinatie met anthracyclinen is onderzocht maar in verband met cardiale toxiciteit niet geregistreerd. In individuele gevallen kan hier door een arts van worden afgeweken.

Er is een verhoogd risico op bloeding bij patiënten die gelijktijdig worden behandeld met warfarine.

12.2.6 Metabolisme

Trastuzumab wordt waarschijnlijk uitgescheiden via de nieren. Het immuunsysteem zorgt voor het opruimen en de klaring van de afvalstoffen (door ADCC) met name door de fagocyten.

12.2.7 Contra-indicaties

- Overgevoeligheid voor trastuzumab, muiseiwitten of een der hulpstoffen is de enige absolute contra-indicatie.
- Gebaseerd op het werkingsmechanisme van trastuzumab en het ontbreken van gegevens is het gebruik gecontra-indiceerd bij zwangeren of vrouwen die borstvoeding geven.
- Tijdens en gedurende zes maanden na de laatste toediening geen borstvoeding geven.
- Er zijn geen gegevens bekend over het gebruik van trastuzumab bij ouderen en kinderen.
- Extra voorzichtigheid is geboden bij patiënten met ademnood in rust te wijten aan complicaties ten gevolge van een voortgeschreden maligniteit of bij wie aanvullende zuurstoftoediening is vereist. Deze hebben een verhoogde kans op een fatale infuusreactie.
- Extra voorzichtigheid is geboden bij patiënten met nier en/of leverfunctiestoornissen en/of een cardiale voorgeschiedenis of ouderen met een verhoogd risico op hartziektes.

12.2.8 Bijwerkingen

- Meest voorkomend (> 10%)
  - dermatologisch: rash;
  - gastro-intestinaal: diarree, misselijkheid en braken;
  - constitutioneel: buikpijn, astenie, pijn op de borst, rillingen, koorts, hoofd-pijn, pijn;
  - spier- en botstelsel: artralgie, myalgie.
- Ernstig (CTC graad 3-4):
  - allergische reacties: dyspnoe, hypotensie, piepende ademhaling, broncho-spasmen, tachyacardie en ademnood; anafylaxie en anafylactische shock, urticaria en angio-oedeem.
- Ernstige pulmonale gebeurtenissen:
  - pulmonale infiltraten, pneumonie, pulmonale fibrose, pleurale effusie, ademnood, acuut pulmonaal oedeem en acute respiratory distress syndro-me (ARDS) ademhalings-insufficiëntie;
  - cardiale toxiciteit: een verminderde ejectiefractie en tekenen en sympto-men van hartfalen zoals dyspnoe, orthopnoe, toegenomen hoest, pulmo-naal oedeem en S3-galopritme.

12.2.9 Aandachtspunten

- Informeer de patiënt schriftelijk en mondeling over trastuzumab, de te ver-wachten bijwerkingen en verstrek de brochure met informatie voor patiën-ten.
- Informeer de patiënt hoe te handelen indien klachten ontstaan en benadruk het zo snel mogelijk melden van koorts en kortademigheid om verergering te voorkomen.
- Geef adviezen over de omgang met de bijwerkingen, rekening houdend met onder andere leeftijd, het aanpassingsvermogen en de levensstijl van de pa-tiënt.
- Bespreek het belang van regelmatige controles van bloed en hartfunctie (LVEF).
- Tijdens de eerste twee toedieningen is de kans op allergische reactie het grootst en dient de bereikbaarheid van de arts gewaarborgd te zijn. Na deze toedieningen wordt de kans op een reactie nihil geacht.
- Voorzieningen voor allergische reacties moeten vooraf aan de start van de infusie tot zes uur na beëindiging van de infusie beschikbaar zijn: zuurstof, bèta-agonisten, bronchusverwijdende middelen en corticosteroïden (bijvoor-beeld adrenaline, salbutamol).
- De meeste kans op allergische reacties is tot zes uur na start van de eerste toediening van trastuzumab, maar deze kunnen tot zes dagen na toediening plaatsvinden. Patiënten moeten hiervoor gewaarschuwd worden en worden geïnstrueerd om direct contact op te nemen met hun behandelend arts.
- Standaard controles van vitale functies, zoals bloeddruk, pols, temperatuur en ademhalingsfrequentie dienen plaats te vinden voorafgaand aan de toe-

diening van trastuzumab, aan het einde van de trastuzumabinfusie en vlak voordat de patiënt naar huis gaat. Indien er afwijkende resultaten worden gevonden dient te worden overlegd met de arts.

■ Bij het optreden van een allergische reactie wordt de toediening onderbroken en na overleg met de arts gestart met medicamenteuze behandeling om de klachten te verbeteren. Als de klachten verdwenen zijn, kan de trastuzumab-infusie hervat worden. Let op bij vervolgkuren!

■ Door de langdurige behandeling met trastuzumab (maanden tot jaren) is goede (psychosociale) begeleiding belangrijk.

■ In de registratieonderzoeken werd paclitaxel of docetaxel op de dag volgend op de eerste dosis trastuzumab toegediend (voor de dosis, zie de samenvatting van de productkenmerken van paclitaxel of docetaxel) en onmiddellijk na de vervolgdoses trastuzumab indien de eerste keer goed verdragen.

Patiëntenbrochures

KWF-brochure: Immunotherapie en monoklonale antilichamen bij kanker.
Roche: patiënteninformatie en persoonlijk dagboek Herceptin®.

LITERATUUR

Cancer Care Ontario. Trastuzumab. Cancer Care Ontario Drug Formulary. Accessed on-line on January 10th, 2007 op http://www.cancercare.on.ca/pdfdrugs/trastuzumab.pdf.

Delord JP, Allal C, Canal M et al. Annals of Oncology 2005;16(12):1889-1897.

Dinh P, Azambuja E de, Piccart-Gebhart MJ. Current Challenges in Human Epidermal Growth Factor Receptor-2-positive Breast Cancer – Treating Disease Progression. A report in European Oncological Diseases. Geaccessed op 10 january, 2008 http://www.touchoncological-disease.com/download.cfm?type=art&type_id=7363.

IB-tekst. Herceptin . Roche, 2007.

Jacobs, TW, Gown AM, Yaziji H et al. Specificity of HercepTest® in determining HER-2/neu status of breast cancers using the United States Food and Drug Administration-approved scoring system. J Clin Oncol 1999;17(7):1983-7.

Lexicomp, 2007. Trastuzumab. Merck on-line. Geaccest op 10 januari 2008 van http://www.merck.com/mmpe/lexicomp/trastuzumab.html.

Farmacotherapeutisch Kompas, 2007. Herceptin®. Geaccest op 10 januari 2008 van http://www.fk.cvz.nl/default.asp?soort=tekst&naam=inl%20geneesmiddelen%20tijdens%20zwanger-schap%20lactatie.

Sadée W. Using Genetic Information to Optimize Drug Therapy Medscape. Pharmacotherapy 2, 2 Medscape Portals, Inc. op http://bcbsma.medscape.com/viewarticle/408597.

Viani GA, Afonso SL, Stefano EJ, et al. Adjuvant trastuzumab in the treatment of her-2-positive early breast cancer: a meta-analysis of published randomized trials. BMC Cancer 2007;153(7):1-11.

Piccart-Gebhart MJ. Trastuzumab after Adjuvant Chemotherapy in HER2-Positive Breast Cancer. New England Journal of Medicine 2007;353(16): 1659-1672.

Websites

www.Roche.nl
www.Herceptin.com
www.pathvysion.com
http://www.dakousa.com
http://www.gene.com/gene/products/information/oncology/herceptin/

12.3 ALEMTUZUMAB (MABCAMPATH®)

C.A.M. Huisman en G. Dijkzeul

12.3.1 Algemene beschrijving

Alemtuzumab behoort tot de groep gehumaniseerde monoklonale antilichamen en richt zich specifiek op het CD52-antigeen dat tot expressie komt op bijna alle normale en maligne B- en T-cellen. Het antilichaam wordt geproduceerd via recombinant-DNA-technologie in een cellijn (oorspronkelijk afkomstig uit het ovarium van een Chinese hamster) in een kweekmedium.

12.3.2 Werkingsmechanisme

Na binding aan het CD52-antigeen ontstaat een zeer specifieke en effectieve immuunreactie tegen cellen waaraan alemtuzumab gebonden is, met als gevolg vernietiging van de (CD52+)tumorcellen.

Deze immuunrespons kan volgens de volgende principes plaatsvinden:

- complementactivatie waardoor celdood plaatsvindt (CDC);
- antilichaamafhankelijke celgemedieerde celdood door geactiveerde cytotoxische T-cellen, macrofagen en NK-cellen (ADCC);
- vervroegd of versneld intreden van de geprogrammeerde celdood (apoptose).

12.3.3 Toepassingen

Alemtuzumab is geïndiceerd voor de behandeling van patiënten met B-cel chronische lymfatische leukemie (B-CLL) die om welke reden dan ook niet in aanmerking komen voor een behandeling met fludarabine in combinatie met chemotherapie. Zeldzamere indicaties zijn het gebruik van alemtuzumab bij ernstige graft-versus-hostziekte (GVHZ, na stamceltransplantatie), bij een recidief acute lymfoblastaire leukemie (ALL) of bij een T-cel-prolymfocytenleukemie.

12.3.4 Dosis en toediening

De aanbevolen dosering is 30 mg, drie maal per week via intraveneuze infusie of subcutane injecties. Om infusiegerelateerde reacties te voorkomen dient alemtuzumab tijdens de eerste behandelingsweek in oplopende dosis (opbouwschema) te worden toegediend.

De eerste dag wordt gestart met 3 mg alemtuzumab. Indien deze dosering goed wordt verdragen wordt de volgende dag 10 mg alemtuzumab toegediend. De derde dag wordt de maximale dosering van 30 mg toegediend. Indien de volledige dosis van 30 mg goed wordt verdragen, zal de patiënt worden behandeld in een serie van drie dagen per week, bij voorkeur op maandag, woensdag en vrijdag. Bij de meeste patiënten kan dosisverhoging binnen drie tot zeven dagen plaatsvinden, wanneer echter een van de dosisniveaus niet wordt getolereerd dienen de toedieningen dagelijks te worden herhaald tot deze goed wordt verdragen. Pas daarna kan de dosis verder worden verhoogd.

Wijze van toediening

Intraveneus

Alemtuzumab wordt in 100 ml NaCl 0,9% of 5% glucose-oplossing toegediend via een intraveneuze lijn, uitsluitend bestemd voor de toediening van alemtuzumab en onder directe bereikbaarheid van een arts. De bereide infusieoplossing mag niet worden toegediend door middel van een intraveneuze injectie of bolus. Bij voorkeur toe te dienen via een infuuspomp met een inloopsnelheid van 50 ml/uur. Iedere infusie duurt ongeveer twee uur.

Premedicatie, bestaande uit een koortswerend middel en een antihistaminicum, bijvoorbeeld paracetamol en clemastine, moet altijd 30-60 minuten voorafgaand aan iedere infusie met alemtuzumab worden toegediend. Indien er sprake is van ernstige infusiegerelateerde bijwerkingen gedurende het opbouwschema, wordt aanbevolen hydrocortison 100-200 mg (of equivalent) 30-60 minuten voorafgaande aan elke alemtuzumabinfusie toe te dienen. Dit is meestal uitsluitend in de eerste behandelingsweek noodzakelijk.

Subcutaan

Alemtuzumab kan tevens subcutaan worden toegediend. Het opbouwschema is identiek aan het schema dat wordt toegepast voor intraveneuze toedieningen. Het product wordt nu echter zonder oplossing toegediend. Hematologische bijwerkingen en het effect van de behandeling zijn hetzelfde. Wel treden er aanzienlijk minder toedieningsgerelateerde bijwerkingen op en deze zijn minder hevig vergeleken met intraveneuze toediening. Het wordt aanbevolen ook bij subcutane toediening premedicatie te geven.

Dosisaanpassing en stoppen behandeling

De duur van een gehele behandeling is maximaal twaalf weken, afhankelijk van respons op de therapie en het ontstaan van onacceptabele bijwerkingen. Nadat het bloed vrij is van maligne lymfocyten, dient men het effect verder te volgen in het beenmerg. Zodra er geen verbetering in beenmergrespons meer kan worden waargenomen, dient de behandeling te worden gestaakt.

Indien sprake is van ernstige hematologische toxiciteit of het optreden van ernstige infecties, dient de behandeling met alemtuzumab te worden gestaakt totdat de bijwerkingen acceptabel zijn of zijn verdwenen. Als de behandeling met alemtuzumab langer dan zeven dagen wordt gestopt, moet bij herstarten het opbouwschema worden gehanteerd.

Behandeling met alemtuzumab dient permanent gestopt te worden indien een auto-immune anemie of trombopenie ontstaat.

De eliminatiehalfwaardetijd van alemtuzumab is 23-30 uur.

12.3.5 Interacties ·

Andere geneesmiddelen mogen niet aan de alemtuzumaboplossing voor intraveneuze infusie worden toegevoegd en niet gelijktijdig via dezelfde infuuslijn inlopen.

Alemtuzumab mag niet worden toegediend binnen drie weken voorafgaand aan of na toediening van chemotherapeutica (in verband met herstel van bloedwaarden).

Gedurende een periode van ten minste twaalf maanden na een behandeling met alemtuzumab mogen patiënten geen levende virale vaccins toegediend krijgen.

12.3.6 Houdbaarheid

Alemtuzumab bewaren tussen 2-8 °C (niet in de vriezer).

Alemtuzumab bevat geen antimicrobieel conserveermiddel, daarom moet zorgvuldigheid in acht worden genomen om de steriliteit van de oplossing te verzekeren. Na bereiding van de oplossing moet alemtuzumab binnen acht uur worden gebruikt. Het product blijft acht uur na bereiding – indien bewaard bij 2-8 °C – chemisch stabiel. De infuuszak dient tegen licht (daglicht) beschermd te worden. Voor de opgetrokken inhoud van de flacon in een spuit voor subcutane toediening gelden dezelfde condities.

12.3.7 Contra-indicaties

- Overgevoeligheid voor alemtuzumab of muriene eiwitten (afkomstig van muizen) of een van de hulpbestanddelen van het product.
- Patiënten met actieve systemische infecties en/of besmet met hiv.
- Patiënten met actieve secundaire maligniteit.
- Zwangerschap en vrouwen die borstvoeding geven. Vrouwen en mannen in de vruchtbare leeftijd dienen tijdens de behandeling en gedurende zes maanden na beëindiging van de behandeling met alemtuzumab effectieve anticonceptieve maatregelen te nemen.
- Kinderen < 17 jaar.
- Extra voorzichtigheid is geboden bij patiënten met ischemische hartziekte, angina pectoris en/of patiënten die antihypertensiva gebruiken. Bij patiënten die alemtuzumab hebben gekregen heeft zich hypotensie van voorbijgaande aard voorgedaan.

12.3.8 Bijwerkingen

Acute infusiegerelateerde bijwerkingen (koude rillingen, hypotensie, koorts, kortademigheid, huiduitslag) treden regelmatig op en verdwijnen veelal na de eerste behandelingsweek. Milde of matige infusiegerelateerde bijwerkingen reageren gewoonlijk goed op een verlaging van de infusiesnelheid of het tijdelijk stopzetten van de infusie. Na verbetering van de symptomen kan de infusie worden hervat met de helft van de voorgaande infusiesnelheid en kan deze weer stapsgewijs worden verhoogd op geleide van de bijwerkingen. Deze bijwerkingen treden minder vaak op bij subcutane toediening.

Hematologische bijwerkingen treden vooral op in week 2-8 en met name bij patiënten die eerdere behandelingen hebben ondergaan voor CLL.

Neutropenie het ergst (CTC-graad 3-4) en meest frequent in week 4-8. Trombopenie het ergst en meest frequent in week 1-2 en anemie in week 3-4. Tijdens eerstelijnsbehandeling met alemtuzumab zijn pancytopenie/beenmerghypoplasie niet waargenomen.

- Meest voorkomend (> 10%):
  - allergie/anafylactische reacties: koorts, koude rillingen, misselijkheid, braken, hypotensie, huiduitslag, urticaria, pruritus, dyspneu, hoofdpijn, hoesten, diarree en vermoeidheid;
  - beenmerg: neutropenie, trombopenie en anemie;
  - bloed: CD4 en CD8 (T-cellen) kunnen langer dan een jaar onder de uitgangswaarde blijven, hierdoor kunnen patiënten gevoeliger zijn voor opportunistische infecties;
  - opportunistische infectie; cytomegalievirus (CMV)-infectie, pneumonie, herpes simplex;
  - cardiovasculair: hypotensie;
  - voedingsstoornis: anorexie;
  - constitutioneel: hoofdpijn.
- Ernstig (CTC graad 3-4):
  - bloed: CD4 en CD8 (T-cellen) kunnen langer dan een jaar onder de uitgangswaarde blijven;
  - opportunistische infecties: herpex simplex, (Aspergillus)pneumonie, pneumocystis carinii pneumonie (PCP), CMV, herpes zoster;
  - overige virale, bacteriële en schimmelinfecties (bijvoorbeeld hepatitis-B, tbc) en soms reactiviteit van Epstein-Barr-Virus (EBV) wat kan ontaarden in lymfoproliferatieve aandoeningen;
  - beenmerg: neutropenie, trombopenie en anemie;
  - allergie/anafylactische reactie: koorts, koude rillingen, misselijkheid, braken, hypotensie, huiduitslag, urticaria, pruritus, dyspneu, hoofdpijn, hoesten, diarree, bronchospasme, ARDS, vermoeidheid, ademstilstand, myocardinfarct;
  - auto-immuun: auto-immuun hemolytische anemie en trombopenie (alleen bij voorbehandelde patiënten), aplastische anemie, Guillain Barré-syndroom.

12.3.9 Aandachtspunten

- Informeer de patiënt mondeling over het product en de bijwerkingen en geef adviezen hoe daarmee om te gaan. Verstrek de informatiebrochure voor patiënten.
- Informeer de patiënt hoe te handelen indien klachten ontstaan en benadruk het zo snel mogelijk melden van symptomen zoals benauwdheid, pijn, of koorts om verergering te voorkomen.

- De behandeling kan in principe poliklinisch worden gegeven, echter aanbevolen wordt de eerste infusie klinisch toe te dienen en vervolgens, indien geen complicaties zijn opgetreden, de vervolgbehandelingen op de dagbehandeling of polikliniek te laten plaatsvinden.
- Direct bij aanvang van de behandeling totdat het aantal T-cellen hersteld (CD4 $\geq$ 0,2 $\times$ 10^9/L) is, dient gestart te worden met anti-infectieuze profylaxe tegen PCP en met een antiherpesmiddel. Dit om het optreden van opportunistische infecties als gevolg van het lage aantal T-cellen ontstaan door de behandeling, te voorkomen. Bij een symptomatische CMV-infectie moet tijdens de behandeling met A (alemtuzumab) en gedurende ten minste twee maanden na beeindiging van de behandeling zorgvuldig controle plaatsvinden.
- In verband met een verhoogde kans op infecties en bloedingen dient regelmatig het aantal trombocyten, leukocyten en T-cellen (CD4+- en CD8+telling) te worden bepaald.
- Indien neutropenie, anemie en/of trombopenie ontstaan, kunnen deze worden behandeld met respectievelijk groeifactoren zoals G-CSF, (trombocyten) erytropoëtine en/of bloedtransfusie.
- Alleen bestraalde bloedproducten toedienen vanwege de kans op transfusie-geassocieerde GVHZ.
- Voor, tijdens en na toediening van alemtuzumab worden de vitale kenmerken zoals pols, tensie en temperatuur elke 15 minuten gecontroleerd. Indien de situatie stabiel blijft kan worden overgegaan op een schema om de 30 minuten.
- Aangezien CLL zich vaker voordoet in de oudere leeftijdsgroep, dienen deze patiënten zorgvuldig geobserveerd te worden.

Patiëntenbrochures
Patiëntenbrochure 'Wat is MabCampath'., firma Bayer BV/Bayer Schering Pharma.

LITERATUUR
Alinari L, Lapalombella R, Andritsos, et al. Alemtuzumab (Campath-1H) in the treatment of chronic leukemia. Oncogene 2007;26:3644-3653.
Hillmen P, Skotnicki AB, Robak T, et al. Alemtuzumab compared with chlorambucil as first-line therapy for chronic lymphocytic leukemia. J Clin Oncol 2007; 25(35):5616-23.
Keating M, Coutre S, et al. Management guidelines for use of alemtuzumab in B-cell chronic lymphocytic leukemia. Clin Lymphoma 2004;4(4):220-227.
Keating MJ, Flinn I, Jain V, et al. Therapeutic role of alemtuzumab (Campath-1H) in patients who have failed fludarabine: results of a large international study. Blood 2002;99:3554-61.
Laros-van Workum BAP, Huisman CAM, Weijermans PW e.a. Experience with alemtuzumab in treatment of chronic lymphocytic leukaemia in the Netherlands. Netherlands J Med, 2007;65(9):333-338.
MabCampath Summary of Product Characteristics (SmPC)-tekst d.d. 04/2008. Expanded labeling voor Mabcampath® in Europe.
Österborg A, Karlsson C, Lundin J, et al. Strategies in the management of alemtuzumab-related side effects. Semin Oncol 2006;33(Suppl 5):S29-35.
Ravandi F and O'Brien S. Alemtuzumab. Expert Rev Anticancer Ther 2005;5(1): 39-51.

Aanvullende informatie voor artsen en verpleegkundigen
Richtlijnen voor het omgaan met CMV-reactivatie: O'Brien S, Keating M and Mocarski E. Updated Guidelines on the Management of Cytomegalovirus Reactivation in Patients with CLL Treated with Alemtuzumab. Clin Lymphoma Myeloma 2006;7(2):125-130.
Voorlichtingsbrochure MabCampath® (2008), firma Bayer B.V./Bayer Schering Pharma.

Websites
Voor productinformatie: www.bayer.nl
Bayer health care, www.bayerhealthcare.com

12.4 RITUXIMAB (MABTHERA®)

A. Hulshoff

12.4.1 Algemene beschrijving
Rituximab behoort tot de groep van chimere monoklonale antilichamen. Het richt zich specifiek tegen het CD20-antigeen, dat tot expressie komt op nog niet volgroeide en volwassen B-cellen maar niet op hematopoëtische stamcellen, pro-B-cellen, normale plasmacellen of andere normale weefsels. Rituximab wordt geproduceerd via recombinant-DNA-technologie.

12.4.2 Werkingsmechanisme
Rituximab bindt aan CD20, een specifiek eiwit dat tot expressie komt op meer dan 95% van alle B-cel non-Hodgkin-lymfomen. Een behandeling van een B-cel non-Hodgkin-lymfoom (NHL) met rituximab is daarmee vooral gericht tegen de tumor, waardoor de toxiciteit over het algemeen beperkt is.
De binding van rituximab aan het CD20-antigeen resulteert in een zeer specifieke immuunreactie, met als gevolg de vernietiging van de (CD20-positieve) tumorcellen. Deze immuunreactie kan volgens de volgende principes plaatsvinden:
- complementactivatie waardoor celdood plaatsvindt (complement-dependent cytotoxicity; CDC);
- antilichaam gemedieerde celdood door binding aan granulocyten, macrofagen en NK-cellen (ADCC);
- vervroegd of versneld intreden van de geprogrammeerde celdood (apoptose).

Daarnaast is aangetoond dat rituximab de werking van bepaalde chemotherapeutica kan versterken.

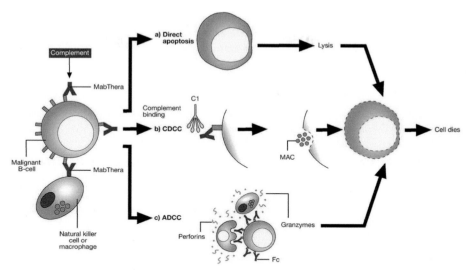

Figuur 12.3   Werkingsmechanisme Rituximab

12.4.3 Toepassingen

Rituximab is geïndiceerd voor de behandeling van nog niet eerder behandelde patiënten met stadium III-IV folliculair lymfoom in combinatie met chemotherapie.

Rituximab is geïndiceerd voor de behandeling van patiënten met stadium III-IV folliculair lymfoom die chemoresistent zijn of bij wie een tweede of volgend recidief optreedt na chemotherapie.

Rituximab onderhoudstherapie is geïndiceerd voor patiënten met recidiverend of refractair folliculair lymfoom die responderen op inductietherapie met chemotherapie, al dan niet in combinatie met rituximab. Dit betreft de volgende schema's: cyclofosfamide, doxorubicine, vincristine en prednison (CHOP) of cyclofosfamide, vincristine, prednison (CVP). Rituximab is in combinatie met chemotherapie geïndiceerd voor de behandeling van patiënten met CD20-positief diffuus grootcellig B-cel non-Hodgkin-lymfoom.

12.4.4 Dosis en toediening

Dosis

Rituximab is beschikbaar als concentraat voor oplossing voor infusie, in flacons van 10 of 50 ml met 10 mg/ml.

De aanbevolen dosering bedraagt bij volwassen patiënten 375 mg/m^2 lichaamsoppervlak, eenmaal per week gedurende vier weken, of op dag 1 van elke CVP-/CHOP-kuur na toediening van het corticosteroïd dat deel uitmaakt van de kuur, gedurende acht kuren.

De aanbevolen dosering bij onderhoudstherapie bedraagt 375 mg/m² eenmaal in de drie maanden, totdat progressie van de ziekte optreedt of gedurende een maximumperiode van twee jaar, zolang de behandeling goed verdragen wordt.

Wijze van toedienen
De bereide rituximab-oplossing dient te worden toegediend middels infusie via een intraveneuze lijn, uitsluitend bestemd voor de toediening van rituximab. De bereide infusieoplossing mag niet worden toegediend door middel van een intraveneuze injectie of bolus.

Rituximabinfusies dienen te worden toegediend in een ziekenhuisafdeling waar volledige reanimatiefaciliteiten direct beschikbaar zijn en onder directe bereikbaarheid van een arts.

Premedicatie, bestaande uit een koortswerend middel en een antihistaminicum bijvoorbeeld paracetamol en clemastine, moet altijd voorafgaand aan iedere infusie met rituximab worden toegediend.

Premedicatie met glucocorticoïden dient overwogen te worden wanneer rituximab niet in combinatie met glucocorticoïde-bevattende (CHOP of CVP) chemotherapie wordt toegediend voor de behandeling van non-Hodgkin-lymfoom.

- *Eerste infusie:* De aanbevolen infusiesnelheid bij aanvang bedraagt 50 mg per uur. Na de eerste 30 minuten kan de snelheid geleidelijk iedere 30 minuten worden verhoogd met stappen van 50 mg per uur tot een maximum van 400 mg per uur. De eerste infusie duurt daarmee ongeveer 3,5 tot 5,5 uur.
- *Volgende infusies:* De volgende infusies kunnen worden toegediend met een aanvangssnelheid van 100 mg per uur en worden verhoogd met stappen van 100 mg per uur met intervallen van 30 minuten tot een maximum van 400 mg per uur. Vervolginfusies duren aldus ongeveer 2,5 tot 3,5 uur.
- *Vanaf het derde infuus:* Als de eerste twee infusies goed verdragen worden, kan in overleg met de arts een versneld schema worden toegepast bij de daaropvolgende infusies: 20% van de dosis wordt toegediend gedurende 30 minuten, de resterende 80% van de dosis vervolgens in een uur. Infusies volgens het versnelde schema duren daarmee 1,5 uur.

Met overdosering is in klinische studies bij mensen geen ervaring opgedaan. Enkelvoudige doses hoger dan 1000 mg zijn niet getest.

De eliminatiehalfwaardetijd van rituximab neemt toe naarmate er meerdere infusies gegeven worden. Na de eerste infusie is dit gemiddeld 94,1 uur, na de vierde 238 uur, terwijl deze na de achtste infusie 420 uur bedraagt.

Dosisaanpassing of stoppen van de behandeling
Er worden geen dosisverlagingen van rituximab aanbevolen. Wanneer rituximab in combinatie met chemotherapie wordt toegediend, zijn voor wat betreft de chemotherapiegeneesmiddelen de standaard dosisverlagingen van toepassing.

12.4.5 Interacties

Patiënten met HAMA- en/of HACA-titers kunnen allergische of overgevoeligheidsreacties vertonen bij behandeling met andere monoklonale antilichamen.

De verdraagbaarheid van een combinatie van rituximab en chemotherapie, anders dan CHOP of CVP, is niet nauwkeurig omschreven. Hetzelfde geldt voor middelen die depletie van normale B-cellen kunnen veroorzaken.

12.4.6 Metabolisme

Omdat de structuur van rituximab gebaseerd is op een humaan IgG1-antilichaam, wordt verondersteld dat de distributie en het metabolisme vergelijkbaar zijn met die van endogene IgG1-antilichamen, met uitzondering van de specifieke distributie naar cellen die het CD20-antigeen dragen.

12.4.7 Houdbaarheid

De injectieflacons dienen beschermd te worden tegen direct zonlicht en bewaard bij 2-8 °C.

Bereide rituximaboplossingen dienen onmiddellijk na verdunning gebruikt te worden en zijn stabiel gedurende 12 uur bij kamertemperatuur. Indien noodzakelijk kunnen bereide oplossingen bewaard worden in de koelkast (bij 2-8 °C) en zijn dan tot 24 uur chemisch stabiel. Rituximab bevat geen enkel antimicrobieel conserveermiddel; daarom moet zorgvuldigheid in acht worden genomen om de steriliteit van de oplossing te verzekeren.

12.4.8 Contra-indicaties

- Bekende overgevoeligheid voor een van de bestanddelen van het product of voor muriene eiwitten.
- Zwangerschap: rituximab kan depletie van B-cellen bij de foetus veroorzaken. Daarom dient rituximab niet aan zwangere vrouwen te worden toegediend, tenzij het potentiële voordeel opweegt tegen het potentiële risico.
- Borstvoeding: vrouwen dienen geen borstvoeding te geven tijdens en gedurende 12 maanden volgend op behandeling met rituximab.

Extra voorzichtigheid is geboden bij:
- een hoge tumorlast (afzonderlijke laesies met een diameter > 10 cm) of een groot aantal ($\geq 25 \times 10^9$/l) circulerende maligne cellen, waarbij een hoger risico van vooral een ernstig CRS kan bestaan.
- een cardiale aandoening in de anamnese en/of cardiotoxische chemotherapie (antracycline in CHOP).
- pulmonale insufficiëntie in de anamnese of pulmonale tumorinfiltratie.

12.4.9 Bijwerkingen

Infusiegerelateerde bijwerkingen treden op bij meer dan 50% van de patiënten en worden voornamelijk waargenomen tijdens de eerste infusie.

Overgevoeligheidsreacties treden in de regel op binnen enkele minuten na het begin van de infusie. Een CRS manifesteert zich gewoonlijk binnen de eerste twee uur.

- Meest voorkomend (> 10%):
  - syndromen: griepachtig syndroom (koorts en eventueel rillingen, hoofd-pijn, asthenie);
  - metabool: angio-oedeem;
  - bloed- en lymfestelsel: leukopenie, neutropenie;
  - dermatologisch: pruritus, uitslag.
- Ernstig (graad 3-4):
  - syndromen: griepachtig syndroom, zeer zelden: tumorlysissyndroom, CRS;
  - bloed- en lymfestelsel: leukopenie, neutropenie, trombopenie, anemie;
  - pulmonaal: bronchospasme, dyspnoe;
  - metabool: angio-oedeem, hyperglykemie;
  - dermatologisch: urticaria;
  - cardiovasculair: hypotensie (in verband met deze bijwerking kan overwo-gen worden om antihypertensiva twaalf uur voor toediening van de rituxi-mab te stoppen).

Bij volgende infusen neemt het voorkomen van bijwerkingen aanzienlijk af.
Milde of matige infusiegerelateerde bijwerkingen reageren gewoonlijk goed op een verlaging van de infusiesnelheid of het tijdelijk stopzetten van de infusie. Na verbetering van de symptomen kan de infusie hervat worden met de helft van de voorgaande infusiesnelheid en kan deze weer stapsgewijs worden verhoogd op geleide van de bijwerkingen.
Bij patiënten bij wie aanwijzingen voor ernstige reacties ontstaan, vooral ernstige dyspnoe of bronchospasmen, dient de infusie onmiddellijk onderbroken te wor-den en de volgende interventies te worden toegepast:

- zet de lijn met rituximab stop;
- zet de lijn met NaCl 0,9% open;
- laat een collega de arts waarschuwen;
- doe de benodigde controles;
- zet het bed in Trendelenburg-stand.

Omdat een aanvankelijke verbetering van de klinische symptomen gevolgd kan worden door een verslechtering, moeten een tumorlysissyndroom en pulmonale infiltratie zijn verdwenen of uitgesloten (onder andere op basis van relevante labo-ratoriumbepalingen, X-thorax) voordat de infusie hervat mag worden.

12.4.10 Aandachtspunten
- Informeer de patiënt mondeling over het product en de behandeling, de bij-werkingen en adviezen hoe daarmee om te gaan. Verstrek de informatiebro-

chure voor patiënten. De behandeling kan in principe poliklinisch gegeven worden.

- Een eerste infuus kan – afhankelijk van de dosering – ongeveer vijf uur duren. Rekening houdend met eventuele uitloop door mogelijke bijwerkingen is het raadzaam het eerste infuus 's ochtends te plannen. Bijwerkingen treden vaak op tijdens de eerste infusie; aanbevolen wordt het eerste infuus klinisch te geven.
- Premedicatie toedienen 30 minuten voor start van het infuus: paracetamol 1000 mg oraal en clemastine 2 mg oraal of intraveneus.
- Premedicatie met glucocorticoïden dient overwogen te worden wanneer rituximab niet in combinatie met glucocorticoïde-bevattende (CHOP of CVP) chemotherapie wordt toegediend voor de behandeling van non-Hodgkin-lymfoom.
- Toevoeging van allopurinol dient overwogen te worden bij patiënten met een groot aantal circulerende maligne cellen of een hoge tumorlast.
- Aanbevolen wordt controle van ademhaling, pols, bloeddruk en temperatuur in het volgende schema:
  - voor de start;
  - eerste uur: iedere 15 minuten;
  - daarna eenmaal per uur;
  - 15 minuten na inlopen nog eenmaal alle controles.
- Indien complicaties tijdens de toediening optreden, worden de controles gedurende de rest van de toediening elke 15 minuten tot 2 uur na het inlopen van het infuus uitgevoerd.
- In overleg met de arts de infusiesnelheid halveren bij de volgende bijwerkingen:
  - koorts > 38,5 °C;
  - mild tot matig voorkomen van rillingen;
  - mild tot matig optreden van overmatige slijmvorming en benauwdheid;
  - daling van de systolische bloeddruk met > 30 mm Hg.
- Indien de toestand stabiel is, mag de patiënt 1 uur na inlopen van het infuus naar huis.

Patiëntenbrochures

- Patiënteninformatie en persoonlijk dagboek MabThera, Roche B.V. (2007).
- Immunotherapie en monoklonale antilichamen, KWF Kankerbestrijding, zomer 2006.

LITERATUUR
Roche Nederland BV. Samenvatting van de productkenmerken, 18 januari 2008.
Roche Nederland BV. Patiëntenbijsluiter MabThera®, januari 2008.
Roche Nederland BV. MabThera, Informatie voor verpleegkundigen, mei 2007 – MAB0704001.
Commissie Farmaceutische Hulp van het College voor Zorgverzekeringen, Farmacotherapeutisch Kompas, online 2008.

Websites
www.roche.nl
www.mabthera.com (Engels)
www.rituximab.com (Engels)

12.5 CETUXIMAB (ERBITUX®)

C.A.M. Huisman en J. van Staveren

12.5.1 Algemene beschrijving

Cetuximab behoort tot de groep van angiogeneseremmers en richt zich specifiek op de humane epidermale groeifactorreceptoren EGFR, of humane epidermale groeifactorreceptor-2 (HER2). Deze receptoren zijn onder andere betrokken bij de celproliferatie en komen tot expressie op gezonde epitheliale lichaamscellen en kunnen door celmutatie tot overexpressie komen op bepaalde tumorcellen. Behandeling met cetuximab is alleen geïndiceerd bij tumoren waarbij sprake is van expressie van EGFR.

Cetuximab is een chimeer (met een klein deel muis) monoklonaal IgG_1 antilichaam en wordt geproduceerd via recombinant-DNA-technologie.

12.5.2 Werkingsmechanisme

Cetuximab bindt selectief aan het extracellulaire domein van EGFR-receptor. Na binding wordt het proces van signaaltransductie geblokkeerd. Hierdoor wordt proliferatie van tumorcellen en de angiogenese (bloedvatvorming) geremd.

Doordat cetuximab zich bindt aan de tumorcel wordt deze weer herkenbaar voor het immuunsysteem en vindt een immuunrespons plaats door middel van antibody-dependent cell-mediated cytotoxicity (ADCC) en complement-dependent cytotoxicity (CDC) en ontstaat versnelde apoptose.

12.5.3 Toepassingen

Cetuximab is in combinatie met irinotecan geïndiceerd voor de behandeling van patiënten met gemetastaseerd coloncarcinoom na falen van cytotoxische behandeling met irinotecan. Cetuximab is tevens geïndiceerd voor de behandeling van patiënten met lokaal gevorderd plaveiselcelcarcinoom van het hoofd-halsgebied in combinatie met bestraling. Deze behandeling wordt gegeven bij patiënten die geen platinum bevattende chemotherapie verdragen.

12.5.4 Dosis en toediening

Voor alle indicaties geldt een eerste dosering van 400 mg/m² eenmaal per week toegediend gedurende twee uur durende infusie onder de supervisie van een arts. Elke volgende wekelijkse dosering is 250 mg/m² toegediend in ongeveer één uur. De maximale infusiesnelheid is 5 mg/ml.

Zie voor dosering en toediening in combinatie met irinotecan de productinformatie van dit geneesmiddel.

Normaal gesproken wordt dezelfde irinotecandosering gebruikt als die bij de laatste cyclus van het voorgaande regime en dient de infusie met irinotecan te starten 1 uur ná infusie van cetuximab.

Indien cetuximab in combinatie met radiotherapie wordt gegeven, dient cetuximab één week voor aanvang van de bestralingstherapie te starten.

Het schema van radiotherapie is 70 GY in totaal (in één of twee bestralingen per dag), in principe zes weken lang, vijf dagen per week.

Toediening

Cetuximab kan worden toegediend via een druppelinfuus, een infusiepomp of een injectiepomp. Een aparte infuuslijn dient te worden gebruikt voor infusie van cetuximab en de lijn moet na infusie worden gespoeld met steriele natriumchloride 0,9%-oplossing voor injectie.

Cetuximab is een kleurloze oplossing die productgerelateerde witte en amorfe zichtbare deeltjes kan bevatten. Deze deeltjes hebben geen invloed op de kwaliteit van het product. Desalniettemin moet de oplossing tijdens de toediening gefilterd worden met een in-lijnfilter met een nominale poriegrootte van 0,2 micrometer of 0,22 micrometer.

Een halfuur voorafgaande aan de behandeling dient premedicatie met een antihistamine te worden toegediend. Indien sprake is van een milde of matige (CTC graad 1 of 2) overgevoeligheidsreactie, wordt de infusiesnelheid verlaagd. Het wordt aanbevolen om deze lagere infusiesnelheid aan te houden bij alle volgende infusies. De patiënt dient te worden gecontroleerd tijdens de infusie en tot ten minste 1 uur na de beëindiging van de infusie.

De eliminatiehalfwaardetijd bedraagt 70-100 uur bij de streefdosis. Bij monotherapie werden na drie weken stabiele serumspiegels gemeten.

Dosisaanpassing of stoppen van de behandeling

Het wordt aangeraden de behandeling van cetuximab voort te zetten tot progressie van de onderliggende ziekte, of onacceptabele toxiciteit optreedt (onder andere huidtoxiciteit).

Indien huidtoxiciteit optreedt, geldt het volgende schema.

Optreden huidtoxiciteit	Aanbevolen handelwijze
Eerste keer, CTC graad 3-4	• Behandeling tijdelijk onderbreken • Indien CTC graad 2: hervat zonder doseringsaanpassing
Tweede of derde keer, CTC graad 3-4	• Behandeling tijdelijk onderbreken • Indien CTC graad 2: hervat met doseringsaanpassing • Na 2e: 200 mg/m² • Na 3e: 150 mg/m²
Vierde keer CTC graad 3-4, of bij niet afnemen tot graad 2	• Behandeling permanent staken

Vanwege de beïnvloeding van cetuximab op de wondgenezing kan de behandeling (tijdelijk) zes weken voor plaatsvinden van een operatie onderbroken worden. De behandeling kan weer worden hervat na beoordeling van de mate van wondgenezing door de (behandelend) arts. Dit is meestal zes weken na de operatie.

12.5.5 Metabolisme
Cetuximab wordt afgebroken tot kleine peptiden of aminozuren en vervolgens via het normale eiwitmetabolisme verwerkt.

12.5.6 Interacties
Er zijn geen specifieke interacties bekend met andere geneesmiddelen. Bij gebruik van cetuximab in combinatie met radiotherapie worden de bijwerkingen van radiotherapie verergerd (ernstige acute dermatitis, mucositis).

12.5.7 Houdbaarheid
Bereide cetuximaboplossingen dienen onmiddellijk na verdunning te worden gebruikt en zijn stabiel gedurende 20 uur bij kamertemperatuur. Indien noodzakelijk kunnen bereide oplossingen bewaard worden in de koelkast (bij 2-8 °C) en zijn dan tot 24 uur chemisch stabiel.
Cetuximab bevat geen enkel antimicrobieel conserveermiddel; daarom moet zorgvuldigheid in acht worden genomen om de steriliteit van de oplossing te verzekeren.

12.5.8 Contra-indicaties
- Overgevoeligheid voor cetuximab, muiseiwitten of een van de hulpstoffen.
- Bestaande ernstige huidafwijkingen, zoals psoriasis.
- Extra voorzichtigheid is geboden bij patiënten met een verminderde conditie (long- en hartfunctie) en eerder bestaande cardio en/of pulmonaire aandoeningen.
- Alle contra-indicaties voor een behandeling met irinocetan.
- Voorzichtigheid is geboden bij patiënten met onvoldoende nier- en leverfunctie.
- De werkzaamheid en veiligheid van cetuximab is niet onderzocht bij kinderen en zwangere vrouwen of vrouwen die borstvoeding geven. Daarom dient cetuximab in deze gevallen niet gebruikt te worden tenzij strikt noodzakelijk.

12.5.9 Bijwerkingen
Infusiegerelateerde bijwerkingen treden op bij meer dan 50% van de patiënten en worden voornamelijk waargenomen tijdens de eerste infusie.
Overgevoeligheidsreacties treden meestal op tijdens de initiële infusie, maar kunnen ook pas na enkele uren optreden.
Overige bijwerkingen zoals huidtoxiciteit (> 80%) treden meestal op in de eerste week van de behandeling. Deze bijwerkingen verdwijnen doorgaans vanzelf na onderbreking van de therapie en aanpassen van de dosering.

- Meest voorkomend (> 10%):
  - infuusgerelateerde/overgevoeligheidsreacties: koorts, koude rillingen, rode huiduitslag, dyspnoe;
  - dermatologisch: acneachtige huidveranderingen, nagelaandoeningen, ontsteking van het nagelbed;
  - ogen: conjunctivitis;
  - constitutioneel: hoofdpijn, vermoeidheid;
  - gastro-intestinaal: misselijkheid, braken en diarree.
- Ernstig (CTC-graad 3-4):
  - infuusgerelateerde reacties: anafylaxie en anafylactische shock, dyspnoe, hypotensie, piepende ademhaling, bronchospasmen, tachyacardie en ademnood;
  - dermatologisch: acneachtige huidveranderingen, nagelaandoeningen, ontsteking van het nagelbed, urticaria, dermatitis, mucositis (bij gebruik in combinatie met bestraling);
  - luchtwegen: obstructie luchtwegen;
  - hart en bloedvaten: hypotensie;
  - metabool: elektrolytenstoornissen zoals hypomagnesiëmie (kan spierzwakte veroorzaken).

12.5.10 Aandachtspunten

- Informeer de patiënt mondeling over cetuximab en verstrek de informatie brochure voor patiënten en informeer hoe te handelen indien klachten ontstaan.
- Benadruk het zo snel mogelijk melden van koorts, kortademigheid en huidreacties om verergering te voorkomen.
- Informeer de patiënt dat zonlicht (bestaande) huidafwijkingen kan doen verergeren.
- Informeer de patiënt over symptomen van overgevoeligheid die ook pas na enkele uren voor kunnen komen en dat direct contact moet worden opgenomen met een arts.
- Een halfuur voorafgaande aan de behandeling dient premedicatie met een antihistamine te worden toegediend.
- Standaardcontroles van vitale functies, zoals bloeddruk, pols, temperatuur en ademhalingsfrequentie dienen plaats te vinden voorafgaand en aan het einde van de toediening van cetuximabinfusie en vlak voordat de patiënt naar huis gaat. Indien afwijkende waarden worden gevonden, dient overleg plaats te vinden met de arts.
- Bij het optreden van een infuusgerelateerde en/of een allergische reactie wordt de toediening onderbroken en na overleg met de arts gestart met medicamenteuze behandeling om de klachten te verminderen. Nadat de klachten verdwenen zijn, kan cetuximabinfusie worden hervat met een lagere infusiesnelheid.
- Bespreek het belang van regelmatige controle van de bloedwaarden.

Patiëntenbrochure
Patiënteninformatie is in ontwikkeling, Merck BV.

LITERATUUR
Merck BV. Samenvatting van de productkenmerken, februari 2007.
Merck BV. Verpakkingsbijsluiter Erbitux®, Februari 2007.
Cuningham D, Humblet Y, Siena S, et al. Cetuximab monotherapy and cetuximab plus irinote-
    can in irinotecan-refractory metastatic colorectal cancer. N Engl J Med 2004;22;351:337-45.
Commissie Farmaceutische hulp. Farmacotherapeutisch rapport Erbitux bij de indicatie lokaal
    gevorderd plaveiselcelcarcinoom van het hoofd/hals gebied. 29 Januari 2007.

Websites
www.erbitux.com
www.merck.nl

12.6 PANITUMUMAB (VECTIBIX®)

A.Q.M.J. van Steijn-van Tol en J.J. Bink

12.6.1 Algemene beschrijving
Panitumumab behoort tot de groep geneesmiddelen die monoklonale antilichamen worden genoemd. Panitumumab herkent en bindt specifiek aan de epidermale groeifactorreceptor (EGFR). EGFR geeft een signaal door aan de kankercellen dat leidt tot celgroei en -deling, het tegengaan van geprogrammeerde celdood
en de aanmaak van nieuwe bloedvaten naar de tumorcellen toe. KRAS is een eiwit
dat bij het doorgeven van dit signaal een rol speelt. Indien dit eiwit in de betreffende tumor veranderd (gemuteerd) is, wordt het signaal blijvend doorgegeven,
ongeacht het blokkeren van de EGFR-receptor door panitumumab. Patiënten met
normaal werkend KRAS die niet (meer) reageren op chemotherapie, kunnen baat
hebben bij een behandeling met panitumumab. Panitumumab wordt geproduceerd in een zoogdiercellijn via recombinant-DNA-technologie.

12.6.2 Werkingsmechanisme
Panitumumab is een recombinant, volledig humaan IgG2-monoklonaal antilichaam dat met grote affiniteit en specificiteit intracellulair bindt aan het extracellulaire domein van het humane EGFR. EGFR stimuleert de groei van cellen in
normaal epitheel weefsel, inclusief de huid en de haarfollikels en komt op verschillende soorten tumorcellen tot expressie.
Na binding van panitumumab aan EGFR vindt er remming van de celgroei, inductie van de apoptose en afname van de productie van interleukine-8 en de vasculaire endotheliale groeifactor (VEGF) plaats.

12.6.3 Toepassingen
Panitumumab is geïndiceerd voor de behandeling van patiënten met gemetastaseerd colorectaal carcinoom met EGFR-expressie die niet KRAS-gemuteerd (wild-

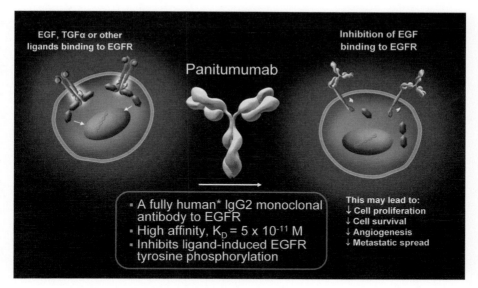

Figuur 12.4   Werkingsmechanisme panitimumab
(Met dank aan Amgen BV voor het beschikbaar stellen van de illustratie)

type) zijn, na falen van fluoropyrimidine, oxaliplatin- en irinotecanbevattende behandelingen.

12.6.4 Dosis en toediening

De aanbevolen dosis van panitumumab is 6 mg/kg lichaamsgewicht, 1 maal per twee weken, zonder premedicatie of comedicatie.

Voorafgaand aan infusie dient panitumumab met in totaal 100 ml natriumchloride 0,9% te worden verdund tot een eindconcentratie die de 10 mg/ml niet mag overschrijden. Panitumumab moet worden toegediend als intraveneuze infusie via een infuuspomp met een laag eiwitbindend 0,2 of 0,22 micrometer in-line-filter. De aanbevolen infusietijd is 60 minuten. Bij doseringen hoger dan 1000 mg dient de infusietijd 90 minuten te zijn in een volume van 150 ml natriumchloride 0,9%. De verdunde oplossing dient door voorzichtig omkeren te worden gemengd, niet schudden.

Bij overdosering kunnen bijwerkingen optreden, in het bijzonder huidtoxiciteit, diarree, dehydratie en vermoeidheid.

De eliminatiehalfwaardetijd van panitumumab is 180 uur.

Dosisaanpassing of stoppen van de behandeling

De behandeling met panitumumab dient te worden voortgezet totdat de patiënt klinisch geen baat meer heeft bij behandeling of totdat onacceptabele toxiciteit optreedt.

Dosisaanpassing is bij ouderen niet vereist. Er zijn geen verschillen in werkzaamheid en veiligheid waargenomen tussen patiënten ≥ 65 jaar en jongere patiënten.

Wanneer pneumonitis of longinfiltraten worden waargenomen, dient de panitumumabtoediening te worden gestaakt en dient de patiënt adequaat te worden behandeld.

Bij dermatologische reacties met CTC-graad 3 of hoger zal de toediening gestaakt worden totdat de reacties zijn afgenomen tot graad 2 of lager.

12.6.5 Interactie

Er is geen onderzoek naar interacties uitgevoerd.

Patiënten met een gecontroleerd natriumdieet dienen rekening te houden met de natriumconcentratie van panitumumab (3,45 mg per ml).

12.6.6 Houdbaarheid

Panitumumab dient in de koelkast (2-8 °C) beschermd tegen licht te worden bewaard. Panitumumab bevat geen enkel antimicrobiologisch conserveringsmiddel of bacteriologisch agens en het product dient onmiddellijk na verdunning gebruikt te worden.

12.6.7 Contra-indicaties

- Overgevoeligheid voor panitumumab of voor een van de hulpstoffen.
- Patiënten met interstitiële pneumonitis of pulmonale fibrose.
- Zwangeren of vrouwen die borstvoeding geven. Tijdens en tot zes maanden na het gebruik van panitumumab wordt adequate anticonceptie aanbevolen.
- Er zijn geen gegevens bekend over het gebruik van panitumumab bij patiënten jonger dan 18 jaar.
- Bij patiënten die panitumumab als eerstelijnsbehandeling toegediend kregen in combinatie met bevacizumab en oxaliplatin of irinotecanbevattende chemotherapie, werd een verkorte progressievrije overlevingstijd en een verhoogd aantal overlijdensgevallen waargenomen. Er werd ook een grotere frequentie pulmonale embolieën (PE), infecties, diarree en dehydratie gezien in deze groep. Toediening van panitumumab in combinatie met bevacizumabbevattende chemotherapie dient daarom te worden vermeden.
- Panitumumab in combinatie met 5-fluorouracil, leucovorin en irinotecan dient in verband met een hoge incidentie van ernstige diarree te worden vermeden.

12.6.8 Bijwerkingen

De mediane tijd tot optreden van de eerste symptomen van een dermatologische reactie was 10 dagen en de mediane tijd tot verdwijnen was 28 dagen na de laatste dosis.

- Meest voorkomend (> 10%):
  - dermatologisch: huiduitslag, erytheem, huidschilfering, pruritus, droge huid, huidkloven, paronychia;
  - gastro-intestinaal: diarree;
  - constitutioneel: vermoeidheid.

- Minder voorkomend (< 10%):
  - metabool: hypomagnesiëmie, hypocalciëmie.
- Ernstig (CTC-graad 3-4):
  - gastro-intestinaal: diarree;
  - dermatologisch: huidreacties, infectieuze complicaties, sepsis, lokale abcessen.

12.6.9 Aandachtspunten

- Informeer de patiënt schriftelijk en mondeling over panitumumab, de te verwachten bijwerkingen en verstrek de brochure met informatie voor patiënten.
- Panitumumab kan ernstige huidreacties veroorzaken. Bespreek zorgvuldig met de patiënt de symptomen hiervan en informeer hoe te handelen indien klachten ontstaan en benadruk het zo snel mogelijk melden van een allergische reactie om verergering te voorkomen.
- De huidreacties die kunnen optreden worden verergerd door zonlicht. Adviseer om zonnebrandcrème en een hoofddeksel te dragen en blootstelling aan zonlicht te beperken.
- Geef adviezen over het bevorderen van therapietrouw, rekening houdend met onder andere leeftijd, het aanpassingsvermogen en de levensstijl van de patiënt.
- Bespreek het belang van regelmatige controle van het bloed. Neem elke twee weken – en acht weken na beëindiging van de behandeling – bloed af om eventuele afwijkingen van de normaalwaarden te constateren; let in het bijzonder op: hypomagnesiëmie en hypocalciëmie.

Patiëntenbrochures

Brochures voor patiënt, verpleegkundige en arts zijn te verkrijgen bij Amgen BV of via de website van Amgen. Op de website www.amgen.nl is de bijsluitertekst beschikbaar (www.amgen.nl → patiënten → producten → Vectibix).

LITERATUUR
Widakowich C et.al. Side Effects of Approved Molecular Targeted-therapieën in Solid Cancers Oncologist, December 1, 2007; 12(12):1443-1455.
Paul M. Harari et al. Biology of Interactions: Anti-epidermal Growth Factor Receptor Agents, Journal of Clinical Oncology 2007;10:4057- 4065.
Rafael G. Amado, Michael Wolf, Marc Peeters et al. Wild-Type KRAS Is Required for Panitumumab Efficacy in Patients With Metastatic Colorectal Cancer. March 3, 2008 as 10.1200/ JCO.2007.14.7116.

Websites

www.emea.europa.eu/humandocs/PDFs/EPAR/vectibix/H-741-nl1.pdf
www.amgen.nl → patiënten → producten → Vectibix (algemene informatie over panitumumab en tevens de bijsluiter en de registratietekst).

12.7 IBRITUMOMAB TIUXETAN (90Y-ZEVALIN®)

C.A.M. Huisman

12.7.1 Algemene beschrijving

Een nieuwe vorm van targeted therapie waarbij gebruikgemaakt wordt van monoklonale antilichamen is radio-immunotherapie. Bij radio-immunotherapie wordt een radioactief deeltje (radio-isotoop, radionuclide) gekoppeld (gelabeld) aan het monoklonale antilichaam. Men maakt in de behandeling met radio-immunotherapie gebruik van de specificiteit van het monoklonaal antilichaam voor een specifiek antigeen op het oppervlak van de maligne cellen. Het monoklonaal antilichaam 'brengt' het radioactieve deeltje selectief naar de maligne cellen. Het radioactieve deeltje is dan in staat om door middel van afgifte van straling de maligne cel waaraan het antilichaam zich heeft gebonden én maligne cellen in de nabije omgeving te doden. De mate waarin maligne cellen in de nabije omgeving worden gedood hangt af van het gebruikte radio-isotoop. Radio-immunotherapie heeft als voordeel dat een gerichte vorm van bestraling wordt toegepast waarbij blootstelling aan gezond weefsel wordt beperkt.

Zevalin® (ibritumomab tiuxetan) is een dergelijk monoklonaal antilichaam waaraan een radioactief deeltje genaamd yttrium-90 (^{90}Y) wordt gekoppeld. Het radio-isotoop yttrium-90 is een zogenoemde zuivere bèta-straler. Het voordeel van het gebruik van een zuivere bèta-straler is dat er geen directe straling buiten het lichaam terechtkomt. Hierdoor is geen sprake van blootstelling aan directe straling in de naaste omgeving en is een geïsoleerd verblijf in het ziekenhuis na een behandeling met ^{90}Y-Zevalin® niet noodzakelijk. De chelator tiuxetan zorgt voor een stabiele verbinding tussen het monoklonaal antilichaam en yttrium-90.

Figuur 12.5   Zevalin® is een monoklonaal antilichaam waaraan een radioactief deeltje genaamd yttrium-90 (^{90}Y, Tiuxetan) wordt gekoppeld en bindt aan het CD20 antigeen van de maligne B-cel (Met dank aan de firma Bayer Schering voor het beschikbaar stellen van de illustratie)

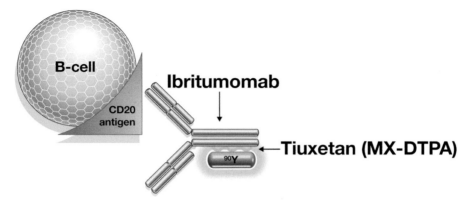

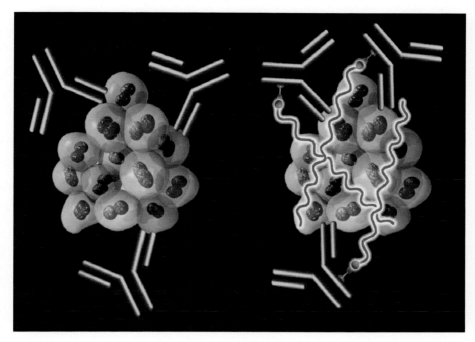

Figuur 12.6 Cross-fire-effect; het stralingsbereik van ongeveer 5mm in weefsel, zorgt ervoor dat zowel de maligne doelcellen als de nabijgelegen cellen, die het antigeen niet tot expressie brengen of onbereikbaar zijn voor het monoklonaal, ook worden gedood
(Met dank aan de firma Bayer Schering voor het beschikbaar stellen van de illustratie)

12.7.2 Werkingsmechanisme

Ibritumomab is een recombinant muizen IgG1-kappa-antilichaam, specifiek voor het antigeen CD20, dat zich op het oppervlak van normale en maligne B-lymfocyten bevindt. Het aan het antilichaam gekoppelde radio-isotoop yttrium-90 is in staat om door afgifte van straling de maligne B-lymfocyt waaraan het antilichaam zich heeft gebonden en maligne cellen in de nabije omgeving te doden. De meeste straling komt terecht op de plek waar de maligne cellen aanwezig zijn. Het gemiddelde stralingsbereik is ongeveer 5,3 mm (is equivalent aan 100-200 cellen/celdiameters) in het weefsel en zorgt ervoor dat ook niet aan het monoklonaal gebonden cellen in de nabije omgeving in apoptose gaan. Dit noemt men het zogenoemde *cross-fire effect*, en het is in vergelijking met andere radio-isotopen vrij groot. Dit effect is een belangrijk voordeel bij slecht doorbloede of grote tumoren.

12.7.3 Toepassingen

Het met ^{90}Y-radioactief gelabelde Zevalin® is geïndiceerd voor de behandeling van volwassen patiënten met recidieven van of refractair CD20+ folliculair B-cel non-Hodgkin-lymfoom (NHL) na behandeling met rituximab. Lymfoomcellen blijken zeer gevoelig te zijn voor straling. Radio-immunotherapie is om die reden een goede optie.

12.7.4 Bereiding

Het radio-isotoop yttrium-90 wordt op de afdeling Nucleaire geneeskunde ge-koppeld aan ibritumomab tiuxetan. De bereiding vindt plaats onder strikte voor-waarden en duurt ongeveer 1,5-2 uur, dit is inclusief de kwaliteitscontrole. Het uiteindelijke gelabelde product wordt aangeduid als ^{90}Y-Zevalin®. Er bestaat voor de afdeling Nucleaire geneeskunde ook de mogelijkheid om het product reeds gelabeld aangeleverd te krijgen.

Vóór toediening aan de patiënt wordt gecontroleerd of minimaal 95% van de ibritumomab ook daadwerkelijk gekoppeld is aan yttrium-90. Indien dit niet het geval is, mag de bereide oplossing niet worden toegediend. Er wordt namelijk ver-ondersteld dat niet-gekoppeld yttrium-90 ('vrij') direct naar het botweefsel gaat. Indien er veel 'vrij' yttrium-90 in het botweefsel terechtkomt, resulteert dit in een te hoge stralingsbelasting van het beenmerg en dus verhoogde kans op beenmerg-toxiciteit.

12.7.5 Dosis en toediening

Het behandelingsschema bestaat uit twee intraveneuze toedieningen rituximab (onder toezicht van de hematoloog) en één toediening 90Y-Zevalin® (door de nu-cleair geneeskundige):

- op dag 1 een intraveneuze infusie rituximab in een dosering van 250 mg/m²;
- op dag 8 (7 of 9 is ook toegestaan) een intraveneuze infusie rituximab in een dosering van 250 mg/m², kort daarna gevolgd door een intraveneuze toe-diening van ^{90}Y-Zevalin® gedurende tien minuten. Het interval tussen einde infusie rituximab en start toediening ^{90}Y-Zevalin® mag maximaal vier uur be-dragen.

Voor informatie over inloopsnelheid en wijze van toediening van rituximab, zie de productinformatie en paragraaf 12.4.4 van dit boek. De dosering wordt vastgesteld aan de hand van het lichaamsgewicht en het aantal trombocyten op het moment van behandeling. Het uitdrukken van de toegestane therapeutische hoeveelheid straling bij radio-immunotherapie gebeurt in megabequerel (MBq).

Aanbevolen dosering ^{90}Y-Zevalin®:

- voor patiënten met een trombocytenaantal van $\geq 150 \times 10^9$/l: dosering 15 MBq/kg lichaamsgewicht tot een maximum van 1200 MBq;
- voor patiënten met een trombocytenaantal $< 150 \times 10^9$/l, maar $> 100 \times 10^9$/l:
  - dosering 11 MBq/kg lichaamsgewicht tot een maximum van 1200 MBq; de eindsamenstelling na radio-labeling bevat 2,08 mg ibritumomab tiuxetan in een totaalvolume van 10 ml.

Wijze van toediening

- ^{90}Y-Zevalin® mag uitsluitend worden bereid en toegediend door gekwalifi-ceerd personeel met de juiste bevoegdheden en altijd na voorbehandeling met rituximab om de circulerende B-cellen te verwijderen. Dit optimaliseert de biodistributie van ^{90}Y-Zevalin® waardoor de straling nog specifieker aan de lymfomen kan worden afgegeven. De bereide oplossing met ^{90}Y-Zevalin® moet langzaam gedurende tien minuten (1 ml/min) intraveneus worden toegediend onder toezicht van een ervaren arts. In de praktijk zal het meestal de nucleair geneeskundige zelf zijn die ^{90}Y-Zevalin® toedient op de afdeling Nucleaire geneeskunde of een afdeling toegerust voor het uitvoeren van behandelingen met radio-isotopen en strikte voorschriften voor stralingsveiligheid.

- De oplossing kan met de hand middels het koppelen van een met plexiglas afgeschermde 10 ml-spuit aan een 3-wegkraantje worden toegediend of via een specifiek infuuspompsysteem.

- Tussen de patiënt en de infuusaansluiting moet een filter met een lage eiwitbinding van 0,2 of 0,22 micron zijn geplaatst. Dit filter dient na toediening van rituximab te worden aangesloten. Wanneer de oplossing met ^{90}Y-Zevalin® met de hand wordt toegediend (1 ml per minuut), moet er steeds na toediening van 1 ml ^{90}Y-Zevalin®, 1 ml fysiologisch zoutoplossing over het filter lopen. Hiervoor dient tevens aan het 3-wegkraantje een infuuszak met een fysiologisch zoutoplossing (NaCl 0,9%) middels een infuuslijn te worden gekoppeld, dit ter voorkoming van het droogvallen van het filter.

- Na toediening van ^{90}Y-Zevalin® moet de lijn nogmaals met 10 ml fysiologisch zoutoplossing worden doorgespoeld.

- Voorafgaande aan de toediening dient controle van de infuusnaald in het vat plaats te vinden om zeker te zijn van een correcte inloop van ^{90}Y-Zevalin® om stralingsgeassocieerde weefselbeschadiging te voorkomen. Als er tekenen of symptomen van extravasatie optreden, moet de infusie direct worden gestopt en opnieuw begonnen worden in een andere ader.

- Vlak na toediening moeten de vitale functies worden gecontroleerd. Indien abnormale of instabiele waarden worden gemeten dient men de controles elke vijf minuten uit te voeren.

12.7.6 Interactie

Er zijn geen onderzoeken naar interacties uitgevoerd.

Het met yttrium-90 (^{90}Y)-radioactief gelabelde Zevalin® heeft een eliminatiehalfwaardetijd van 64 uur. Uitscheiding vindt plaats via de urine en bedraagt slechts 7,3-3,2% van de toegediende hoeveelheid radioactiviteit in de eerste zeven dagen na toediening.

Op basis van dosimetriestudies werd de stralingsbelasting van ^{90}Y-Zevalin® bepaald. De geschatte geabsorbeerde stralingsdoses voor organen waren aanzienlijk lager dan de vastgestelde bovenste veiligheidsgrenzen voor radiotherapie. Er bestaat geen gevaar voor de omgeving, directe straling komt niet buiten het lichaam. Wel kunnen lage niveaus van zogenoemde remstraling (*bremsstrahlung*) worden verwacht, maar dit valt binnen de normale grenzen van achtergrondstraling.

Direct na de behandeling is radioactiviteit aanwezig in het lichaam van de patiënt. Alle straling in het lichaam van de patiënt zal binnen vier weken na behandeling met ^{90}Y- Zevalin® verdwenen zijn.

Patiënten bij wie voor de behandeling met ^{90}Y- Zevalin® muizeneiwitten werden toegediend, moeten op humane human anti mouse antibodies (HAMA's) worden getest. Patiënten die HAMA's hebben ontwikkeld, kunnen allergische of overgevoeligheidsreacties vertonen tijdens de behandeling met ^{90}Y- Zevalin®. Na gebruik van ^{90}Y- Zevalin®, dienen patiënten in het algemeen op HAMA te worden getest voor elke vervolgbehandeling met andere monoklonale antilichamen van muizenorigine.

12.7.7 Houdbaarheid
Het ongelabelde product (ibritumomab tiuxetan) bewaren bij 2-8 °C (in de koelkast, niet invriezen) in de originele verpakking ter bescherming tegen daglicht.
De ^{90}Y- Zevalin®-oplossing dient binnen acht uur na labeling te worden gebruikt en is binnen deze periode chemisch en fysisch stabiel, bij een temperatuur van 2-8 °C en met bescherming tegen daglicht.

12.7.8 Contra-indicaties
■ Overgevoeligheid voor ibritumomab tiuxetan, voor yttriumchloride, voor andere muizeneiwitten, of voor een van de hulpstoffen en rituximab.
■ Zwangerschap en borstvoeding. Vrouwen in de vruchtbare leeftijd en mannen dienen tijdens de behandeling en gedurende twaalf maanden na beëindiging van de behandeling met ^{90}Y-Zevalin® effectieve anticonceptieve maatregelen te nemen.
■ ^{90}Y- Zevalin® mag niet worden toegediend aan patiënten bij wie een risico bestaat op het optreden van levensbedreigende hematologische toxiciteit en aan de hieronder vermelde patiënten aangezien de veiligheid en werkzaamheid niet zijn vastgesteld:
  – patiënten bij wie meer dan 25% van het beenmerg door lymfoomcellen is geïnfiltreerd op moment van behandelen;
  – patiënten die eerder externe bestralingen van meer dan 25% van het actieve beenmerg hebben ondergaan;
  – patiënten met $< 100 \times 10^9$/L trombocyten of $< 1,5 \times 10^9$/L neutrofiele granulocyten;
  – patiënten die eerder een beenmergtransplantatie of stamcelondersteuning hebben ondergaan;
  – kinderen en adolescenten < 18 jaar.

12.7.9 Bijwerkingen
Behalve infusiegerelateerde reacties (meestal gerelateerd aan de rituximabtoedieningen) en het optreden van hematologische toxiciteit (meestal gerelateerd aan de ^{90}Y-Zevalin®-toediening) zijn de bijwerkingen mild van aard. De hematologische toxiciteit (mild en ernstig) ontstaat 3-8 weken na de behandeling.
■ Meest voorkomende bijwerkingen (> 10%):
  – hematologische toxiciteit: trombopenie, leukopenie, neutropenie en anemie;

- constitutioneel: vermoeidheid, asthenie, koorts en rillingen;
- gastro-intestinaal: misselijkheid;
- infecties.
■ Ernstige bijwerkingen (CTC-graad 3-4):
  - allergie: anafylactische en andere overgevoeligheidsreacties treden een enkele keer op tijdens de toediening van ^{90}Y-Zevalin®; dit uit zich in misselijkheid, braken, buikpijn, pijn in de rug, kortademigheid, toename van hoesten, irritatie van de keel, koude rillingen, temperatuursverhoging, hoofdpijn, huiduitslag, jeuk en een lage bloeddruk die gepaard kan gaan met duizeligheid;
  - hematologische toxiciteit: trombopenie, leukopenie, neutropenie en anemie;
  - infecties.

NB: Het ontstaan van secundaire maligniteiten (onder andere myelodysplasie en acute myeloïde leukemie; AML) zijn beschreven met name in een patiëntengroep die ook (alkylerende) chemotherapie kreeg. Tot op heden zijn er geen aanwijzingen gevonden voor een verhoogde kans op secundaire maligniteiten. Meer data (vooral langetermijndata) zijn nodig voor een definitieve uitspraak.
Enkele op zichzelf staande gevallen van extravasatie zijn gemeld met daaropvolgend een reactie op de infusieplaats, zoals dermatitis, afschilfering en plaatselijke zweren.
Er zijn enkele gevallen gemeld die laten zien dat met ^{90}Y-Zevalin® geassocieerde straling schade kan worden aangericht aan het omliggende weefsel van een lymfoom en dat het complicaties kan veroorzaken door zwelling van het lymfoom.

12.7.10 Aandachtspunten
■ Informeer de patiënt mondeling over ^{90}Y-Zevalin®, verstrek de patiëntenbrochure en hoe te handelen bij optreden van symptomen.
■ De eerste infusie rituximab kan poliklinisch gegeven worden. De tweede rituximabinfusie dient klinisch gegeven te worden waarna aansluitend ^{90}Y-Zevalin® wordt toegediend. Plan in principe de infusie van rituximab op dag 8 in de ochtend. Deze infusie duurt veelal 2,5-3,5 uur afhankelijk van de dosering en reacties op eerdere rituximabinfusies.
■ Het wordt aanbevolen te wachten met de toediening van rituximab tot dat de koppeling van ^{90}Y-Zevalin® op de afdeling Nucleaire geneeskunde succesvol is verlopen. Deze koppeling duurt meestal 1,5-2 uur.
■ Goede controle op tekenen van extravasatie tijdens de injectie van ^{90}Y-Zevalin® is nodig om stralingsgeassocieerde weefselbeschadiging te voorkomen. Als er tekenen of symptomen van extravasatie optreden, moet de infusie direct worden gestopt en opnieuw begonnen worden in een andere ader.
■ Bij een behandeling met ^{90}Y-Zevalin® zijn meerdere afdelingen betrokken, onder andere de afdeling Hematologie, Nucleaire geneeskunde en de apo-

theek. Van belang is het tijdig aanvragen en bereiden van zowel de rituximab als de ^{90}Y-Zevalin®.

- Vlak na de behandeling met ^{90}Y-Zevalin® moeten de vitale kenmerken worden gecontroleerd. Als de vitale kenmerken abnormaal of instabiel zijn, moeten zij elke tien-vijftien minuten worden gecontroleerd.
- Middelen voor de behandeling van overgevoeligheidsreacties, bijvoorbeeld adrenaline, antihistaminica en corticosteroïden, dienen beschikbaar te zijn voor onmiddellijk gebruik in geval van allergische reacties tijdens toediening van ^{90}Y-Zevalin®.
- Het is af te raden de patiënt direct na de behandeling zelf met de auto naar huis te laten rijden.
- Bespreek het belang van regelmatige controle van de bloedwaarden. Gedurende de eerste twaalf weken na de toediening van ^{90}Y-Zevalin® wordt wekelijks het bloedbeeld (met name trombocyten en leukocyten) bepaald. Indien het aantal trombocyten daalt tot < 30 × 10^9/l, is het aan te raden drie keer per week een bepaling te doen totdat dit weer boven 30 × 10^9/L is gestegen. Het is ten zeerste af te raden deze grens bij patiënten die behandeld zijn met ^{90}Y-Zevalin® lager te leggen dan 10 × 10^9/l.
- Indien herstel van het trombocytenaantal optreedt, kan weer worden overgegaan op wekelijkse bloedafname tot en met week 12 na toediening van ^{90}Y-Zevalin®.

Stralingshygiëne
Gedurende zeven dagen na toediening van ^{90}Y- Zevalin® dient de patiënt specifieke richtlijnen voor stralingshygiëne thuis in acht te nemen om blootstelling aan straling zo veel mogelijk te beperken.
Afvalmateriaal dient overeenkomstig de lokale voorschriften te worden verwijderd.

Patiëntenbrochures
Patiëntenbrochure *Wat is Zevalin®?*, een informatieve brochure voor patiënten, familie en zorgverleners van Bayer B.V./Bayer Schering Pharma.
Folder doelgerichte therapie, SIG Immuno-/Targeted Therapy, 2008. Website http://oncologie.venvn.nl/Vakgroepenoncologie/tabid/1401/language/en-US/Default.aspx.

LITERATUUR
Zevalin Summary of Product Characteristics (SmPC)-tekst d.d. 22-10-2007.
Zevalin Investigator's brochure 21 December 2007; Edition 10; Biogen Idec.
Czuczman M et al. ZevalinTM radioimmunotherapy is not associated with an increased incidence of secondary myelodysplastic syndrome (MDS) or acute myelogenous leukemia (AML). Blood 2002;100(11):357a, abstract nr.1386 (ASH 2002 abstract).
Czuczman MS, Emmanouilides C, Darif M, Witzig TE, et al. Treatment-related myelodysplastic syndrome and acute myelogenous leukemia in patients treated with ibritumomab tiuxetan radioimmunotherapy. J Clin Oncol 2007;25(27):4285-92.

Dillman RO. Radiolabeled anti-CD20 monoklonal antibodies for the treatment of B-cell lymphoma. J Clin Oncol 2002; 20(16):3545-3557.

Hagenbeek A. Radioimmunotherapy for NHL: experience of ^{90}Y-ibritumomab tiuxetan in clinical practice. Leuk Lymphoma 2003; 44(Suppl 4):S37-47.

Hagenbeek A, Bischof-Delaloye A, Radford JA, et al. ^{90}Y-ibritumomab tiuxetan (Zevalin) consolidation of first remission in advanced stage follicular Non-Hodgkin's lymphoma: first results of the international randomized phase 3 first-line indolent trial (FIT) in 414 patients. Blood 2007;110(11):abstract nr.643.

Visser OJ, Wondergem MG, Huijgens PC e.a. Radio-immunotherapie bij indolent B-cel non-Hodgkin-lymfoom: achtergronden en overzicht van literatuur. Ned Tijdschr Hematol 2007;4:118-24.

Tennvall J, Fischer M, Bischof Delaloye A, et al. EANM procedure guideline for radio-immunotherapy for B-cell lymphoma with 90Y-radiolabelled ibritumomab tiuxetan (Zevalin®). Eur J Nucl Med Mol Imaging 2007;34(4):616-22.

Weigert O, Illidge T, Hiddemann W, et al. Recommendations for the use of yttrium-90 ibritumomab tiuxetan in malignant lymphoma. Cancer 2006;107: 686-95.

Witzig TE et al. Randomized controlled trial of yttrium-90-labeled ibritumomab tiuxetan radioimmunotherapy versus rituximab immunotherapy for patiënts with relapsed or refractory low-grade, follicular, or transformed B-cell non-Hodgkin's lymphoma. J Clin Oncol 2002;20(10): 2453-2463.

Witzig TE et al. Treatment with ibritumomab tiuxetan radioimmunotherapy in patiënts with rituximab-refractory follicular non-Hodgkin's lymphoma. J Clin Oncol 2002;20(15):3262-3269.

Weigert O, Illidge T, Hiddemann W, et al. Recommendations for the use of yttrium-90 ibritumomab tiuxetan in malignant lymphoma. Cancer 2006;107:686-95.

Wiseman G, Leigh B, Witzig T, et al. Radiation exposure is very low to family members of patients treated with yttrium-90 Zevalin anti-CD20 monoklonal antibody therapy for lymphoma. Eur J Nucl Med 2001;28:1198 (abstract PS_479).

Wiseman GA, Leigh BR, Erwin WD, et al. Urinary clearance of Y-90 activity following Zevalin radioimmunotherapy of B-cell non-Hodgkin's lymphoma. J Nucl Med 2001; 42(5):268P (abstract 1124).

Wiseman GA, Kornmehl E, Leigh B, et al. Radiation dosimetry results and safety correlations from 90Y-ibritumomab tiuxetan radioimmunotherapy for relapsed or refractory non-Hodgkin's lymphoma: combined data from 4 clinical trials. J Nucl Med 2003; 44(3):465-74.

Websites

Voor productinformatie: www.bayer.nl en www.bayerhealthcare.com
Met dank aan Bayer Schering Pharma voor het gebruik van de illustraties.

12.8 GEMTUZUMAB OZOGAMICIN (GO)/CMA 676 (MYLOTARG®)

G. Dijkzeul en R. Egger

12.8.1 Algemene beschrijving gecombineerde chemo-immunotherapie

Naast de bestaande middelen die vallen onder de groep targeted therapie wordt in dit hoofdstuk een nieuw combinatiemiddel genoemd: gemtuzumab ozogamicin (GO).

GO is een geconjugeerd, gehumaniseerd monoklonaal IgG4 antilichaam gekoppeld aan een cytostaticum, calicheamicin.

GO richt zich specifiek op cellen waarop zich het CD33 antigeen bevindt, de acute myeloide leukemie (AML)-cellen. Toxiciteit en schade aan andere weefsels blijven door deze behandeling beperkt in vergelijking met een behandeling met alleen cytostatica.

12.8.2 Werkingsmechanisme

Het monoklonaal antilichaam gemtuzumab waaraan het cytostaticum calicheamicin is gekoppeld, bindt zich na herkenning van het antigeen CD33 aan de tumorcel. Vervolgens kan het cytostaticum binnendringen en de leukemiecel vernietigen. Calicheamicin heeft een sterke antitumorwerking; het is in staat om het DNA in de cel te vernietigen. Het middel is opgebouwd uit kleine moleculen waardoor het in de kleinste groeven van het DNA kan dringen en een breuk in de streng veroorzaakt via de vorming van een p-benzene diradicaal.

12.8.3 Toepassingen

Op dit moment bestaat (nog) geen geregistreerde indicatie voor GO in Europa en vindt toepassing plaats in studieverband zoals de LAM-19/EORTC/GIMEMA studie 06031. Dit is een gerandomiseerd onderzoek voor patiënten met CD33 positieve Acute Myeloide Leukemie (AML) die ouder zijn dan 60 jaar en die niet geschikt zijn voor intensieve therapie, of voor patiënten die ouder zijn dan 75 jaar. De behandeling met Gemtuzumab Ozogamicin buiten studieverband wordt weinig toegepast en alleen op speciale indicatie.

12.8.4 Dosis en toediening

De aanbevolen dosis GO is 9 mg/m² intraveneus met een inlooptijd van 2 uur, maar is mede afhankelijk van het behandelschema in het protocol. Meestal geldt lage dosis frequent toedienen, en hogere dosis twee of drie keer. Voor de remissie-inductiekuur kan de dosering variëren van 3 tot 6 mg/m² op dag 1 en dag 8. Voor een onderhoudsbehandeling geldt een dosis van 2 mg/m², één maal per vier weken tot maximaal 8 giften.

GO wordt bereid door de apotheek (i.v.m. deel cytostaticum) en aangeleverd in een oplossing tussen de 250 en 500 ml NaCl 0,9%, in een infuuszak beschermd tegen licht (dus ook tegen zonlicht). De oplossing dient te worden toegediend via een centraal veneuze katheter of een perifeer infuus, met behulp van een pomp en een lichtdicht systeem met filter. De inlooptijd bedraagt 2 uur. Het is aan te bevelen om de GO-infusie zo vroeg mogelijk op de dag toe te dienen; dit om eventuele bijwerkingen goed te kunnen bewaken en te behandelen.

De GO-infusies mogen uitsluitend worden toegediend door gekwalificeerd personeel en onder medisch toezicht. Een noodset in verband met het optreden van eventuele allergische reactie dient binnen hand bereik te zijn.

Premedicatie, bestaande uit een koortswerend middel en een antihistaminicum, bijvoorbeeld paracetamol en clemastine, moet voorafgaand aan iedere infusie worden gegeven.

Dosisaanpassing of stoppen van de behandeling

In principe wordt GO twee maal toegediend (inductiekuur). De vervolgbehandeling wordt alleen gegeven indien de ziekte niet progressief is. De toediening wordt uitgesteld als er sprake is van een ernstige infectie of als het beenmerg nog niet is hersteld. Als sedert de laatste GO-infusie drie maanden zijn verstreken en nog steeds niet kan worden doorgegaan, wordt de behandeling gestaakt.

- Bij een anafylactische reactie: infusie direct stoppen en overleg met arts.
- Bij koorts, koude rilling, tachypneu: infusie stoppen, overleg met arts en indien de symptomen verdwijnen, de toediening continueren met de helft van de voorgaande inloopsnelheid.

Bij het vaststellen van de halfwaardetijd van Gemtuzumab Ozogamicin hebben we te maken met twee componenten:

- het monoklonaal antilichaam: dit heeft een halfwaardetijd van 41 uur;
- het cytostaticum calicheamicin: dit heeft een halfwaardetijd van 143 uur.

12.8.5 Interacties

Interactie met andere middelen is niet bekend.

Aanbevolen wordt GO niet in combinatie andere chemotherapie te gebruiken buiten onderzoeksverband.

12.8.6 Houdbaarheid

Gemtuzumab Ozogamicin wordt geleverd als een steriel, pyogeenvrij wit poeder in een glazen ampul. Het onbewerkte poeder dient te worden bewaard bij +2 tot +8 °C, afgeschermd van (alle soorten) licht. Eenmaal in oplossing moet de infusie binnen 8 uur zijn toegediend. De ampul is voor eenmalig gebruik en mag niet opnieuw worden aangeprikt.

Gemtuzumab Ozogamicin bevat geen antimicrobieel conserveermiddel, daarom moet zorgvuldigheid in acht worden genomen om de steriliteit van de oplossing te verzekeren.

12.8.7 Contra-indicaties

- Overgevoeligheid voor GO of voor een van de hulpstoffen.

- Extra voorzichtigheid is geboden bij patiënten met nier- en/of leverfunctie-stoornissen.
- Extra voorzichtigheid is geboden bij patiënten die pulmonaal en/of cardiaal zijn belast.
- Vrouwen met een kinderwens wordt nadrukkelijk geadviseerd niet zwanger te worden tijdens de behandeling met GO.
- Het is niet bekend of GO wordt uitgescheiden in moedermelk. Vrouwen wordt derhalve geadviseerd de borstvoeding te staken.
- De werking van GO bij kinderen is niet bekend.
- Aanbevolen wordt leucoferese toe te passen indien sprake is van hoge tumor-load (leuco's > 30 x10^9/l) in verband met kans op tumorlysis.
- Patiënten met een beenmergtransplantatie in het verleden hebben een ver-hoogde kans op het ontwikkelen van vena occlusive disease (VOD).

12.8.8 Bijwerkingen

Infusiegerelateerde bijwerkingen zoals hypotensie en bronchospasme kunnen voorkomen tijdens en kort na het inlopen van GO. Klachten als koorts en koude rillingen, misselijkheid, braken en algehele malaise kunnen ongeveer 6 uur na infusie optreden.

Beenmergdepressie komt voor vanaf ongeveer 15 dagen na toediening bij alle pa-tiënten.

- De meest voorkomende bijwerkingen (> 10%) en ernstig (CTC graad 3-4)
    - Allergie/anafylaxie: koorts, rillingen, dyspnoe, bronchospasme, hypoten-sie.
    - Metabool: leverfunctiestoornis, zich uitend in geelzucht, verhoogde lever-enzymen of vena occlusive disease (VOD), verhoogd cholesterolgehalte, hypokaliëmie. De klachten zijn in de meeste gevallen goed te behandelen en omkeerbaar.
    - Beenmerg /bloed: trombopenie en leucopenie, anemie wordt minder vaak gezien.
    - Cardiovasculair: hypertensie, tachycardie.
    - Infectie: longontsteking, stomatitis.
    - Huid: pruritus en rash.
    - Gastro-intestinaal: diarree, obstipatie, misselijkheid en braken.
    - Constitutioneel: moeheid, anorexie.
    - Syndromen tumorlysis; indien hoge tumorload aanwezig is (leuco's > 30 × 10^9), bestaat verhoogde kans op het ontwikkelen van een tumorlysissyn-droom (TLS).

12.8.9 Aandachtspunten

- Informeer de patiënt mondeling over Gemtuzumab Ozogamicin, verstrek de brochure en informeer hoe te handelen bij optreden van symptomen. Benadruk het zo snel mogelijk melden van blauwe plekken en tekenen van infecties om verergering te voorkomen.

- De behandeling is in principe poliklinisch. Het is aan te bevelen om de GO-infusie zo vroeg mogelijk op de dag toe te dienen. Dit om eventuele bijwerkingen goed te kunnen monitoren en behandelen.
- Na start van de GO-infusie gedurende het eerste uur elke 15 minuten pols, tensie en temperatuur controleren. Daarna elk uur tot 4 uur na infusie.
- Controleer vooraf of de patiënt een goedlopend infuus/centraal veneuze katheter heeft.
- Een half uur voor starten van GO premedicatie toedienen, bijvoorbeeld 1000 mg paracetamol, 2 mg clemastine iv en een anti-emeticum geven.
- Paracetamol mag 4 uur en 8 uur na start opnieuw worden gegeven.
- Na inlopen GO wordt nagespoeld met NaCl 0,9%.
- Bij optreden van infusiegerelateerde bijwerkingen of anafylaxie: infusie stoppen of snelheid verminderen – dit is afhankelijk van de ernst van de klachten – en arts waarschuwen.
- De patiënt zorgvuldig bewaken en klachten en tijdstip van klachten noteren in dossier.
- Benadruk het belang van regelmatige bloedcontrole i.v.m. trombopenie, leukopenie en leverfunctiestoornissen.

Patiëntenbrochures

Folder doelgerichte therapie, SIG Immuno-/Targeted Therapy, 2008. Website http://oncologie.venvn.nl/Vakgroepenoncologie/tabid/1401/language/en-US/Default.aspx.

LITERATUUR

Hematologieklapper van het Leids Universitair Medisch Centrum (LUMC) Leiden, 29 september 2006.

Verpleegkundige richtlijnen: LUMC-Hematologie, 29 november 2008 en VU medisch Centrum.

Product information Mylotarg® gemtuzumab-ozogamicin, Wyeth-Ayerst Pharmaceuticals B.V. USA, 2006.

Websites

www.IKW.nl (behandelwijzer/supplement immunotherapie)
www.hematologieklapper.nl
www.Hovon.nl
www.oncologie.venvn.nl

13 Angiogenese-remmende middelen

H.A. Mallo

13.1 INLEIDING

De ontwikkeling van bloedvaten is een normaal biologisch proces en wordt angiogenese genoemd. Dit proces wordt gecontroleerd door angiogenesestimulerende en -remmende factoren, die normaal gesproken in balans zijn. Bloedvaten ontstaan uit endotheelcellen die gestimuleerd worden door groeifactoren. Vorming van nieuwe bloedvaten vindt plaats tijdens wondgenezing, ontstekingen en embryonale groei. Dit fysiologische proces stopt zodra het doel bereikt is.

13.1.2 Kanker

Tumoren kunnen in een omgeving waarin geen bloedvaten worden gevormd, niet groter worden dan 1 tot 2 mm. Tumoren van die omvang kunnen voortbestaan door diffusie van voedingsstoffen uit de omgeving. Als zij verder groeien en kwaadaardig worden voldoet dit niet meer. Op dit punt, de *angiogenese switch*, gaan zij signalen afgeven die zorgen dat rustende endotheelcellen in een actieve fase terechtkomen en stimulerende factoren de overmacht krijgen boven remmende factoren. Een belangrijke *trigger* voor het afgeven van deze signalering is hypoxie van de tumor. Hierbij worden angiogenesestimulerende factoren geactiveerd, zoals epidermale groeifactor (EGF), vasculaire endotheliale groeifactor (VEGF) en platelet-derivided growth factor (PDGF). Deze groeifactoren spelen een belangrijke rol in het proces van de angiogenese. Een verhoogd gehalte van bijvoorbeeld VEGF wordt geassocieerd met een slechtere prognose: verhoogd risico op metastasering, kans op ziektevrije overleving en overleving neemt af.

Daarnaast spelen bij angiogenese genetische mutaties van bijvoorbeeld het tumorsuppressorgen p53 en van het ras oncogen een rol.

De gevormde bloedvaten in de tumor zijn niet mooi van opbouw en lekken. Ondanks dat volledige vascularisatie van de tumor niet plaatsvindt, voldoet het wel om de tumor voldoende te voorzien van voedingsstoffen voor groei. Maar dit heeft ook tot gevolg dat bijvoorbeeld chemotherapie niet op alle plaatsen in een tumor kan komen.

13.1.3 Angiogenese-remmende middelen

Sinds enkele jaren zijn een aantal nieuwe geneesmiddelen voor de behandeling van kanker geregistreerd die onder de groep van angiogeneseremmers vallen. Het doel van deze middelen is beïnvloeding van de vorming van bloedvaten die tumoren nodig hebben om te kunnen overleven, groeien en metastaseren.

Omdat het een proces met meerdere aangrijpingspunten betreft zijn geneesmiddelen ontwikkeld die op verschillende plaatsen kunnen ingrijpen in de angiogenese. Deze aangrijpingspunten kunnen zijn:

■ De endotheelcellen: deze middelen werken direct in op de endotheelcellen door bijvoorbeeld apoptose van nieuwe endotheelcellen te induceren. Hierdoor neemt de vascularisatie van de tumor af. Dit leidt tot hypoxie in de tumor en vervolgens tot remming van de tumorgroei. Een voorbeeld van zo'n behandeling is thalidomide.

■ Het blokkeren van angiogenese-stimulerende groeifactoren: door groeifactoren zoals VEGF en EGF te binden wordt angiogenese voorkomen. Monoklonale antilichamen binden aan deze groeifactoren, zodat binding aan hun specifieke groeifactorreceptoren op een cel wordt voorkomen. Hierdoor wordt dan signaaltransductie leidend tot angiogenese voorkomen. Een voorbeeld van zo'n behandeling is bevacizumab (Avastin®), wat VEGF bindt

■ De signaaltransductie van tumorcellen kan intracellulair door tyrosinekinaseremmers worden geblokkeerd: deze binden aan het intracellulaire gedeelte van een receptor, het zogenaamde tyrosinekinasedomein. Hierdoor wordt voorkomen dat signaaltransductiepaden, ondanks extracellulaire binding door een groeifactor, actief worden. Voorbeelden van deze behandelingen zijn sunitinib (Sutent®) en sorafenib (Nexavar®).

Een ander aangrijpingspunt voor anti-angiogenese is het beïnvloeden van de afbraak van de extracellulaire matrix. Tumorcellen zijn in staat om via de extracellulaire matrix naburig weefsel binnen te dringen. Matrix Metallo Proteïnasen (MMP), als onderdeel van de afbraak van de extracellulaire matrix, spelen een belangrijke rol in het invasief gedrag van tumoren. MMP's spelen ook een rol in het bewerken van de celmembraan van omliggende bloedvaten, waardoor zij ontvankelijk worden voor angiogenese. Tevens produceren MMP's zelf angiogenesestimulerende factoren. Door het MMP te beïnvloeden, kan angiogenese worden geremd. In diermodellen is dit reeds aangetoond. Naar de effectiviteit en veiligheid van middelen die MMP's beïnvloeden, wordt nog bij patiënten met kanker klinisch onderzoek gedaan.

13.1.4 Behandeling

Behandelingen met angiogeneseremmers zijn vaak langdurige behandelingen, vanwege het feit dat deze geneesmiddelen cytostatisch werken en niet-cytotoxisch zijn. Meestal vindt behandeling plaats totdat er progressie optreedt, maar ook dan kan de behandelend arts in individuele gevallen nog besluiten om door te gaan om voortgaande progressie proberen te remmen.

Behandeling kan plaatsvinden als monotherapie of als combinatietherapie. Bij bepaalde indicaties wordt een angiogeneseremmer in combinatie met chemotherapie of immunotherapie gegeven, bijvoorbeeld bij de behandeling van gemetastaseerd mammacarcinoom, colorectaalcarcinoom of niercelcarcinoom.

Tevens is in sommige gevallen het meten van effectiviteit van een behandeling anders dan bij andere antitumorbehandelingen. Naast het gebruik van de RECIST-criteria (Response Evaluation Criteria In Solid Tumours, zie appendix 1, pag. 308) moet het bepalen van biologische markers en een PET- en MRI-scan mogelijk zijn om respons te kunnen meten.

LITERATUUR

Muehlbauer PM. Anti-angiogenesis in cancer therapy. Seminars in Oncology Nursing. 2003;19(3):180-92.

Camp-Sorrell D. Antiangiogenesis: the fifth cancer treatment modality? Oncology Nursing Forum. 2003;30(6):934-44.

Laurent, D. Inhibitors of Invasion and Angiogenesis in: Young, A., Rowett, L., Kerr, D. (eds.) Cancer Biotherapy. New York: Oxford University Press Inc., 2006:203-222.

Ruddon WR. The Biochemistry and Cell Biology of Cancer in Cancer Biology. New York: Oxford University Press Inc, 2007:117-256.

13.2 BEVACIZUMAB (AVASTIN®)

C.A.M. Huisman

13.2.1 Algemene beschrijving

Bevacizumab behoort tot de groep van angiogeneseremmers en bindt selectief aan de VEGF. Hierdoor kan de VEGF zich niet meer binden aan de VEGF-receptoren Flt-1 (VEGFR-1) en KDR (VEGFR-2), waardoor de activatie van deze receptoren wordt geremd. Deze receptoren zijn onder andere betrokken bij de celproliferatie en angiogenese (bloedvatvorming) en komen tot expressie op endotheelcellen. Bevacizumab is een gehumaniseerd monoklonaal antilichaam en wordt geproduceerd door middel van recombinant-DNA-technologie met behulp van ovariumcellen van de Chinese hamster.

13.2.2 Werkingsmechanisme

Bevacizumab bindt aan de VEGF. Na binding wordt de biologische activiteit van de VEGF geremd en de vorming van bloedvaten in de tumor belemmerd. Dit leidt tot hypoxie en vervolgens tot remming van de tumorgroei. Tevens verhoogt de VEGF de doorlaatbaarheid van tumorbloedvaten, waardoor er plasma-eiwitten lekken in de tumor. Dit zorgt voor een hogere druk in de tumor. Door het binden van de VEGF aan bevacizumab neemt de druk in de tumor af en kan cytotoxische medicatie beter de tumor bereiken.

13.2.3 Toepassing

Bevacizumab is geïndiceerd bij de volgende ziektebeelden in combinatie met chemotherapie:

- in combinatie met fluorpyrimidinebevattende chemotherapie, eerste- en tweedelijnsbehandeling voor patiënten met gemetastaseerde tumoren van *colon of rectum*;
- in combinatie met paclitaxel voor eerstelijnsbehandeling bij gemetastaseerd *borstkanker*;
- toegevoegd aan platinabevattende chemotherapie bij niet-resecteerbare, gevorderde, gemetastaseerde of gerecidiveerde *niet-kleincellig longkanker* (NSCLC), anders dan met overheersend plaveiselcelhistologie;
- in combinatie met interferon alfa-2a voor gemetastaseerde en/of gevorderde *niercelkanker*.

13.2.4 Dosis en toediening

Bevacizumab wordt aangeleverd in flacons van 25 mg/ml en dient opgelost te worden met steriele natriumchloride 0,9%. Oplossing in glucose 5% is niet toegestaan. De inloopsnelheid bij eerste infusie bedraagt 1,5 uur. Indien de eerste infusie goed verdragen wordt, kan de tweede infusie in 1 uur inlopen en vervolginfusies in 30 minuten.

Versneld toedieningsschema

Indien de eerste infusie goed wordt verdragen, kan in overleg met de behandelend arts bij volgende infusies een versneld schema worden toegepast. Dit schema wordt niet benoemd in de samenvatting van de productkenmerken van de firma.

Dit geldt voor de volgende doseringen.
- Dosering van 5 mg/kg in tien minuten.
- Dosering 7,5 mg/kg in vijftien minuten.
- Dosering van 10 mg/kg in twintig minuten.

De aanbevolen dosering verschilt per ziektebeeld.
- Gemetastaseerd *colon- en/of rectumcarcinoom*:
  - 5 mg of 10 mg per kg lichaamsgewicht eenmaal per twee weken;
  - 7,5 mg of 15mg per kg lichaamsgewicht eens per drie weken.
- Gemetastaseerde *borstkanker*:
  - 10 mg per kg lichaamsgewicht eenmaal per twee weken;
  - 15mg per kg lichaamsgewicht eens per drie weken.

- NSCLC:
  - 7,5 mg of 15mg per kg lichaamsgewicht eenmaal per drie weken.
- Gevorderde en/of gemetastaseerde *niercelkanker*:
  - 10 mg per kg lichaamsgewicht eenmaal per twee weken.

De bereide oplossing dient te worden toegediend middels infusie via een intraveneuze lijn, uitsluitend bestemt voor de toediening van bevacizumab. De bereide infusieoplossing mag niet worden toegediend door middel van een intraveneuze injectie of bolus. Bevacizumabinfusies worden toegediend in een ziekenhuisafdeling waar volledige reanimatiefaciliteiten direct beschikbaar zijn en onder directe bereikbaarheid van een arts.

Dosisaanpassing of stoppen van de behandeling

Er worden geen dosisverlagingen van bevacizumab aanbevolen. Een behandeling met bevacizumab wordt voortgezet tot progressie van de ziekte optreedt of (tijdelijk) gestaakt indien onacceptabele toxiciteit optreedt. Met overdosering is in klinische studies bij mensen geen ervaring opgedaan. Enkelvoudige doses hoger dan 20 mg/kg zijn niet getest. De eliminatiehalfwaardetijd bedraagt ongeveer 18-23 dagen.

Bevacizumab heeft een nadelige invloed op de wondgenezing. Een behandeling met bevacizumab dient niet te worden gestart binnen 28 dagen (4 weken) na een operatie of grote ingreep. Bij patiënten die complicaties met de wondgenezing hebben meegemaakt tijdens een behandeling met bevacizumab, dient verdere behandeling achterwege te worden gelaten zolang het wondgenezingsproces niet is voltooid. Er bestaat mogelijk een verhoogde kans op het ontstaan van darmperforaties en tracheo-oesofagale fistels (TE-fistels). Behandeling met bevacizumab dient dan direct en permanent gestaakt te worden.

Uit studies blijkt een verhoogde incidentie van arteriële trombo-embolische voorvallen bij patiënten die behandeld werden met bevacizumab. De behandeling dient direct te worden gestaakt bij patiënten die arteriële trombo-embolische voorvallen ontwikkelen. Hetzelfde geldt voor patiënten die bloedingen (CTC-graad 3-4) ontwikkelen.

13.2.5 Metabolisme

Het metabolisme en de eliminatie van bevacizumab zijn vergelijkbaar met dat van menselijke immunoglobuline-G (IgG), namelijk: via proteolitisch katabolisme (omzetten van eiwitten naar aminozuren) door het gehele lichaam en is niet hoofdzakelijk afhankelijk van eliminatie door nieren en lever.

13.2.6 Houdbaarheid

De injectieflacons dienen beschermd te worden tegen direct zonlicht en bewaard bij 2-8 °C. Bereide bevacizumaboplossingen dienen onmiddellijk na verdunning te worden gebruikt.

Indien noodzakelijk kunnen bereide oplossingen worden bewaard in de koelkast (bij 2-8 °C) en zijn dan tot 48 uur chemisch stabiel.

Bevacizumab bevat geen enkel antimicrobieel conserveermiddel; daarom moet zorgvuldigheid in acht worden genomen om de steriliteit van de oplossing te verzekeren.

13.2.7 Contra-indicaties

- Bekende overgevoeligheid voor een van de bestanddelen van het product of voor muriene eiwitten.
- Zwangerschap: bevacizumab dient niet aan zwangere vrouwen te worden toegediend, tenzij het potentiële voordeel opweegt tegen het potentiële risico.
- Borstvoeding: vrouwen dienen geen borstvoeding te geven tijdens en gedurende zes maanden volgend op behandeling met bevacizumab.
- Patiënten met onbehandelde CZS-metastasen in verband met de verhoogde kans op bloedingen in het centraal zenuwstelsel.
- Patiënten met een NSCLC en recent (voor start behandeling) pulmonale bloedingen dienen niet met bevacizumab behandeld te worden.
- Kinderen en adolescenten.
- Extra voorzichtigheid is geboden bij patiënten:
  - met colon- en rectumcarcinoom *en* intra-abdominale infecties in verband met verhoogde kans op darmperforatie en fistelvorming;
  - na grote darmoperaties, de kans op bloedingen en slechte wondgenezing neemt hierdoor toe;
  - met hartfalen of voorbehandeling met antracyclines;
  - met verhoogde bloeddruk (hypertensie);
    reeds bestaande hypertensie dient adequaat te worden behandeld voor start van de behandeling.
    Regelmatige controle van de bloeddruk wordt aanbevolen. Indien de hypertensie niet onder controle kan worden gehouden, dient de behandeling met bevacizumab te worden gestaakt.
  - die een verhoogde kans hebben op het ontwikkelen van proteïnurie; aanbevolen wordt voor en tijdens de behandeling controle uit te voeren middels urinesticks.

13.2.8 Bijwerkingen

Gegevens bekend uit studies over het bijwerkingenprofiel van bevacizumab betreffen verschillende vormen van kanker en in combinatie met chemotherapie. Sommige bijwerkingen (bijvoorbeeld hematologische) werden meer ernstig van aard afhankelijk van de gekozen chemotherapie. Door dosisaanpassing van het chemotherapieregime kunnen de chemotherapiegerelateerde bijwerkingen verminderen.

- Meest voorkomend (> 10%):
  - cardiovasculair: hypertensie (mogelijk dosisafhankelijk);
  - gastro-intestinaal: obstipatie, rectale bloedingen, diarree;
  - vasculair: neusbloedingen;
  - constitutioneel: vermoeidheid of asthenie, koorts, pijn, hoofdpijn;
  - dermatologisch: slechte wondgenezing, huidirritaties;
  - beenmerg/hematologie: leukopenie, neutropenie, trombopenie;
  - nieren: proteïnurie met gevaar op nefrotisch syndroom (mogelijk dosisafhankelijk);
  - allergie/anafylactische reacties (mild): koorts, koude rillingen, misselijkheid, braken, hypotensie, huiduitslag, urticaria, dyspneu, hoofdpijn, hoesten, diarree en vermoeidheid.
- Ernstig (CTC-graad 3-4, < 5 %):
  - cardiovasculair: hypertensie (mogelijk dosisafhankelijk), hartfalen;
  - gastro-intestinaal: darmperforatie en darmbloedingen, diarree en buikpijn, anorexie;
  - dermatologisch: slechte wondgenezing;
  - vasculair: veneuze en arteriële trombose, bloedingen zoals: neus, vaginaal en tandvlees;
  - beenmerg: (febriele) neutropenie, trombopenie en anemie;
  - neurologisch: neuropathie (perifere sensorische);
  - long: bloedingen/hemoptoë.

13.2.9 Aandachtspunten

- Informeer de patiënt mondeling over het product, de bijwerkingen en adviezen hoe daarmee om te gaan. Verstrek de informatiebrochure voor patiënten.
- Informeer de patiënt hoe te handelen indien klachten ontstaan en benadruk het zo snel mogelijk melden van symptomen zoals buikpijn, diarree of misselijkheid. Deze verschijnselen zijn zeer verdacht voor darmperforatie en darmbloedingen, de behandeling dient tijdelijk gestopt te worden.
- De behandeling kan in principe poliklinisch gegeven worden.
- Indien een behandeling met bevacizumab in combinatie wordt gegeven met chemotherapie, dient de lijn altijd voor en nagespoeld te worden en mag geen glucoseoplossing meer aanwezig zijn.
- Voorzieningen voor acute situaties dienen beschikbaar te zijn tijdens toediening.
- Aanbevolen wordt controle van ademhaling, pols, bloeddruk en temperatuur voor start en tijdens infusie en tot één uur na beëindigen van infusie.
- Indien complicaties tijdens de toediening optreden, worden de controles gedurende de rest van de toediening elke vijftien minuten tot twee uur na het inlopen van het infuus uitgevoerd. Indien afwijkende waarden, overleg met de arts over voortzetten van infusie. Ernstige infusiegerelateerde bijwerkingen zijn bij bevacizumab niet waargenomen.

■ De bloeddruk kan > 24 uur na toediening verhoogd blijven. Voor vervolginfusies geldt:
  – CTC-graad 2 hypertensie; start toedienen van antihypertensiva en voortzetten behandeling.
  – CTC-graad 3 hypertensie; stop toediening tot herstel is opgetreden, indien geen herstel optreedt, dient de behandeling permanent gestaakt te worden.
  – CTC-graad 4 hypertensie; permanente stop van behandeling.

Patiëntenbrochures

Patiëntenbijsluiter januari 2008.

Folder doelgerichte therapie, SIG Immuno-/Targeted Therapy, 2008. Website http://oncologie.venvn.nl/Vakgroepenoncologie/tabid/1401/language/en-US/Default.aspx.

LITERATUUR
Reidy DL et al, Bevacizumab 5 mg/kg can be infused safely over 10 minutes. Journal of Clinical Oncology, volume 25; nr 19; July 1. 25(19):2691-5.
Farmaceutisch rapport, www.cvz.nl.
IB tekst Avastin® eerste kwartaal 2005 en gereviseerd op 25 januari 2008.

Websites
www.roche.nl
www.emea.nl
www.cvz.nl

14 Tyrosinekinaseremmers

C.A.H.P. van Riel

14.1 INLEIDING

Tyrosinekinaseremmers zijn kleine moleculen, zogenoemde *small molecules*, die in staat zijn om via het celmembraan de kankercel binnen te dringen. Ze kunnen intracellulair de signaaltransductie blokkeren. Hierdoor wordt voorkomen dat de signaaltransductiepaden, ondanks extracellulaire binding door een groeifactor, actief worden. Er zijn ook tyrosinekinaseremmers die het tyrosinekinasedomein van verschillende receptoren binden, de zogenoemde multikinaseremmers.

Kanker ontstaat doordat er na elkaar een aantal genetische veranderingen in een voorheen normale cel optreden. Dit leidt vaak tot het ontstaan van ontregelde *pathways*. Circulerende cytokinen, hormonen en groeifactoren controleren de proliferatie, differentiatie, angiogenese, apoptose, functie en motiliteit van de cel. Deze chemische signalen worden van het celoppervlak naar intracellulair doorgegeven via tyrosinekinase (TK)-signaling. Dit signaaltransductiesysteem bestaat dus uit groeifactoren, transmembraneuze receptoreiwitten en cytoplasmatische secundaire boodschappers.

Het menselijke genoom bevat 90 TK-genen en 43 TK-achtige genen. Mutaties in de genen geven dus aanleiding tot het ontstaan van kanker. Sinds 2000 is bekend dat door geneesmiddelen toe te dienen die de ontregelde pathways remmen, kanker te behandelen is. Imatinib is de eerste vertegenwoordiger binnen de groep tyrosinekinaseremmers. Andere voorbeelden zijn bortezomib, erlotinib, sorafenib en sunitinib. De generieke naam van een tyrosinekinaseremmer eindigt altijd op '-ib' (zie figuur 14.1).

14.1.1 Interactie en metabolisme

Tyrosinekinaseremmers worden veelal via het enzym CYP3A4 in de lever gemetaboliseerd. Medicijnen die worden verwerkt via eenzelfde enzymsysteem, beïnvloeden elkaar. Hierdoor kan de werking van de tyrosinekinaseremmer, maar ook die van het andere geneesmiddel, afnemen of juist versterkt worden. Dit kan leiden tot onbedoelde effecten zoals kans op een verminderde respons of een grotere blootstelling aan het middel met verhoogde kans op toxiciteit. Er wordt geadviseerd om gelijktijdig gebruik van sterke CYP3A4-induceerders of -remmers te vermijden door al vanaf

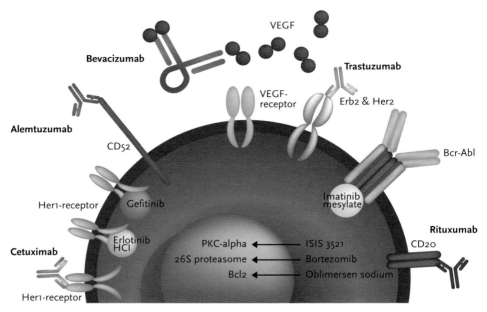

Figuur 14.1   Signaaltransductie gestuurd

twee weken voor start van de tyrosinekinaseremmer een soortgelijk geneesmiddel te kiezen met gelijke werking, maar met een andere metabolisatie.

Middelen die de plasmaconcentratie van tyrosinekinaseremmers verhogen zijn onder andere: ketoconazol, erytromycine en fluconazol.

Middelen die de plasmaconcentratie van tyrosinekinaseremmers verlagen zijn onder andere: feytoïne, fenobarbital en rifampicine.

Deze lijst met remmende/versterkende middelen is echter veel uitgebreider. Voor meer informatie wordt verwezen naar de samenvatting van de productkenmerken (SmPC) van het geneesmiddel, ontwikkeld door de desbetreffende firma's.

Tevens kunnen andere stoffen de concentratie van de tyrosinekinaseremmers verlagen of verhogen, doordat ze gemetaboliseerd worden via hetzelfde enzymsysteem. Voorbeelden hiervan zijn sint-janskruid, grapefruit(sap) en allerlei vitaminen/mineralen. Patiënten wordt daarom geadviseerd deze stoffen niet te nemen en altijd te overleggen met de behandelend arts alvorens medicatie uit drogisterij/apotheek in te nemen.

14.1.2 Toxiciteit

Er zijn duidelijke overeenkomsten in de toxiciteit van alle tyrosinekinaseremmers. De meest voorkomende bijwerkingen zijn moeheid, anorexie, stomatitis, nausea, diarree, buikpijn, huidproblemen inclusief hand-voetsyndroom en hypertensie. Maar vaak zijn er ook middelspecifieke bijwerkingen, deze zijn afhankelijk van het tyrosinekinasedomein van de desbetreffende receptor. Zo kunnen bijvoorbeeld geneesmiddelen die de vasculaire endotheliale groeifactorreceptor(VEGF-R) als doel hebben aanleiding geven tot meer bloedingen en wondhelingsstoornissen.

Indien de bijwerkingen te hevig worden, kan worden gekozen voor een zogenoemde *drug holiday*. Hierbij wordt de behandeling tijdelijk onderbroken waarna over het algemeen een snellere afname van de bijwerkingen wordt gezien. Daarna is herstart op dezelfde dosering een mogelijkheid. De behandelend arts kan bij ernstige toxiciteit besluiten om dosisreductie toe te passen of om de behandeling te staken.

Met deze nieuwe groep geneesmiddelen is nog weinig ervaring en vele zijn pas recent geregistreerd. Hierdoor zijn nog niet alle bijwerkingen en het verloop bekend. Bijwerkingen kunnen tijdens de behandeling verdwijnen en op een later tijdstip in volle hevigheid weer opvlammen. De toekomst zal meer duidelijkheid verschaffen in dit patroon van optreden en in de behandeling van deze bijwerkingen. Observatie en documentatie van de bijwerkingen binnen en buiten onderzoeksverband blijven dan ook een belangrijk punt van aandacht voor iedere zorgprofessional.

14.1.3 Toediening en therapietrouw

Tyrosinekinaseremmers zijn middelen die veelal oraal worden ingenomen. Aangezien deze middelen door de patiënt zelf gedurende een langere periode worden ingenomen, blijken controle van therapietrouw en het volgen van speciale richtlijnen belangrijke aspecten van de verpleegkundige en medische zorg. Hierbij is het van belang dat de patiënt volledig wordt geïnformeerd over het juiste gebruik van het geneesmiddel en de bijbehorende bijwerkingen en interventies. Uit onderzoeken blijkt dat met name patiënten die chronisch medicatie gebruiken hun behandeling slecht volhouden. Soms blijken bijwerkingen mild van aard, maar een dagelijks terugkerend probleem gedurende vele maanden van behandelen heeft een behoorlijke impact op het sociale leven van de patiënt en leidt sneller tot therapieontrouw.

Bij sommige middelen gelden speciale richtlijnen rondom de inname, bijvoorbeeld een nuchterheidsperiode.

LITERATUUR
Desar IME, Herpen CML van. Optimale dosering en toedieningsschema van angiogeneseremmers, Angiogenese journaal 2008;1:2-7.
Nexavar®, samenvatting van de productkenmerken, Bayer BV Health Care, september 2006.
Sutent®, samenvatting van de productkenmerken, Pfizer BV, September 2006.
Glivec®, samenvatting voor de productkenmerken, Novartis, november 2007.

14.2 IMATINIB (GLIVEC®)

C.A.H.P. van Riel

14.2.1 Algemene beschrijving

Imatinib behoort tot de groep van tyrosinekinaseremmers. Dit zijn orale antikankermiddelen die zich specifiek richten op het remmen van groeifactoren en eiwitten.

Imatinib is een krachtige receptor-tyrosinekinaseremmer. Deze receptoren bevinden zich in de tumorcellen en zijn onder andere betrokken bij de proliferatie en apoptose van cellen. Imatinib is de eerste vertegenwoordiger van deze nieuwe groep geneesmiddelen.

14.2.2 Werkingsmechanisme
Het werkingsmechanisme van imatinib bestaat uit remming van een geactiveerde receptor tyrosinekinase en bindt intracellulair aan het tyrosinekinasedomein van de volgende groeifactorreceptoren.
- c-Kit en PDGF-R.
  Deze receptoren bevinden zich onder andere op tumorcellen van gastro-intestinale stromaceltumoren (GIST).
- Bcr-Abl.
  In 95% van de patiënten met chronische myeloïde leukemie (CML) wordt een abnormaal chromosoom gevonden, het philadelphiachromosoom. Het philadelphiachromosoom ontstaat door een breuk in zowel chromosoom 9 (Abl-gen) als 22 (Bcr-gen). Doordat een stukje van chromosoom 9 van plaats wisselt met een stukje van chromosoom 22 ontstaat er een fusiegen, het Bcr-Abl-gen, op chromosoom 22. Dit veranderde chromosoom 22 noemt men het philadelphiachromosoom. Het fusiegen codeert voor een eiwit, het Bcr-Abl-eiwit (in het cytoplasma aanwezig), en is verantwoordelijk voor de sterke groei en abnormale celdeling.

Na binding van imatinib aan de groeifactorreceptor wordt de opdracht tot bepaalde celprocessen (signaaltransductie) onderbroken met als gevolg remming van proliferatie en apoptose van de cel.

14.2.3 Toepassing
Hierna worden de belangrijkste toepassingen beschreven, voor enkele zeldzame toepassingen verwijzen we naar de samenvatting van de productkenmerken, van Glivec®.
Imatinib is geïndiceerd voor de behandeling van:
1 nieuw gediagnosticeerd philadelphiachromosoom (Bcr-Abl)-positieve chronische myeloïde leukemie (CML) in de chronische fase, in de acceleratiefase of tijdens de blastaire crisis; deze indicatie geldt ook bij kinderen ouder dan 2 jaar;
2 philadelphiachromosoom (Bcr-Abl)-positieve acute lymfoblastaire leukemie (ALL);
3 C-Kit (CD117)positieve, niet-reseceerbare en/of gemetastaseerde, maligne gastrointestinale stromatumoren (GIST).

14.2.4 Dosis en toediening

Imatinib is beschikbaar als filmomhulde tabletten van 100 mg en 400 mg. De aanbevolen dosis is 400 mg/dag voor patiënten in de chronische fase van CML en bij patiënten met GIST. De aanbevolen dosis voor patiënten met CML in de acceleratiefase en blastaire crisis en patiënten met een philadelphiachromosoompositieve ALL is 600 mg/dag. De dosering bij kinderen (> 2 jaar) met CML dient gebaseerd te zijn op het lichaamsoppervlak. Een dosis van 340 mg/m² wordt aanbevolen en de totale dosis van 800 mg mag niet worden overschreden.

De voorgeschreven dosis wordt ingenomen tijdens de maaltijd. Bij voorkeur op een vast tijdstip van de dag voor optimaal effect, met een groot glas water om het risico op gastro-intestinale irritaties te minimaliseren. Doses van 400 mg of 600 mg moeten éénmaal daags worden ingenomen, terwijl een dagelijkse dosis van 800 mg (zie dosisaanpassing) als tweemaal daags 400 mg (met twaalf uur tussentijd) wordt ingenomen.

Indien patiënten geen filmomhulde tabletten kunnen slikken, mogen de tabletten worden opgelost in een glas mineraalwater of appelsap (50 ml voor 100 mg-tablet, 200 ml voor 400 mg-tablet). De suspensie moet onmiddellijk worden ingenomen na volledig uiteenvallen van de tablet(ten).

Imatinib wordt gemetaboliseerd via de lever en de eliminatiehalfwaardetijd is 18 uur.

Dosisaanpassing of stoppen met de behandeling

Bij CML mag overwogen worden om de dosis te verhogen van 400 mg tot 600 mg of 800 mg bij patiënten met de ziekte in de chronische fase, of van 600 mg tot een maximum van 800 mg bij patiënten in de acceleratiefase of in blastaire crisis. Bij kinderen (> 2 jaar) met CML mag een dosisverhoging plaatsvinden tot maximaal 570 mg/m², de totale dosis van 800 mg mag dan niet worden overschreden. Er bestaan geen gegevens over het effect van dosisverhoging bij GIST-patiënten, bij progressie van de ziekte kan de dosis verhoogd worden naar 800 mg per dag.

De behandeling met imatinib dient te worden voortgezet totdat de patiënt klinisch geen baat meer heeft bij de behandeling of totdat er onacceptabele toxiciteit optreedt.

14.2.5 Interactie

Imatinib remt de omzetting van paracetamol, waardoor met name bij hoge doses paracetamol leverschade kan ontstaan. Het is daarom af te raden om hoge en langdurige doses paracetamol te combineren met imatinib.

Metabolisme

Imatinib wordt grotendeels gemetaboliseerd in de lever via het CYP3A4-enzymsysteem. Medicijnen die worden verwerkt via eenzelfde enzymstelsel beïnvloeden elkaar, waardoor plasmaconcentraties verlagen of verhogen. Hierdoor kan de werking van imatinib afnemen of worden versterkt.

■ De plasmaconcentratie van imatinib wordt verhoogd door: o.a. ketoconazol, erytromycine, fluconazol en grapefruitsap.
■ De plasmaconcentratie van imatinib wordt verlaagd door: o.a. fenytoïne, fenobarbital, rifampicine en sint-janskruid.

Overige interacties
Bij patiënten die geen schildklier meer hebben en behandeld worden met levothyroxine, kan de plasmablootstelling aan levothyroxine verlaagd zijn wanneer imatinib gelijktijdig gegeven wordt.

Patiënten die warfarine gebruiken of andere van coumarine afgeleide antistollingsmiddelen, dienen regelmatig gecontroleerd te worden op veranderingen in international normalized ratio (INR).

14.2.6 Houdbaarheid
Imatinib dient beneden de 30 °C bewaard te worden in de oorspronkelijke verpakking, ter bescherming tegen vocht. Imatinib is onder genoemde condities drie jaar houdbaar en mag niet gebruikt worden na de op het etiket vermelde uiterste gebruiksdatum.

14.2.7 Contra-indicaties
■ Overgevoeligheid voor imatinib of voor een van de hulpstoffen.
■ Zwangerschap en borstvoeding.
■ Extra voorzichtigheid is geboden bij patiënten met leverfunctiestoornissen en nierfunctiestoornissen, labwaarden dienen nauwkeurig gecontroleerd te worden.
■ Extra voorzichtigheid is geboden bij patiënten die cardiaal belast zijn.

14.2.8 Bijwerkingen
De bijwerkingen van imatinib ontstaan over het algemeen twee tot vier weken na start van de behandeling.

De hematologische bijwerkingen die bij imatinib zijn waargenomen houden veelal verband met het stadium van kanker of de behandeling daarvan.

Neutropenie en trombopenie CTC-graad 3-4 komt vaker voor bij CML in de acceleratiefase en of blastaire crisis dan bij een nieuw gediagnosticeerde chronische fase van CML en duurt ongeveer twee tot vier weken.

■ Meest voorkomend (> 10%):
  – constitutioneel: vermoeidheid.
  – gastro-intestinaal: misselijkheid en braken, diarree en buikpijn, anorexie.
  – dermatologisch: rash, eczeem, droge huid, erytheem, pruritus;
  – skeletspierstelsel: milde tot matige spierpijn en spierkrampen, zwelling van de gewrichten;

- oedeem: periorbitaal oedeem of oedeem van de onderste ledematen, gewichtstoename;
- beenmerg: neutropenie, trombopenie, anemie.
- Ernstig (CTC) graad 3-4):
  - beenmerg: neutropenie, trombopenie, anemie;
  - metabool: verhoogde leverenzymen;
  - oedeem: longoedeem, pleura-effusie;
  - cardiaal: hartfalen (bij patiënten die cardiaal belast zijn).

14.2.9 Aandachtspunten
- Informeer de patiënt mondeling en schriftelijk over imatinib, de te verwachten bijwerkingen en verstrek de brochure met informatie voor patiënten.
- Informeer de patiënt hoe te handelen indien klachten ontstaan en benadruk het zo snel mogelijk melden als klachten ontstaan zoals benauwdheid en blauwe plekken, om verergering te voorkomen.
- Informeer de patiënt om zo weinig mogelijk paracetamol te gebruiken en het gebruik van paracetamol altijd te overleggen met de behandelend arts.
- Informeer de patiënt om geen grapefruit(sap) en geen medicatie uit drogisterij of apotheek (ook geen vitamines/mineralen) te gebruiken zonder overleg met de behandelend arts of (oncologie)verpleegkundige.
- Bij patiënten die geen schildklier meer hebben wordt aanbevolen regelmatig thyroïdstimulerendhormoon (TSH)-spiegels te meten.

Patiëntenbrochures
Glivec patiënteninformatie Novartis, december 2005.

Folder doelgerichte therapie, SIG Immuno-/Targeted Therapy. 2008. Website http://oncologie.venvn.nl/Vakgroepenoncologie/tabid/1401/language/en-US/Default.aspx.

LITERATUUR
Samenvatting van de productkenmerken van Glivec®: Novartis, november 2007.
National Cancer Institute, CTCAE versie 3.0, 9 augustus 2006.
Farmacotherapeutisch Kompas, Commissie Farmaceutische Hulp van het College voor Zorgverzekeringen, online 2008.
Cornelissen W. Deenik. Resistentie tegen imatinib bij de behandeling van chronische myeloïde Leukemie: mechanismen, het belang van adequate responsmonitoring en andere mogelijkheden, NTvHematologie 2007;4:7-17.

Websites
www.novartis.nl
www.cbg-meb.nl
www.glivec.nl

14.3 DASATINIB (SPRYCEL®)

C.A.M. Huisman

14.3.1 Algemene beschrijving

Dasatinib behoort tot de groep van proteïnekinaseremmers. Dit zijn orale antikankermiddelen die zich specifiek richten op het remmen van groeifactoren en eiwitten. Dasatinib is naast een proteïnekinaseremmer, ook een krachtige receptor-tyrosinekinaseremmer. Deze receptoren/proteïnen bevinden zich in de tumorcellen en chromosomen en zijn betrokken bij de proliferatie en apoptose van cellen.

14.3.2 Werkingsmechanisme

Het werkingsmechanisme van dasatinib is tweeledig:
1. Dasatinib is een *receptor*-tyrosinekinaseremmer en bindt intracellulair aan het tyrosinekinasedomein van verschillende groeifactorreceptoren: SRC, c-Kit en platelet-derived growth factorreceptor (PDGFR) en Ephrin A receptor (EPH). Na binding van dasatinib aan de groeifactorreceptor wordt de opdracht tot bepaalde celprocessen (signaaltransductie) onderbroken met als gevolg remming van proliferatie en apoptose van de cel.
2. Daarnaast is dasatinib een belangrijke *proteïne*kinaseremmer:
   In 95% van de patiënten met chronische myeloïde leukemie (CML) wordt een abnormaal chromosoom gevonden, het philadelphiachromosoom. Het philadelphiachromosoom ontstaat door een breuk in zowel chromosoom 9 (Abl-gen) als 22 (Bcr-gen). Doordat een stukje van chromosoom 9 van plaats wisselt met een stukje van chromosoom 22 ontstaat er een fusiegen, het Bcr-Abl-gen, op chromosoom 22. Dit veranderde chromosoom 22 noemt men het philadelphiachromosoom. Het fusiegen codeert voor een eiwit, het Bcr-Abl eiwit, en is verantwoordelijk voor de sterke groei en abnormale celdeling. Dasatinib blokkeert dit eiwit na binding aan het ABL-kinasedomein. Dit gebeurt zowel aan de actieve als aan de inactieve vorm van het enzym/eiwit met als gevolg remming van proliferatie en apoptose van de cel.
   De werking van dasatinib wordt niet belemmerd door imatinibresistentie, gebaseerd op processen zoals domeinpuntmutaties en overexpressie van de genen voor multidrugresistentie.

14.3.3 Toepassing

Dasatinib is geïndiceerd voor de behandeling van chronische myeloïde leukemie (CML) in de chronische fase, de acceleratiefase of blastaire crisis, en resistent of intolerant voor eerdere therapie met imatinib (Glivec®).

Tevens is dasatinib geïndiceerd voor philadelphiachromosoompositieve (Ph+) acute lymfoblastaire leukemie (ALL) en lymfoïde blasten CML en resistent voor eerdere therapie.

14.3.4 Dosis en toediening

Dasatinib is beschikbaar in tabletten van 20, 50 en 70 mg. De aanbevolen dosis voor CML in chronische fase is 100 mg 1 × per dag bij voorkeur op een vast tijdstip (ochtend of avond).

De aanbevolen dosis voor CML in acceleratiefase of blastaire crisis en Ph+ALL is 70 mg 2 × per dag (1 × 's ochtends en 1 × 's avonds).

De voorgeschreven dosis wordt in zijn geheel ingenomen (niet breken) tijdens de maaltijd, met een groot glas water om het risico op gastro-intestinale irritaties te minimaliseren. Mocht het onverhoopt nodig zijn de tabletten te breken of fijn te maken, dan dient de hulpverlener of de patiënt handschoenen te dragen om aanraking met de actieve stof te voorkomen. De eliminatiehalfwaardetijd van dasatinib bedraagt 5-6 uur.

Dosisaanpassing of stoppen met de behandeling

De behandeling met dasatinib dient te worden voortgezet totdat de patiënt klinisch geen baat meer heeft bij de behandeling of tot onacceptabele toxiciteit optreedt.

Bij CML en Ph+ ALL mag indien op de aanbevolen aanvangsdosering geen respons optreedt een dosisverhoging worden overwogen. Bij CML in de chronische fase tot 1× 140 mg/dag, bij CML in de acceleratiefase, bij blastaire crisis en bij Ph+ ALL tot 200 mg 2 × daags.

Aanbevolen wordt dosisaanpassingen (reductie of interruptie) door te voeren ingeval van hematologische toxiciteit, zoals graad 3-4 neutropenie, trombopenie en anemie. Bij ernstige niet-hematologische bijwerkingen dient de behandeling te worden gestaakt en hervat na herstel met eventueel aangepaste dosering.

Indien leverenzymen stijgen dient de behandeling tijdelijk of, afhankelijk van de ernst, permanent gestaakt te worden.

14.3.5 Interacties

Metabolisme

Dasatinib wordt grotendeels gemetaboliseerd in de lever via het CYP3A4-enzymsysteem. Medicijnen die worden verwerkt via eenzelfde enzymstelsel beïnvloeden elkaar, waardoor plasmaconcentraties verlagen of verhogen. Hierdoor kan de werking van dasatinib afnemen of worden versterkt.

- De plasmaconcentratie van dasatinib wordt verhoogd door: ketoconazol, erytromycine, fluconazol en grapefruitsap.

- De plasmaconcentratie van dasatinib wordt verlaagd door: dexamethason, fenytoïne, fenobarbital, rifampicine en sint-janskruid.

Overige interacties

Gelijktijdig gebruik met H-2-remmers, protonpompremmer en aluminium- en magnesiumhydroxide kan de plasmaconcentratie van dasatinib verlagen en wordt niet aangeraden.

Producten met aluminium- en magnesiumhydroxide (antacida) moeten twee uur voor of twee uur na dasatinib worden gebruikt.

14.3.6 Houdbaarheid

Voor dasatinib gelden geen specifieke bewaarcondities.

14.3.7 Contra-indicaties

- Overgevoeligheid voor dasatinib of voor een van de hulpstoffen, zoals lactose. Patiënten met zeldzame erfelijke aandoeningen als galactose-intolerantie, Lapp lactasedeficiëntie of glucose-galactose malabsorptie dienen dit geneesmiddel niet te gebruiken.
- Zwangerschap en borstvoeding.
- Er zijn weinig gegevens bekend over het gebruik van dasatinib bij personen jonger dan 18 jaar, behandeling van deze patiëntencategorie wordt afgeraden.
- Extra voorzichtigheid is geboden bij patiënten met leverfunctiestoornissen en nierfunctiestoornissen, met onbehandelbare ernstige hartafwijkingen of patiënten die anticoagulantia gebruiken of medicijnen die de trombocytenfunctie remmen.
- Patiënten met een hypomagnesiëmie of hypokaliëmie dienen voor start van een behandeling met dasatinib hiervoor te worden behandeld tot normaalwaarden bereikt zijn.

14.3.8 Bijwerkingen

De bijwerkingen van dasatinib kunnen op elk moment in de behandeling ontstaan. De hematologische bijwerkingen die zijn waargenomen houden veelal verband met de fase van de CML. Neutropenie, trombopenie en anemie CTC-graad 3-4 komt vaker voor bij CML in de acceleratiefase en blastaire crisis en duurt ongeveer twee tot vier weken.

- Meest voorkomend (> 10%):
  - constitutioneel: vermoeidheid, koorts;
  - oedeem/vochtretentie: perifeer en periorbitaal oedeem, oog, gezicht, gewichtstoename;
  - luchtwegen: pleura-exsudaat, dyspnoe;

- gastro-intestinaal: misselijkheid en braken, diarree en buikpijn, anorexie (< 10%);
- beenmerg: neutropenie, trombopenie en anemie, bloedingen;
- dermatologisch: rash, eczeem;
- skeletspierstelsel: milde tot matige spierpijn en spierkrampen;
- pijn: hoofdpijn.
- Ernstig (CTC-graad 3-4):
  - oedeem/vochtretentie: pleuravocht;
  - gastro-intestinaal: bloeding (mede door trombopenie);
  - beenmerg: neutropenie, trombopenie en anemie;
  - dermatologisch: droge huid, erytheem, pruritus;
  - metabool: verhoogde leverenzymen, hypocalciëmie;
  - skeletspierstelsel: zwelling van de gewrichten;
  - cardiovasculair: hartfalen, ventriculaire aritmie;
  - centraal zenuwstelsel: bloedingen (mede door trombopenie);
  - infecties: pneumonie.

14.3.9 Aandachtspunten

- Informeer de patiënt mondeling en schriftelijk over dasatinib, de te verwachten bijwerkingen en verstrek de brochure met informatie voor patiënten.
- Informeer de patiënt hoe te handelen indien klachten ontstaan en benadruk het zo snel mogelijk melden als klachten ontstaan zoals benauwdheid, blauwe plekken en gewichtstoename om verergering te voorkomen.
- Adviseer om geen grapefruitsap te gebruiken.
- Informeer de patiënt om geen medicatie uit drogist of apotheek (ook geen vitamines/mineralen) te gebruiken zonder overleg met de behandelend arts of (oncologie)verpleegkundige.
- Indien tabletten onverhoopt gebroken moeten worden dient de patiënt hierbij handschoenen te dragen om aanraking met de actieve stof te voorkomen.
- Benadruk het belang van regelmatige controle van bloedwaarden (hematologie en leverenzymen) en geef adviezen over het bevorderen van therapietrouw, rekening houdend met onder andere leeftijd, het aanpassingsvermogen en de levensstijl van de patiënt.

Patiëntenbrochures

Folder Doelgerichte therapie, SIG Immuno-/Targeted Therapy, 2008. Website http://oncologie.venvn.nl/Vakgroepenoncologie/tabid/1401/language/en-US/Default.aspx.
Sprycel, patiënteninformatie Bristol-Myers Squibb, Novartis december 2005.

LITERATUUR
EMEA, Europees openbaar beoordelingsrapport (EPAR) voor Sprycel, samenvatting voor het publiek, september 2007.

Farmacotherapeutisch rapport Dasatinib (Sprycel®), bij de indicaties CML en ALL, commissie farmaceutische hulp, 26 februari 2007, verwerkt in hoofdstuk 17 van het farmacotherapeutisch kompas.

Jabbour E, Cortes J, Giles F, et al. The clinical challenge of imatinib resistance in chronic myeloid leukaemia: emerging strategies with new targeted agents. Targ Oncol 2006;4:186-96.

Oncology drug advisory committee (ODAC), briefing document, 02 June 2006, Bristol-Myers Squibb company.

Samenvatting van de productkenmerken, 20 november 2006, Bristol-Myers Squibb Pharma EEIG, UK.

Talpaz M, Shah NP, Kantarjian H, et al. Dasatinib in imatinib-resistant Philadelphia chromosome-positive leukemias. N Engl J Med 2006;354:2531-41.

Websites

www.bristolmyersscuibb.com
www.emea.eu.int
www.sprycel.com

14.4 ERLOTINIB (TARCEVA®)

P. den Hartog

14.4.1 Algemene beschrijving

Erlotinib behoort tot de groep van tyrosinekinaseremmers. Dit zijn orale antikankermiddelen die zich specifiek richten op het remmen van het eiwit EGFR dat tot expressie komt op het celoppervlak van normale lichaamscellen en kankercellen en betrokken zijn bij de groei en verspreiding van kanker. EGFR is ook bekend als HER1 (humane epidermale groeifactorreceptor type-1). Gebaseerd op het werkingsmechanisme heeft erlotinib de potentie om teratogeen te zijn.

14.4.2 Werkingsmechanisme

Erlotinib is een tyrosinekinaseremmer en bindt zich intracellulair aan het tyrosinekinasedomein van de EGFR. Deze receptoren bevinden zich onder andere op het celoppervlak van normale lichaamscellen en tumorcellen. Na binding wordt de opdracht tot bepaalde celprocessen (signaaltransductie) beïnvloed met als gevolg remming van proliferatie en apoptose.

14.4.3 Toepassingen

Erlotinib is geïndiceerd voor de behandeling van patiënten met lokaal gevorderd (stadium IIIB) of gemetastaseerd (stadium IV) niet-kleincellig longcarcinoom (NSCLC) als tweede/derdelijnsbehandeling na ten minste één chemotherapeutische behandeling. Erlotinib is tevens geïndiceerd bij het gemetastaseerd pancreascarcinoom in combinatie met gemcitabine. Data uit de registratiestudie van erlotinib geven aan dat het gebruik kan leiden tot hogere responspercentages bij vrouwen met vergevorderd NSCLC, bij patiënten met een bronchioalveolair of adenocarcinoom, bij patiënten die nooit hebben gerookt en bij patiënten van Oost-Aziatische afkomst. Op dit moment zijn er nog geen gevalideerde testen/markers voor screening op EGFR-status, voorafgaand aan een behandeling met erlotinib wordt de EGFR-status niet bepaald.

14.4.4 Dosis en toediening

Erlotinib is beschikbaar als tabletten van 25, 100 en 150 mg. De aanbevolen dosis bij NSCLC is 150 mg eenmaal daags continu gedoseerd zonder voedsel met een glas drinken in te nemen. De tabletten minimaal één uur voor of twee uur na de inname van voedsel innemen. Als inname een keer vergeten wordt, dient deze niet te worden ingehaald.

De aanbevolen dosis bij gemetastaseerd pancreascarcinoom is 100 mg eenmaal daags (in combinatie met gemcitabine) continu gedoseerd. Bij overdosering kunnen bijwerkingen eerder optreden of ernstiger zijn. Na orale toediening bereikt erlotinib piekwaarden in het plasma na 4 uur. Erlotinib wordt uitgescheiden via de darmen en de eliminatiehalfwaardetijd bedraagt 36 uur.

Dosisaanpassing of stoppen van de behandeling

De behandeling met erlotinib dient te worden voortgezet totdat de patiënt klinisch geen baat meer heeft bij behandeling of totdat onacceptabele toxiciteit optreedt. Indien onacceptabele bijwerkingen ontstaan, kan dosisaanpassing of tijdelijk onderbreken van de behandeling worden overwogen. De dagdosering wordt in stappen van 50 mg gereduceerd.

14.4.5 Interacties

Roken verlaagt waarschijnlijk de plasmaconcentraties van erlotinib.

Metabolisme

Erlotinib wordt in de lever gemetaboliseerd via het enzym CYP3A4 en in mindere mate via CYP1A2. Medicijnen die worden verwerkt via eenzelfde enzymsysteem beïnvloeden elkaar waardoor plasmaconcentraties verlagen of verhogen. Hierdoor kunnen werking en de bijwerkingen van erlotinib versterken of afnemen.

- De plasmaconcentratie van erlotinib wordt verhoogd door: ketoconazol, itraconazol, voriconazol, proteaseremmers, erytromycine of claritromycine;
- De plasmaconcentratie van erlotinib wordt verlaagd door: rifampicine, fenytoïne, carbamazepine, barbituraten en sint-janskruid.

Het enzym CYP3A4 kan beïnvloed worden door de bestanddelen van grapefruitsap. Om die reden wordt het afgeraden om tijdens erlotinibbehandeling grapefruitsap te gebruiken.

Overige interacties

Erlotinib wordt gekenmerkt door een afname in de oplosbaarheid bij een pH hoger dan 5. Geneesmiddelen die de pH in het bovenste deel van het maag-darmstelsel veranderen, zoals antacida, H2-antagonisten en protonpompremmers, kunnen de oplosbaarheid van erlotinib wijzigen en daardoor ook de biologische beschikbaarheid. Combinatie van erlotinib en protonpompremmers dient te worden vermeden. Als het gebruik van antacida als noodzakelijk wordt gezien, moeten deze minstens vier uur voor of twee uur na de dagelijkse dosering erlotinib worden ingenomen. Voorzichtigheid is geboden met de volgende middelen; midazolam, ciprofloxacine, ciclosporine, verapamil en NSAIDS.

Patiënten die warfarine gebruiken of andere coumarine-afgeleide antistollingsmiddelen dienen regelmatig gecontroleerd te worden op veranderingen in protrombine (PT)-tijd of INR.

14.4.6 Contra-indicaties

- Overgevoeligheid voor erlotinib of voor een van de hulpstoffen.
- Gebaseerd op het werkingsmechanisme van erlotinib is het gebruik gecontraindiceerd bij zwangeren of vrouwen die borstvoeding geven. Tijdens en tot ten minste twee weken na het gebruik van erlotinib wordt adequate anticonceptie aanbevolen.
- Er zijn geen gegevens bekend over het gebruik van erlotinib bij patiënten jonger dan 18 jaar.
- Extra voorzichtigheid is geboden bij patiënten met ernstige nier- en/of leverfunctiestoornissen.
- Voorzichtigheid is geboden bij patiënten met een glucuronidatiestoornis, zoals het syndroom van Gilbert.
- Lactose-intolerantie: erlotinibtabletten bevatten lactose. Patiënten met zeldzame erfelijke aandoeningen als galactose-intolerantie, Lapp lactasedeficiëntie of glucose-galactosemalabsorptie dienen dit geneesmiddel niet te gebruiken.

14.4.7 Houdbaarheid

Specifieke bewaarvoorschriften zijn voor erlotinib niet nodig.

14.4.8 Bijwerkingen

De bijwerkingen van erlotinib zijn veelal mild (CTC-graad 1-2) en van voorbijgaande aard, behandelbaar of verminderen na dosisverlaging. Huidafwijkingen kunnen vanaf twee tot drie weken na aanvang van gebruik ontstaan. Bij het merendeel van de patiënten met huiduitslag treedt er vervolgens in een periode van maanden een duidelijke verbetering of zelfs volledig herstel van de huidafwijkingen op.

- Meest voorkomende bijwerkingen (> 10%):
  - constitutioneel: vermoeidheid;

- – dermatologisch: huiduitslag/afwijkingen;
- – gastro-intestinaal: misselijk, braken, anorexie, diarree, stomatitis;
- – infectie: infecties algemeen, oogirritaties zoals conjunctivitis, keratoconjunctivitis;
- – pulmonaal/bovenste luchtwegen: hoest en dyspnoe.
- ■ Ernstig (CTC-graad 3-4):
  - – constitutioneel: vermoeidheid;
  - – pulmonaal/bovenste luchtwegen: dyspnoe.
  - – dermatologisch: huiduitslag;
  - – gastro-intestinaal: misselijkheid, braken, anorexie, diarree, dehydratie;
  - – infectie: infectie en oogaandoeningen;
  - – pulmonaal/bovenste luchtwegen: hoest.

14.4.9 Aandachtspunten

- ■ Informeer de patiënt schriftelijk en mondeling over erlotinib, de te verwachten bijwerkingen en verstrek de brochure met informatie voor patiënten.
- ■ Informeer de patiënt hoe te handelen indien klachten ontstaan en benadruk het zo snel mogelijk melden van huidafwijkingen om verergering te voorkomen.
- ■ Instrueer de patiënt om bij nieuwe (acute) en/of progressieve pulmonale symptomen/klachten zoals dyspnoe, hoest en koorts direct contact op te nemen met de medisch specialist.
- ■ Geef adviezen over het bevorderen van therapietrouw, rekening houdend met onder andere leeftijd, het aanpassingsvermogen en de levensstijl van de patiënt.
- ■ Adviseer en ondersteun rokers om te stoppen met roken; verwijs patiënten zo nodig door naar een niet-meer-rokenpoli.

Patiëntenbrochures

Brochure voor patiënt, verpleegkundige en arts te verkrijgen bij Roche Nederland B.V. Folder doelgerichte therapie, SIG Immuno-/Targeted Therapy, 2008. Website http://oncologie.venvn.nl/Vakgroepenoncologie/tabid/1401/language/en-US/Default.aspx. Patiëntenbrochure Roche Nederland B.V.

LITERATUUR
1B-tekst erlotinib. EMEA, London, 2005 (www.emea.eu.int/index/index1.htm [human medicines]).
Baselga J, Arteaga CL. Critical update and emerging trends in epidermal growth factor receptor targeting in cancer. J Clin Oncol 2005;23:2445-2459.
Epar erlotinib. EMEA, London, 2005 (www.emea. eu.int/index/index1.htm [human medicines].
Farmacotherapeutisch rapport. Zaaknummer: 25101768 Finale Versie (V3) d.d. 28 maart 2006;pagina 12. Volgnummer: 26003774.
Giaccone G. Epidermal growth factor receptor inhibitors in the treatment of non-small-cell lung cancer. J Clin Oncol 2005; 23:3235-324.
Shepherd FA, Rodrigues Pereira J, Ciuleanu T, et al. Erlotinib in previously treated non-small-cell lung cancer. N Engl J Med 2005;353:123-132 (correspondence and author reply: NEJM 2005;353:1739-1741).

Websites
www.cvz.nl

14.5 SUNITINIB (SUTENT®)

A.Q.M.J. van Steijn-van Tol en H.A. Mallo

14.5.1 Algemene beschrijving
Sunitinib behoort tot de groep van tyrosinekinaseremmers. Dit zijn orale antikankermiddelen die zich specifiek richten op het remmen van groeifactorreceptoren die tot expressie komen op tumorcellen en betrokken zijn bij proliferatie, angiogenese en apoptose.

14.5.2 Werkingsmechanisme
Sunitinib is een multikinaseremmer en bindt intracellulair aan het tyrosinekinasedomein van diverse groeifactorreceptoren. Dit zijn onder andere platelet-derived

Figuur 14,2   Remming van tumorproliferatie en angiogenese door SUTENT®
(Deze afbeelding is beschikbaar gesteld door Pfizer bv)

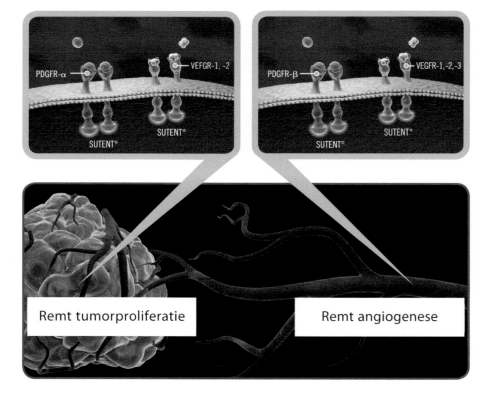

growth factorreceptoren (PDGFR-α en -β), de vasculaire endotheliale groeifactorre-ceptoren (VEGFR-1, -2 en -3), de stamcelfactorreceptor (KIT) en andere tyrosinekina-sereceptoren. Deze receptoren bevinden zich onder andere op tumorcellen, pericyten en endotheelcellen. Na binding wordt de opdracht tot bepaalde celprocessen (sig-naaltransductie) beïnvloed met als gevolg remming van proliferatie en angiogenese. KIT speel een rol bij de gastro-intestinale stromaceltumor (GIST). Door blokkeren van het tyrosinekinasedomein van deze receptor wordt proliferatie van tumorcellen beïnvloed en wordt apoptose gestimuleerd.

Sunitinib werkt intracellulair door een competitie aan te gaan met adenosine-tri-fosfaat (ATP) op de ATP-bindingsplaats van tyrosinekinases. Zie figuur 14.2.

14.5.3 Toepassingen

Sunitinib is geïndiceerd als tweedelijnsbehandeling van niet-operatief te verwijderen en/of gemetastaseerde maligne GIST's na het falen van behandeling met imatinib-mesilaat (Glivec®).

Daarnaast is sunitinib geïndiceerd voor de behandeling van gevorderd en/of ge-metastaseerd niercelcarcinoom.

14.5.4 Dosis en toediening

Sunitinib is beschikbaar als tabletten van 50, 25 en 12,5 mg. De aanbevolen dosering van sunitinib is eenmaal daags 50 mg oraal, gedurende vier opeenvolgende weken, gevolgd door een rustperiode van twee weken in een cyclus van zes weken. Sunitinib kan met of zonder voedsel worden ingenomen, bij voorkeur op hetzelfde tijdstip van de dag. Indien een dosis wordt vergeten, mag er geen extra dosis worden ingeno-men. Bij oncologische indicaties zijn dosering en doseerfrequenties sterk individu-eel bepaald, aan wijzigingen onderhevig en afhankelijk van onder andere algemene toestand en bloedbeeld.

Na orale toediening van sunitinib worden de maximale concentraties gezien zes tot twaalf uur na de inname. Sunitinib wordt voornamelijk uitgescheiden via de fe-ces (61%), waarbij 16% van de dosis als geneesmiddel en metabolieten renaal wordt uitgescheiden.

De eliminatiehalfwaardetijd van sunitinib is 40-60 uur en zijn primaire actieve desethylmetaboliet 80 tot 110 uur.

Dosisaanpassing of stoppen van de behandeling

De behandeling met sunitinib dient te worden voortgezet totdat de patiënt klinisch geen baat meer heeft bij behandeling of totdat onacceptabele toxiciteit optreedt.

Aanpassingen van de dosering kunnen worden uitgevoerd in stappen van 12,5 mg op basis van veiligheid en tolerantie. De dagdosis mag niet hoger zijn dan 75 mg en niet lager dan 25 mg.

Er is geen ervaring met overdosering van sunitinib. Er bestaat geen specifiek antidotum voor overdosering en behandeling. Zo nodig kan niet-geresorbeerd geneesmiddel worden verwijderd door middel van braken of maagspoelingen.

Bij klachten van symptomatisch hartfalen wordt beëindiging van de behandeling met sunitinib aangeraden. De dosering dient te worden onderbroken en/of verlaagd bij patiënten met een asymptomatische daling van de linkerventrikelejectiefractie (LVEF) van < 50% en > 20% onder de baseline.

14.5.5 Interacties

Metabolisme

Sunitinib en zijn primaire metaboliet worden voornamelijk gemetaboliseerd in de lever door CYP3A4, het cytochrome P450-enzym, dat zijn primaire actieve metaboliet produceert. Deze primaire actieve metaboliet wordt vervolgens verder gemetaboliseerd door CYP3A4.

Medicijnen die worden verwerkt via eenzelfde enzymsysteem beïnvloeden elkaar waardoor plasmaconcentraties verlagen of verhogen. Hierdoor kan de (bij)werking van sunitinib en/of comedicatie versterken of afnemen.

- De plasmaconcentratie van sunitinib wordt verhoogd door: ketoconazol, claritromycine, erytromycine, itraconazol, ritonavir en grapefruitsap.
- De plasmaconcentratie van sunitinib wordt verlaagd door: carbamazepine, dexamethason, fenobarbital, fenytoïne, rifampicine en sint-janskruid.

Overige interacties

Patiënten die gelijktijdig behandeld worden met antistollingsmiddelen (bijvoorbeeld warfarine, acenocoumarol) dienen periodiek, aan het begin van elke cyclus, te worden gecontroleerd op het aantal bloedcellen, (bloedplaatjes) en de stollingsfactor (PT/INR).

14.5.6 Houdbaarheid

Specifieke bewaarvoorschriften zijn voor sunitinib niet nodig.

14.5.7 Contra-indicaties

- Overgevoeligheid voor sunitinibmalaat of voor een van de hulpstoffen: mannitol, natriumcroscarmellose, povidon, magensiumstearaat, gelatine, rood/geel/zwart ijzeroxide, titaniumoxide, schellak, propyleenglycol of natriumhydroxide.
- Zwangeren of vrouwen die borstvoeding geven. Tijdens het gebruik van sunitinib wordt adequate anticonceptie aanbevolen.
- Op basis van niet-klinische bevindingen (dierproeven) kunnen er risico's optreden voor de mannelijke en de vrouwelijke fertiliteit door behandeling met sunitinib.

- Voorzichtigheid is geboden bij patiënten met een voorgeschiedenis van QT-intervalverlenging, bij patiënten die antiaritmica gebruiken of bij patiënten met een relevante reeds bestaande hartziekte, bradycardie of elektrolytstoornis.

14.5.8 Bijwerkingen
Het verloop van alle bijwerkingen varieert van mild tot ernstig. De meeste bijwerkingen ontstaan in het algemeen gedurende de tweede helft van de vierwekenbehandeling en nemen af en/of verdwijnen tijdens de eerste rustweek. Een bijwerking zoals diarree zou eerder in de behandelweken kunnen ontstaan. Tevens kan de mate van bijwerkingen per cyclus verschillen.

- Meest voorkomend (> 10%):
  - beenmerg: anemie, trombopenie, neutropenie;
  - verhoogd lipase; voedings- en stofwisselingsstoornis: anorexie;
  - zenuwstelselaandoeningen: dysgeusie, hoofdpijn;
  - cardiovasculair: hypertensie.
  - ademhalingsstelsel: neusbloeding.
  - gastro-intestinaal: diarree, misselijkheid, stomatitis, braken, dyspepsie;
  - dermatologisch: huidverkleuring, palmoplantaire erytrodysesthesie (PPE), rash, blaren, haarkleurveranderingen;
  - skeletspierstelsel- en bindweefselaandoeningen: pijn in extremiteit;
  - constitutioneel: asthenie, vermoeidheid.
- Ernstig (> 10%, CTC graad 3-4):
  - constitutioneel: asthenie.
- Ernstig (< 10%, CTC graad 3-4):
  - bloed/beenmerg: anemie, neutropenie, trombopenie, leukopenie, verhoogd lipase;
  - cardiovasculair: hypertensie;
  - gastro-intestinaal: diarree, dyspepsie, nausea, stomatitis;
  - dermatologisch: palmoplantaire erytrodysesthesie (PPE), rash, blaren;
  - constitutioneel: asthenie, slijmvliesontstekingen.

14.5.9 Aandachtspunten
- Informeer de patiënt schriftelijk en mondeling over sunitinib, de te verwachten bijwerkingen, verstrek de brochure met informatie voor patiënten en geef informatie over hoe te handelen bij optreden van bijwerkingen.
- Benadruk het voorkomen van het hand-voetsyndroom en geef adviezen over preventieve huidverzorging; geef de patiënt het advies de bijwerkingen die voorkomen te rapporteren in een dagboekje om een goed overzicht te houden.
- Bespreek de noodzaak van routinematige controle van de bloeddruk. Bij patiënten met hypertensie in hun voorgeschiedenis zijn mogelijk intensievere contro-

les en aanpassing van medicatie of dosisreductie noodzakelijk. Wijs de patiënt op het mogelijk asymptomatische karakter van verhoogde bloeddruk.

■ Baseline- en periodieke evaluaties van de LVEF dienen eveneens te worden overwogen tijdens behandeling met sunitinib. Bij patiënten zonder cardiale risicofactoren dient een baseline-evaluatie van de ejectiefractie te worden overwogen.

■ Geef adviezen over het bevorderen van therapietrouw, rekening houdend met onder andere leeftijd, het aanpassingsvermogen en de levensstijl van de patiënt.

■ Bespreek de noodzaak van routinematige bloedcontrole in verband met trombopenie, anemie en neutropenie en specifiek op hypothyroïdie bij vermoeidheidsklachten.

Patiëntenbrochures

Brochure voor patiënt te verkrijgen bij de firma Pfizer.

Brochure voor verpleegkundige en arts te verkrijgen bij de firma Pfizer.

Folder doelgerichte therapie, SIG Immuno-/Targeted Therapy, 2008. Website http://www.oncologie.vevnn.nl/Vakgroepenoncologie/tabid/1401/language/en-US/Default.aspx

LITERATUUR
SUTENT Summary of Product Characteristics (25 FEB 2008) Pfizer BV.
Nieuwe geneesmiddelen; sunitinib en sorafenib. Ned.Tijdschr Geneeskd 2007;151(52):2888-2890.
Bronswijk H van, Dubois EA, Osanto S e.a. Sunitinib in patients with metastatic renal cell carcinoma. JAMA. 2006;295:2516-24.
Goodman VL, et al. Approval summary: sunitinib for the treatment of imatinib refractory or intolerant gastro-intestinal stromal tumors and advanced renal cell carcinoma. Clin Cancer Res. 2007;1;13(5):1367-73. Review.

Websites

www.emea.europa.eu/humandocs/Humans/EPAR/sutent/sutent.htm
www.pfizer.nl
www.kankerbestrijding.nl
www.sutent.com
www.kankerpatient.nl/waterloop
GIST patiëntenvereniging Contactgroep GIST: www.contactgroepgist.nl

14.6 SORAFENIB (NEXAVAR®)

M.J. Weterman

14.6.1 Algemene beschrijving

Sorafenib behoort tot de groep van tyrosinekinaseremmers. Dit zijn orale antikankermiddelen die zich specifiek richten op het remmen van groeifactorreceptoren welke tot expressie komen op tumorcellen en betrokken zijn bij proliferatie, angiogenese en apoptose.

14.6.2 Werkingsmechanisme

Sorafenib is een multikinaseremmer en bindt intracellulair aan het tyrosinekinase-domein van diverse groeifactorreceptoren: VEGFR, EGFR en PDGFR. Deze receptoren bevinden zich onder andere op normale lichaamscellen en tumorcellen. Na binding wordt de opdracht tot bepaalde celprocessen (signaaltransductie) beïnvloed met als gevolg remming van proliferatie en angiogenese.

14.6.3 Toepassingen

Sorafenib is geïndiceerd voor de behandeling van gevorderd niercelcarcinoom, waarbij eerdere therapie gebaseerd op interferon-alfa of interleukine-2 faalde of ongeschikt wordt geacht.

14.6.4 Dosis en toediening

Sorafenib is beschikbaar als tabletten van 200 mg. De aanbevolen dagelijkse dosis is 800 mg (twee maal daags twee tabletten van 200 mg om de twaalf uur) continu. Sorafenib dient zonder voedsel (ten minste één uur vóór of twee uur ná de maaltijd) of met een vetarme maaltijd ingenomen te worden. Als inname een keer vergeten wordt alsnog de dosis innemen, tenzij het bijna weer tijd is voor de volgende dosis. Bij overdosering kunnen bijwerkingen eerder optreden of ernstiger zijn: in het bijzonder diarree en huidreacties. Na orale toediening bereikt sorafenib piekwaarden in het plasma na circa drie uur. Sorafenib wordt gemetaboliseerd via de lever.

De eliminatiehalfwaardetijd van sorafenib is 25-48 uur.

Dosisaanpassing of stoppen van de behandeling

De behandeling met sorafenib dient te worden voortgezet totdat de patiënt klinisch geen baat meer heeft bij behandeling of totdat onacceptabele toxiciteit optreedt. In eerste instantie kan de dosis worden verlaagd tot 400 mg (eenmaal) per dag. Als een verdere dosisreductie noodzakelijk is, kan 400 mg om de dag worden overwogen.

Vanwege de beïnvloeding van sorafenib van de wondgenezing kan de behandeling (tijdelijk) onderbroken worden voor een (ingrijpende) operatie. De behandeling kan weer herstart worden na beoordeling van de mate van wondgenezing door de (behandelend) arts.

14.6.5 Interacties

Een vetrijke maaltijd zorgt ervoor dat de resorptie van sorafenib met circa 30% vermindert.

Metabolisme

Sorafenib wordt gemetaboliseerd via een bepaald enzymsysteem (CYP3A4, UGT1A9, UGT1A1 en CYP2C9) in de lever. Medicijnen die worden verwerkt via eenzelfde enzymstelsel beïnvloeden elkaar waardoor plasmaconcentraties verlagen of verhogen.

Hierdoor kan de (bij)werking van sorafenib en/of comedicatie versterken of afnemen.

- De plasmaconcentratie van sorafenib wordt verlaagd door: rifampicine, fenytoine, carbamazepine, fenobarbital, dexamethason en sint-janskruid.
- Middelen die plasmaconcentratie van sorafenib verhogen zijn niet beschreven.

De oplosbaarheid van sorafenib vermindert naarmate de pH toeneemt. Het effect van middelen tegen maagzuur, zoals antacida, H_2-antagonisten of protonpompremmers op de biologische beschikbaarheid van sorafenib is niet bestudeerd. Een verlaagde plasmaconcentratie van sorafenib kan echter niet worden uitgesloten en indien mogelijk dient chronische behandeling met antacida te worden voorkomen gedurende behandeling met sorafenib.

- Plasmaconcentratieverhoging van comedicatie: sorafenib heeft in vitro laten zien het transporteiwit p-glycoproteïne (P-gp) te remmen. Verhoging van plasmaconcentraties van P-gp-substraten zoals digoxine kan niet worden uitgesloten bij gelijktijdige behandeling met sorafenib.
  Ook bij gelijktijdige toediening van sorafenib en docetaxel is voorzichtigheid geboden.
  Sorafenib remt in vitro CYP2C9, bij gelijktijdig gebruik van warfarine of fenprocoumon wordt aanbevolen regelmatig de INR te controleren.
  In vitro remt sorafenib CYP2B6 en CYP2C8, maar de klinische relevantie van deze remming is niet beoordeeld. Het kan niet worden uitgesloten dat sorafenib de concentraties van gelijktijdig toegediende substraten van CYP2B6 (bijv. bupropion, cyclofosfamide, efavirenz, ifosfamide, methadon) en CYP2C8 (bijvoorbeeld paclitaxel, amodiaquine, repaglinide) kan verhogen.
- Plasmaconcentratieverlaging van comedicatie: is niet beschreven.

14.6.6 Houdbaarheid
Sorafenib in originele verpakking is mits onder 25 °C bewaard, 30 maanden houdbaar.

14.6.7 Contra-indicaties
- Overgevoeligheid voor sorafenib of voor een van de hulpstoffen.
- Zwangeren of vrouwen die borstvoeding geven.
- Tijdens het gebruik van sorafenib wordt adequate anticonceptie aanbevolen.
- Er zijn geen gegevens bekend over het gebruik van sorafenib bij kinderen (jonger dan 18 jaar.
- Extra voorzichtigheid is geboden bij patiënten met nier- en/of leverfunctiestoornissen en/of patiënten die cardiaal (hypertensie) belast zijn.

14.6.8 Bijwerkingen
De bijwerkingen van sorafenib ontstaan tijdens de eerste zes tot acht weken van de behandeling. De intensiteit van de bijwerkingen neemt meestal af met voortgezette behandeling.

- Meest voorkomend (> 10%):
  - dermatologisch: alopecia (frontaal), uitslag, erytheem, droge huid, hand-voet-syndroom en jeuk;
  - gastro-intestinaal: diarree, misselijkheid en braken;
  - metabool: hypofosfatemie, verhoogd amylase en lipase;
  - hart en vaten: hypertensie (vroeg in de behandelperiode);
  - constitutioneel: vermoeidheid, pijn;
  - hemorrage.
- Ernstig (CTC-graad 3-4):
  - beenmerg: lymfopenie, leukopenie, neutropenie, anemie en trombopenie;
  - metabool: hypofosfatemie.

14.6.9 Aandachtspunten
- Informeer de patiënt schriftelijk en mondeling over sorafenib, de te verwachten bijwerkingen en verstrek de brochure met informatie voor patiënten.
- Informeer de patiënt hoe te handelen indien klachten ontstaan en benadruk het onmiddellijk melden van huidtoxiciteit om verergering te voorkomen.
- Geef adviezen over het bevorderen van therapietrouw, rekening houdend met onder andere leeftijd, het aanpassingsvermogen en de levensstijl van de patiënt.
- Bespreek het belang van regelmatige labcontroles.
- Informeer de patiënt dat verhoging van de bloeddruk kan optreden en dat het belangrijk is de bloeddruk wekelijks te meten gedurende de eerste zes weken van de behandeling. Indien symptomen van hypertensie optreden, zoals hoofdpijn en/of wazig zien, moet hij zich onder medische controle stellen.

Patiëntenbrochures
Brochure voor patiënt, verpleegkundige en arts te verkrijgen bij Bayer Health Care (www.nexavar.nl).
Folder doelgerichte therapie, SIG Immuno-/Targeted Therapy, 2008. Website http://www.oncologie.vevnn.nl/Vakgroepenoncologie/tabid/1401/language/en-US/Default.aspx

LITERATUUR
Nexavar samenvatting van de productkenmerken. Bayer HealthCare.
Nexavar (sorafenib) tablets 200 mg. Prescribing Information. Bayer Pharmaceuticals Corporation, USA.
Nexavar® voor de behandeling van gevorderd niercelcarcinoom: aanwijzingen voor het omgaan met bijwerkingen. Bayer HealthCare, 2006.

Larkin JMG, Eisen T. Renal cell carcinoma and the use of sorafenib. Therapeutics and Clinical Risk Management 2006;2:89-100.

Websites
www.nexavar.nl
www.emea.europa.eu/humandocs/Humans/EPAR//nexavar.htm
www.fk.cvz.nl

14.7 LAPATINIB (TYVERB®)

H.A. Mallo

14.7.1 Algemene beschrijving

Lapatinib behoort tot de groep van tyrosinekinaseremmers. Dit zijn orale antikankermiddelen die zich specifiek richten op het tyrosinekinasedomein van groeifactorreceptoren. Deze receptoren komen voor op gewone lichaamscellen en zijn op bepaalde tumorcellen in overexpressie aanwezig en zijn betrokken bij onder andere proliferatie en overleving van de cellen.

14.7.2 Werkingsmechanisme

Lapatinib is een duale tyrosinekinaseremmer en bindt intracellulair aan het tyrosinekinasedomein van de EGFR en HER2. Bij patiënten met mammacarcinoom is in ongeveer een kwart van de gevallen sprake van een overexpressie van HER2 en EGFR op het oppervlak van de tumorcel. Overexpressie leidt tot ongereguleerde celgroei doordat meer groeifactor kan binden en aanzetten tot ongecontroleerde vermenigvuldiging.

Na binding van lapatinib aan de HER2 en EGFR aan de binnenkant van de cel, worden de opdrachten tot bepaalde celprocessen (signaaltransductie) beïnvloed met als gevolg remming van proliferatie en overleving van de tumorcellen.

14.7.3 Toepassingen

Lapatinib, in combinatie met capecitabine, is geïndiceerd voor de behandeling van patiënten met gevorderde of gemetastaseerde borstkanker waarbij de tumor een overexpressie van HER2 vertoont. Patiënten moeten progressieve ziekte hebben na eerdere behandeling met een anthracycline- en taxanebevattend behandelregime en behandeling met trastuzumab voor gemetastaseerde ziekte.

14.7.4 Dosis en toediening

Lapatinib is beschikbaar als tablet van 250 mg. De aanbevolen dosis is 1250 mg (vijf tabletten) eenmalig per dag continu. De dagelijkse dosering mag niet worden verdeeld. Inname dient één uur voor of één uur na de maaltijd te geschieden, maar wel elke dag op hetzelfde moment, dus bijvoorbeeld altijd voor de maaltijd.

Voor informatie over dosering en wijze van inname van capecitabine, zie de productinformatie van Xeloda®.

Als de inname van lapatinib wordt vergeten, dan dient deze dosis niet meer te worden ingenomen. De behandeling dient de volgende dag op het normale dagelijkse tijdstip weer hervat te worden.

Bij overdosering kunnen bijwerkingen eerder optreden of kunnen deze ernstiger zijn. Er is één geval van overdosering bekend, waarbij ernstige diarree en braken werd gemeld.

Na orale toediening bereikt lapatinib piekwaarden in het plasma na ongeveer vier uur.

Lapatinib wordt gemetaboliseerd via de lever, de eliminatiehalfwaardetijd is 24 uur.

Dosisaanpassing of stoppen van de behandeling

De behandeling met lapatinib dient te worden voortgezet totdat de patiënt klinisch geen baat meer heeft bij behandeling of totdat onacceptabele toxiciteit optreedt.

Dosisaanpassingen kunnen plaatsvinden op basis van een verlaging van de linkerventrikelejectiefractie (LVEF) tijdens de behandeling (CTC graad 2 of beneden normaalwaarde leverfunctiestoornissen) en/of gelijktijdig gebruik van medicatie die wordt gemetaboliseerd via CYP3A4.

Voor adviezen ten aanzien van dosisaanpassingen wordt verwezen naar de registratietekst van Tyverb.

14.7.5 Interacties

Lapatinib dient één uur voor of één uur na een maaltijd te worden ingenomen. Gelijktijdige inname met voedsel kan leiden tot een verhoogde blootstelling aan lapatinib en kan dientengevolge meer toxiciteit tot gevolg hebben.

Metabolisme

Lapatinib wordt gemetaboliseerd via het CYP3A4- en CYP2C8-enzymsysteem in de lever. Medicijnen die ook worden verwerkt via dit enzymsysteem beïnvloeden elkaar waardoor plasmaconcentraties verlagen of verhogen. Hierdoor kan de (bij)werking van lapatinib en/of comedicatie versterken of afnemen.

- De plasmaconcentratie van lapatinib wordt verhoogd door: grapefruitsap, antimycotica (bijvoorbeeld ketoconazol) en antiretrovirale middelen (bijvoorbeeld ritonavir, saquinavir).
- De plasmaconcentratie van lapatinib wordt verlaagd door onder andere carbamazepine.

Overige interacties

Lapatinib is een substraat voor de transporteiwitten P-glycoproteïne (Pgp) en BCRP. Remmers (ketoconazol, itraconazol, quinidine, verapamil, cyclosporine, erytromycine) en inductoren (rifampicine, sint-janskruid) van deze eiwitten kunnen de blootstelling en/of de distributie van lapatinib veranderen.

Voor een volledig overzicht van interacties en metabolisme wordt verwezen naar de registratietekst van Tyverb®.

14.7.6 Houdbaarheid

Bewaarvoorschriften: beneden 30 °C in de originele verpakking.

14.7.7 Contra-indicaties

- Overgevoeligheid voor lapatinib of voor een van de hulpstoffen.
- Lapatinib dient niet te worden gebruikt tijdens de zwangerschap tenzij dit duidelijk noodzakelijk is. Vrouwen die worden behandeld met lapatinib, dienen het geven van borstvoeding te staken.
- Tijdens het gebruik van lapatinib wordt adequate anticonceptie aanbevolen.
- Het gebruik van lapatinib is niet aanbevolen bij kinderen, omdat er onvoldoende ervaring is aangaande veiligheid en werkzaamheid bij kinderen.
- Er zijn beperkte gegevens beschikbaar over het gebruik van lapatinib bij patiënten van 65 jaar en ouder.
- Extra voorzichtigheid is geboden bij patiënten met ernstig verminderde nierfunctiestoornissen en/of matige tot ernstige leverfunctiestoornissen en bij patiënten bij wie de functie van het linkerventrikel verminderd kan zijn.

14.7.8 Bijwerkingen

De bijwerkingen van monotherapie lapatinib zijn onvoldoende bekend. Er zijn met name bijwerkingen bekend van de combinatie met capecitabine. Er valt hierdoor weinig te zeggen over het tijdstip van ontstaan, het verloop en herstel van bijwerkingen die specifiek zijn gerelateerd aan het gebruik van lapatinib.

- Meest voorkomende bijwerkingen bij gebruik van lapatinib in combinatie met capecitabine (> 10%):
  - gastro-intestinaal: diarree, misselijkheid en braken;
  - dermatologisch: palmaire plantaire erytrodysesthesie, rash;
  - constitutioneel: vermoeidheid.
- Ernstig (CTC graad 3-4):
  - gastro-intestinaal: diarree;
  - dermatologisch: palmaire plantaire erytrodysesthesie.

14.7.9 Aandachtspunten

- Informeer de patiënt schriftelijk en mondeling over lapatinib, de te verwachten bijwerkingen en verstrek de brochure met informatie voor patiënten.
- Informeer de patiënt hoe te handelen indien klachten ontstaan en benadruk het zo snel mogelijk melden van diarree, misselijkheid en braken en hand-voetsyndroom (HFS) om verergering te voorkomen.
- Geef adviezen over het bevorderen van therapietrouw, rekening houdend met onder andere leeftijd, het aanpassingsvermogen en de levensstijl van de patiënt.
- Geef adviezen over de inname van de combinatie lapatinib & capecitabine in relatie tot maaltijden.
- Bespreek het belang van regelmatige controles van ECG, LVEF- en bloedwaarden.
- Bespreek het effect van bepaalde comedicatie en grapefruit(sap) op plasmaconcentraties van lapatinib en de noodzaak om het gebruik van alle comedicatie, inclusief medicatie die zonder receptuur te verkrijgen is, te melden aan de behandelend arts.

Patiëntenbrochures

Folder doelgerichte therapie, SIG Immuno-/Targeted Therapy, 2008. Website http://www.oncologie.vevnn.nl/Vakgroepenoncologie/tabid/1401/language/en-US/Default.aspx

LITERATUUR
Full describing information of Tykerb® US. 2007. GlaxoSmithKline.
Summary of Product Characteristics Tyverb® NL 2008 (beschikbaar na registratie).

Websites
www.tykerb.com
www.gsk.nl

15 *Proteasome remmers*

15.1 BORTEZOMIB (VELCADE®)

C.A.M. Huisman

15.1.1 Algemene beschrijving

Bortezomib behoort tot de groep van proteasome remmers. Proteasomen zijn grote eiwitcomplexen die voorkomen in het cytoplasma en de nucleoli van alle cellen. De belangrijkste functie van een proteasoom is het afbreken en verwijderen van selectief gemarkeerde eiwitten, de zogenoemde geubiquitineerde eiwitten. Deze eiwitten zijn onder andere betrokken bij celproliferatie, celdeling en apoptose. Dit gebeurt zowel in de gezonde cel als in de kankercel. Remming van proteasomen beïnvloedt meerdere signaleringscascades in de cel, hetgeen uiteindelijk leidt tot apoptose of celdood. Een proteasoom wordt ook wel eiwitversnipperaar genoemd.

15.1.2 Werkingsmechanisme

Bortezomib bindt intracellulair aan het 26S-proteasoom en remt hierdoor de celproliferatie. De cel blijft steken in een bepaald stadium van de celcyclus en vervolgens treedt apoptose op. Bortezomib vertoont in preklinisch onderzoek een vermindering van de tumorgroei en met name die van myeloomcellen, vanwege een hoge binding aan plasma-eiwitten.

15.1.3 Toepassing

Bortezomib is geïndiceerd voor behandeling van patiënten met progressief multipel myeloom, na minstens één eerdere behandeling (= tweede lijn), die reeds een beenmergtransplantatie hebben ondergaan of hiervoor niet in aanmerking komen.

Bortezomib wordt in monotherapie of in combinatie met dexamethason gegeven. Ook combinaties met andere middelen zoals cyclofosfamide, melfalan, anthracyclines en thalidomide zijn mogelijk. Op het moment van schrijven van dit boek is bortezomib nog niet geregistreerd als eerstelijnsbehandeling.

15.1.4 Dosis en toediening

Aanbevolen startdosering is 1,3 mg/m^2 lichaamsoppervlakte, twee keer per week gedurende twee weken (dag 1, 4, 8 en 11), gevolgd door een tiendaagse rustperiode (dag 11-21). Deze periode van drie weken wordt beschouwd als één behandelingscyclus. Een gehele behandeling bestaat uit acht kuren. Tussen de opeenvolgende toedieningen van bortezomib dient 72 uur te zitten.

Het product wordt in poedervorm voor oplossing voor injectie aangeleverd. De bereide oplossing wordt toegediend als een snelle (3-5 seconden) intraveneuze (bolus)injectie bij voorkeur via perifeer infuus gevolgd door naspoelen met fysiologisch zout.

Bij overdosering dienen de vitale kenmerken van de patiënt gecontroleerd te worden en moeten eventuele medicinale interventies worden toegepast om bloeddruk en lichaamstemperatuur stabiel te houden. Er is geen specifiek antidotum bekend. Bij patiënten bij wie een overdosering (> 2 × aanbevolen dosering) plaatsvond, werd een acute symptomatische hypotensie en trombopenie gezien met fatale afloop.

Bortezomib wordt uitgebreid gedistribueerd naar de perifere weefsels en wordt sneller geëlimineerd na een eerste dosis dan na opeenvolgende doseringen.

De gemiddelde eliminatiehalfwaardetijd van bortezomib bedraagt ongeveer 5-15 uur.

Dosisaanpassingen

Aanpassing van de dosering wordt sterk aanbevolen indien CTC graad 3-niet-hematologische bijwerkingen optreden, zoals bij gastro-intestinale symptomen, of bij CTC graad 4-bijwerkingen van hematologische aard. Voor de patiënten met symptomen en of diagnose van perifere neuropathie geldt het schema, zoals aangegeven in tabel 15.1.

Tabel 15.1 Aanbevelingen voor dosisaanpassingen bij patiënten met bortezomibgerelateerde neuropathie

Ernst van de perifere neuropathie Gradatie volgens CTC	Aanpassing van dosis en regime
Graad 1 (paresthesieën, zwakte en/of verlies van reflexen) zonder pijn en functieverlies	Geen actie
Graad 1 *met* pijn of graad 2 (functieverlies, maar geen belemmering van dagelijkse activiteiten)	Verlaag dosis tot 1,0 mg/m^2
Graad 2 *met* pijn of graad 3 (belemmering van dagelijkse activiteiten)	Stop de behandeling tot de symptomen zijn verdwenen, herstart met 0,7 mg/m^2 één keer per week (in plaats van twee keer per week)
Graad 4 (invaliderende sensorische neuropathie of neuropathie die levensbedreigend is of leidt tot verlamming en/of ernstige autonome neuropathie)	Stoppen met behandeling

15.1.5 Interactie

Hypo- en hyperglykemie komt voor bij diabetespatiënten die orale antidiabetica krijgen.

Bij deze groep patiënten dient nauwgezet controle van de bloedsuikerspiegel plaats te vinden en indien nodig dient de dosering van de antidiabetica te worden aangepast.

Er bestaat tevens een kans op interactie met antihypertensieva.

Metabolisme

Bortezomib wordt gemetaboliseerd in de lever via het CYP3A4- en CYP2C19-enzymsysteem. Medicijnen die worden verwerkt via eenzelfde enzymsysteem, beïnvloeden elkaar waardoor plasmaconcentraties verlagen of verhogen. Hierdoor kan de werking en de bijwerkingen van bortezomib afnemen of worden versterkt.

- De plasmaconcentratie van bortezomib wordt verhoogd door: ketoconazol, erytromycine en fluconazol.
- De plasmaconcentratie van bortezomib wordt verlaagd door: dexamethason, fenytoïne, fenobarbital, rifampicine en sint-janskruid.

Het enzym CYP3A4 kan worden beïnvloed door de bestanddelen van grapefruitsap.

Om die reden wordt het afgeraden om tijdens een behandeling met bortezomib grapefruitsap te gebruiken.

15.1.6 Houdbaarheid

De injectieflacons dienen in de oorspronkelijke verpakking bewaard te blijven ter bescherming tegen licht.

Na bereiding dient bortezomib direct toegediend te worden. Als de bereide oplossing niet direct gebruikt wordt, is de flacon op kamertemperatuur houdbaar (chemisch stabiel) tot acht uur na bereiding. In oplossing hoeft bortezomib niet meer beschermd te worden tegen licht.

Tijdens verwerking en bereiding wordt het dragen van handschoenen aanbevolen, bortezomib wordt in een flowkast klaargemaakt.

Bortezomib bevat geen enkel conserveringsmiddel; daarom moet zorgvuldigheid in acht worden genomen om de steriliteit van de oplossingen te verzekeren.

15.1.7 Contra-indicaties

- Overgevoeligheid voor bortezomib, borium of een van de hulpstoffen.
- Er is geen informatie bekend over behandeling met bortezomib bij kinderen en dientengevolge mag dit product niet aan deze groep worden toegediend.
- Zwangerschap en vrouwen die borstvoeding geven. Zowel mannen als vrouwen dienen adequate anticonceptie te gebruiken tijdens en tot drie maanden na behandeling met bortezomib.

- Ernstige leverbeschadiging.
- Combinatiebehandeling bortezomib met hoge dosis cytarabine (2 mg/m², continu).
- Extra voorzichtigheid is geboden bij patiënten met:
  - ernstige nierfunctiestoornis/insufficiëntie;
  - reeds bestaande perifere neuropathie;
  - klachten van gastro-intestinale aard, met name bij obstipatieklachten, (gevallen van ileus zijn gemeld); indien CTC graad 3-verschijnselen bestaan, dient de behandeling tijdelijk gestaakt te worden totdat de verschijnselen verdwenen zijn.
  - hematologische toxiciteit, CTC graad 4, als het aantal trombocyten $< 25 \times 10^9/l$ is, dient de behandeling gestaakt te worden;
  - epilepsie;
  - hypotensie, die antihypertensiva gebruiken of gedehydreerd zijn (bijvoorbeeld door diarree): de kans op het ontstaan van orthostatische hypotensie is groot;
  - hartfalen of hartaandoeningen in de voorgeschiedenis;
  - amyloïdose in verband met eiwitstapeling;
- Bij patiënten met hoge tumorlast bestaat een verhoogde kans op het optreden van tumorlysissyndroom.

15.1.8 Bijwerkingen

De bijwerkingen van bortezomib kunnen direct of tot weken na start van de behandeling ontstaan. Beenmergsuppressie en met name voorbijgaande trombopenie, neutropenie en anemie treden meestal op tijdens cyclus 1 en 2. In de rustperiode komt het aantal trombocyten en neutrofielen meestal weer terug op het normale niveau.

- Meest voorkomend (> 10%):
  - beenmerg: trombopenie, neutropenie en anemie;
  - gastro-intestinaal: misselijkheid en braken, diarree en obstipatie, verminderde eetlust;
  - neurologisch: perifere neuropathie; nieuwe of verergering van bestaande neuropathie treedt zeer vaak op (motorisch en sensorisch); bij aanwijzingen van zich ontwikkelende neuropathie dient de dosis tijdig gereduceerd te worden om blijvend functieverlies te voorkomen (zie tabel 15.1);
  - luchtwegen: dyspnoe;
  - constitutioneel; moeheid, koorts op de dag van toediening;
  - infecties: herpes zoster;
  - dermatologisch: huidafwijkingen;
  - vasculair: orthostatische/houdingsafhankelijke hypotensie;
  - gedrag: depressiviteit, slapeloosheid, angst;
  - metabool: afname lever- en nierfunctie.

- Ernstig (CTC-graad 3-4):
  - Syndroom: tumorlysissyndroom;
  - cardiovasculair: congestief hartfalen, (definitie conform NYHA (New York Heart Association), gradatie III en IV en/of ejectiefractie (LVEF) < 40%;
  - luchtwegen: pneumonitis, bronchitis en acute respiratory distress syndroom (ARDS).
  - oog: oogaandoeningen (bloeding, conjunctivitis, zoster ophtalmicus);
  - hormonaal: hyper- en hypoglykemie (bij diabetespatiënten).

15.1.9 Aandachtspunten

- Informeer de patiënt mondeling over bortezomib, verstrek de patiëntenbrochure en geef informatie hoe te handelen in geval van optreden van symptomen.
- Benadruk het zo snel mogelijk melden van het optreden van blauwe plekken, buikklachten, benauwdheid en duizeligheid om verergering te voorkomen.
- De behandeling wordt in principe poliklinisch gegeven. Voorzieningen voor acute situaties dienen beschikbaar te zijn tijdens toediening.
- Aanbevolen wordt controle van ademhaling, pols, temperatuur en bloeddruk voor, tijdens en na de behandeling.
- In verband met het optreden van trombopenie en neutropenie dient regelmatig bloedcontrole plaatst te vinden.
- In verband met het mogelijk optreden van neuropathie dient gebruikgemaakt te worden van juiste documentatie volgens CTC-gradatie. Volg hierbij de instructies en doseringsaanpassingen zoals beschreven in tabel 15.1. Van patiënten met orale antidiabetica die met bortezomib worden behandeld, moet de bloedsuikerspiegel nauwgezet worden gecontroleerd en de dosering van de antidiabetische medicatie eventueel worden aangepast.
- Bloeddrukdaling: bij klachten van hypotensie wordt aanbevolen de patiënt ruim te laten drinken en/of extra vocht toe te dienen op de dag van de bolusinjectie.
- Excreta dienen tot vier dagen na de laatste toediening als besmet te worden beschouwd.

Patiëntenbrochures

Patiënteninformatie Velcade, Ortho Biotech/Janssen-Cilag B.V. oktober 2007.
Folder doelgerichte therapie, SIG Immuno-/Targeted Therapy, 2008. Website http://www.oncologie.vevnn.nl/Vakgroepenoncologie/tabid/1401/language/en-US/Default.aspx

LITERATUUR
Europees openbaar rapport EMEA, 2007.
Janssen-Cilag B.V., Samenvatting van de productkenmerken, september 2007, revisie januari 2008.
Sonneveld P. Lokhorst HM. Bortezomib (Velcade®), voor de behandeling van patiënten met een multipel myeloom, VanZuiden, Alphen aan den Rijn 2007.

Websites
www.janssen-cilag.nl/of www.velcade.nl
www.kahler.nl (CKP, contactgroep Kahler en Waldenström patiënten)

15.2 THALIDOMIDE (THALIDOMIDE PHARMION®)

J.B. Polderdijk en C.A.M. Huisman

15.2.1 Algemene beschrijving

Thalidomide heeft een immunomodulerende werking en maakt deel uit van een nieuwe klasse orale antikankermiddelen, de IMiDs (Immune Mediated inflammatory Drugs).

In de jaren vijftig en zestig van de twintigste eeuw is thalidomide op de markt geweest onder de naam Softenon® als slaap- en antibraakmiddel bij zwangere vrouwen. In het begin van de jaren zestig is dit middel uit de handel genomen in verband met ernstige misvormingen van de foetus. Tegenwoordig wordt thalidomide onder andere ingezet bij de behandeling van het multipel myeloom en graft-versus-host-reacties. De toepassing en verstrekking van thalidomide is uitsluitend mogelijk onder strikte voorwaarden. Voor thalidomide Pharmion geldt nu nog het zogenoemde Pharmion Risico Management Programma. De verwachting is dat de registratie voor toepassing bij de behandeling van het multipel myeloom in mei 2008 gerealiseerd zal zijn en dat dan een nieuw veiligheidsprogramma gebruikt zal worden dat vergelijkbaar is met dat van lenalidomide.

15.2.2 Werkingsmechanisme

Thalidomide remt de angiogenese door remming van de productie van twee belangrijke groeifactoren, namelijk: de vasculaire endotheliale groeifactor (VEGF) en de basis-fibroblastgroeifactor (bFGF). Hierdoor neemt de vascularisatie van de tumor af wat leidt tot hypoxie (zuurstofgebrek) en vervolgens tot remming van de tumorgroei.

Thalidomide zorgt voor onderdrukking van overmatige productie van tumornecrosefactor-alfa (TNF-α), wat een anti-inflammatoir (ontstekingsreactieremmend) en antineoplastisch effect geeft en cachexie tegengaat. Thalidomide heeft een rol in de afname van expressie van bepaalde soorten adhesiemoleculen die bij leukocytenmigratie betrokken zijn waardoor het binnendringen in weefsel van deze moleculen voorkomen wordt.

15.2.3 Toepassingen

Thalidomide in combinatie met melfalan en prednison (MPT) is geïndiceerd voor de eerstelijnsbehandeling van multipel myeloom (MM) bij de oudere patiënt (≥ 65 jaar) en patiënten die niet geschikt zijn voor transplantatie. De HOVON-richtlijn voor MM geeft bovendien aan dat thalidomide alleen of in combinatie kan worden gebruikt in de tweede- of derdelijnsbehandeling van MM. Het gaat dan met name om patiënten waarbij therapieresistentie of een recidief na eerdere respons is vastgesteld.

Daarnaast kan thalidomide worden toegepast bij patiënten met diverse solide en niet-solide tumoren en de behandeling van de graft-versus-hostreacties na een allogene stamceltransplantatie (AlloSCT).

Thalidomide kan worden toegediend in combinatie met chemotherapie, prednison en dexamethason of als monotherapie.

15.2.4 Dosis en toediening

De optimale dosering in de eerstelijnsbehandeling is 1 × 200 mg per dag, maar kan oplopen tot 400 mg. Indien gebruikt als onderhoudstherapie, kan men tot 50 mg/ dag gaan.

Thalidomide wordt geleverd in capsules van 50 mg. De capsules dienen minimaal één uur na inname van voedsel in zijn geheel te worden ingenomen. In verband met de bijwerking slaperigheid wordt geadviseerd inname 's avonds te doen. Indien de patiënt een dosis vergeet in te nemen wordt deze dosis niet ingehaald, maar wordt de volgende dag op het normale tijdstip de volgende dosis weer ingenomen.

Na orale toediening wordt thalidomide langzaam opgenomen. De eliminatiehalfwaardetijd van thalidomide bedraagt 5-7 uur.

Dosisaanpassingen of stoppen behandeling

De behandeling met thalidomide dient te worden voortgezet totdat de patiënt klinisch geen baat meer heeft bij de behandeling of totdat onacceptabele toxiciteit optreedt.

Bij neuropathie CTC-graad 2 wordt aanbevolen een dosisreductie toe te passen.

Bij CTC-graad 3 of 4 dient de medicatie gestaakt te worden en eventueel hervat met een lagere dosis (zie tabel 15.2).

Indien zich trombo-embolieën voordoen de behandeling staken en standaard antistollingstherapie starten. Indien na stabilisatie de behandeling met thalidomide wordt herstart dient de antistollingstherapie gedurende de behandeling te worden voortgezet.

Indien de patiënt huidreacties ontwikkelt zoals het Stevens-Johnson-syndroom (zie paragraaf 4.10), dient de behandeling direct gestaakt te worden.

15.2.5 Interactie

Er bestaat een interactie tussen sedativa en thalidomide. Hierdoor kan de bijwerking slaperigheid toenemen.

15.2.6 Houdbaarheid

Thalidomidecapsules dienen bij kamertemperatuur bewaard te worden.

15.2.7 Contra-indicaties

- Patiënten met overgevoeligheid voor thalidomide of een van de hulpstoffen (onder andere lactose).

Tabel 15.2

Ernst van de perifere neuropathie Gradatie volgens CTC	Aanpassing van dosis en regime
Graad 1 (paresthesieën, zwakte en/of verlies van reflexen) zonder pijn en functieverlies.	Geen actie, goed monitoren.
Graad 1 *met* pijn of graad 2 (functieverlies, maar geen belemmering van dagelijkse activiteiten).	Verlaag dosis met 50%, indien geen verbetering of verergering optreedt, staak de behandeling. Indien de neuropathie verdwijnt, kan de behandeling hervat worden met 50% van de laatste dosering.
Graad 2 *met* pijn of graad 3 (belemmering van dagelijkse activiteiten).	Stop de behandeling. Indien de neuropathie verdwijnt, kan de behandeling hervat worden met 50% van de laatste dosering.
Graad 4 (invaliderende sensorische neuropathie, of neuropathie die levensbedreigend is of leidt tot verlamming en/of ernstige autonome neuropathie).	Stop de behandeling.

- Patiënten met zeldzame erfelijke aandoeningen als galactose-intolerantie, Lapp-lactasedeficiëntie of glucose-galactosemalabsorptie.
- Zwangere vrouwen en vrouwen die borstvoeding geven in verband met teratogene effecten.
- Vrouwen die zwanger kunnen worden en *geen* adequate anticonceptie kunnen of willen gebruiken. Vrouwen die zwanger kunnen worden en die thalidomide innemen dienen twee vormen van anticonceptie te gebruiken vanaf vier weken voor aanvang van inname van de thalidomide. Aanbevolen wordt om elke vier weken een zwangerschapstest uit te voeren.
- Seksueel volwassen mannen die niet bereid of niet in staat zijn om adequate anticonceptie te gebruiken. Mannen die thalidomide innemen dienen altijd een condoom te gebruiken bij de geslachtsgemeenschap omdat thalidomide in het sperma aanwezig is.
- Patiënten die niet in staat zijn instructies over het Risico Management Programma te begrijpen of te volgen.
- Thalidomide dient niet te worden toegepast bij kinderen (< 18 jaar) aangezien de werkzaamheid en veiligheid niet is vastgesteld.
- Voorzichtigheid is geboden bij patiënten die reeds een perifere neuropathie ontwikkeld hebben.
- Voorzichtigheid is geboden bij patiënten met een voorgeschiedenis van diepveneuze trombose (DVT) of aanleg tot het ontwikkelen van een DVT. Aanbevolen wordt om te starten met trombose-profylaxe.

15.2.8 Bijwerkingen

De bijwerkingen van thalidomide ontstaan vaak pas weken na start van de behandeling.
- De meest voorkomende bijwerkingen (> 10%):
  - gastro-intestinaal: obstipatie;

- neurologisch: somnolentie (slaperigheid) en sufheid, dysesthesie, tremor;
- constitutioneel: asthenie;
- beenmerg/bloed: neutropenie, leukopenie, trombopenie en anemie;
- gedrag: stemmingswisselingen;
- vasculair: perifeer oedeem;
- cardiovasculair: orthostatische hypotensie, duizeligheid.
- Ernstig (CTC graad 3-4):
  - neurologisch: perifere neuropathie, welke tot irreversibele beschadigingen in de handen en voeten kan leiden; thalidomide kan ook een reeds bestaande neuropathie verergeren; het is onduidelijk of er verband bestaat met cumulatieve doses;
  - vasculair: DVT. Dit risico lijkt het grootst te zijn gedurende de eerste vier maanden van de behandeling;
  - dermatologisch: ernstige huidafwijkingen waaronder het SJS en TEN;
  - overige: teratogeniciteit; de kritische periode van het risico op ernstige aangeboren afwijkingen wordt geschat tussen de 35 en 50 dagen na de laatste menstruatie.

15.2.9 Aandachtspunten

- Informeer de patiënt mondeling over thalidomide, verstrek de folder voor patiënten en de folder 'Doelgerichte therapie'.
- Informeer de patiënt hoe te handelen indien klachten ontstaan en benadruk het zo snel mogelijk melden bij verschijnselen van DVT zoals benauwdheid, pijn en zwelling van arm of been, om verergering te voorkomen.
- Geef informatie over voorzorgsmaatregelen om zwangerschap te voorkomen en benadruk het volgen van het Risico Management Programma.
- Vertel de patiënt dat deze tijdens de behandeling en in de acht weken na het staken van de thalidomide geen bloed of sperma mag doneren.
- Voor start van de behandeling dient altijd een zwangerschapstest afgenomen te worden bij vrouwen in de vruchtbare leeftijd.
- In verband met de hematologische toxiciteit dient regelmatig bloedcontrole plaats te vinden.
- Geef de patiënt informatie over de tijd van inname van de capsules, en over terugbrengen van mogelijk ongebruikte capsules.
- In verband met de sedatieve effecten van thalidomide is voorzichtigheid geboden met het toedienen van geneesmiddelen die slaperigheid veroorzaken.

Patiëntenbrochures

- De firma Pharmion en de apotheken geven ieder een aparte patiëntenbrochure uit van thalidomide. Na registratie zal dit nog één soort zijn.
- Folder doelgerichte therapie, SIG Immuno-/Targeted Therapy, 2008. Website http://www.oncologie.vevnn.nl/Vakgroepenoncologie/tabid/1401/language/en-US/Default.aspx

LITERATUUR
SmPC tekst Pharmion.
De moderne behandeling van het multipel myeloom: een richtlijn van de Stichting Hemato-Oncologie voor Volwassenen Nederland (HOVON). Ned. Tijdschr. Geneeskunde 2005;149:808-813.
Thiery Facon et al., Melfalan and Prednison plus thalidomide versus melfalan and prednison alone or induced-intensity autologous stem cell transplantation in elderly patient with multiple myeloma (IFM 99-06): a randomised trial, Lancet 2007;370:1209-18.

Websites
www.pharmion.com
www.kahler.nl
www.myeloma.org
www.emea.europa.eu

15.3 LENALIDOMIDE (REVLIMID®)

C.A.M. Huisman

15.3.1 Algemene beschrijving

Lenalidomide heeft een immunomodulerende werking en maakt deel uit van een nieuwe klasse orale antikankermiddelen, de IMiDs (Immune Mediated inflammatory Drugs). Lenalidomide is qua structuur verwant aan thalidomide. Thalidomide heeft een teratogene werking die ernstige levensbedreigende aangeboren afwijkingen veroorzaakt. Het teratogene effect van lenalidomide kan niet worden uitgesloten. De toepassing en verstrekking van lenalidomide is uitsluitend mogelijk onder strikte voorwaarden.

15.3.2 Werkingsmechanisme

Het werkingsmechanisme van lenalidomide is veelomvattend en bestaat uit de volgende immunomodulerende principes:
- inhibitie van intracellulaire adhesiemoleculen waardoor binding van maligne plasmacellen aan de beenmerg micro-omgeving wordt geremd, dit leidt tot apoptose;
- remming van de angiogenese, de biologische activiteit van VEGF wordt geremd; hierdoor neemt de vascularisatie van de tumor af, wat leidt tot hypoxie (zuurstofgebrek) en vervolgens tot remming van de groei van tumorcellen;
- activeren en verbeteren van de werking van T-cellen en NK-cellen;
- remming van de productie van pro-inflammatoire (ontstekingsreactie versterkende) cytokinen (bijvoorbeeld TNF-α, IL-6 en IL--2) door monocyten;
- activeren van apoptose in de tumorcel;
- remming van de proliferatie van maligne plasmacellen.

15.3.3 Toepassingen

Lenalidomide in combinatie met dexamethason is geïndiceerd voor de behandeling van volwassen patiënten met multipel myeloom die eerder minimaal één andere behandeling hebben gehad.

15.3.4 Dosis en toediening

Lenalidomide is verkrijgbaar als capsule. De aanbevolen aanvangsdosis bedraagt eenmaal per dag 25 mg op dag 1-21 van herhaalde cycli van 28 dagen. De aanbevolen dosis dexamethason is eenmaal per dag 40 mg op dag 1-4, 9-12 en 17-20 van elke cyclus van 28 dagen gedurende de eerste vier behandelcycli en vervolgens eenmaal per dag 40 mg op dag 1-4 van elke cyclus van 28 dagen.

De capsules zijn beschikbaar in 5, 10, 15 en 25 mg en dienen elke dag op ongeveer hetzelfde tijdstip te worden ingenomen. De capsules mogen niet worden gebroken en er mag niet op worden gekauwd. De capsules moeten in hun geheel worden doorgeslikt, bij voorkeur met water, met of zonder voedsel. Als na het vergeten van een dosis minder dan twaalf uur is verstreken, kan de patiënt de dosis alsnog innemen. Als er meer dan twaalf uur is verstreken na het vergeten van een dosis op het normale tijdstip, moet de patiënt de dosis niet meer innemen, maar de volgende dosis de volgende dag op het normale tijdstip innemen.

Lenalidomide wordt voor het merendeel onveranderd via renale excretie (via de nieren) uitgescheiden.

De eliminatiehalfwaardetijd neemt toe afhankelijk van de dosis, maar bedraagt gemiddeld ongeveer 3-4 uur.

Dosisaanpassingen

De behandeling dient te worden voortgezet tot progressie van de ziekte of onacceptabele toxiciteit optreedt.

De belangrijkste dosislimiterende toxiciteit van lenalidomide is neutropenie en trombopenie.

Bij neutropenie en trombopenie CTC graad 3 of 4, of bij andere toxiciteit CTC graad 3 of 4 die geacht wordt verband te houden met lenalidomide, dient het volgende schema zoals in tabel 15.3 en tabel 15.4 gehanteerd te worden.

15.3.5 Metabolisme

Het metabolisme is tot op heden niet onderzocht en er zijn geen specifieke interacties met andere geneesmiddelen of stoffen.

15.3.6 Houdbaarheid

Indien bewaarcondities beneden 25 °C (kamertemperatuur) worden aangehouden is het product twee jaar houdbaar.

15.3.7 Contra-indicaties

- Zwangere vrouwen of vrouwen die zwanger kunnen worden, tenzij wordt voldaan aan alle voorwaarden van het programma ter voorkoming van zwangerschap. Lenalidomide is qua structuur verwant aan thalidomide, hierdoor is de teratogene werking van lenalidomide niet uit te sluiten. De arts dient vrouwen die zwanger kunnen worden en, indien van toepassing, mannelijke patiënten volledig te informeren

Tabel 15.3   Trombopenie

Verandering aantal trombocyten	Aanbevolen handelwijze
Eerste afname tot < 30×10^9/l.	Behandeling met lenalidomide onderbreken.
Herstel tot ≥ 30×10^9/l.	Behandeling met lenalidomide hervatten eenmaal per dag 15 mg.
Voor elke volgende afname tot lager dan 30×10^9/l.	Behandeling met lenalidomide onderbreken.
Herstel tot ≥ 30×10^9/l.	Behandeling met lenalidomide hervatten (dosis 10 of 5 mg) eenmaal per dag. Verlaag de dosis niet verder dan tot eenmaal per dag 5 mg.

Tabel 15.4   Neutropenie

Verandering aantal neutrofielen (absoluut aantal neutrofielen (ANC)	Aanbevolen handelwijze
Eerste afname tot < $0,5 \times 10^9$/l.	Behandeling met lenalidomide onderbreken.
Herstel tot ≥ $0,5 \times 10^9$/l wanneer neutropenie de enige waargenomen toxiciteit is.	Behandeling met lenalidomide hervatten met eenmaal per dag de aanvangsdosis van 25 mg.
Herstel tot ≥ $0,5 \times 10^9$/l wanneer dosisafhankelijke hematologische toxiciteit anders dan neutropenie is waargenomen.	Behandeling met lenalidomide hervatten met eenmaal per dag 15 mg.
Voor elke volgende afname tot lager dan < $0,5 \times 10^9$/l.	Behandeling met lenalidomide onderbreken.
Herstel tot ≥ $0,5 \times 10^9$/l.	Behandeling met lenalidomide hervatten (dosis 10 of 5 mg) eenmaal per dag. Verlaag de dosis niet verder dan tot eenmaal per dag 5 mg.

over het potentiële teratogene risico en de strenge maatregelen ter voorkoming van zwangerschap. Vrouwen die zwanger kunnen worden, moeten vanaf vier weken vóór aanvang van de behandeling, gedurende de behandeling en tot vier weken na de behandeling met lenalidomide, en ook bij onderbreking van de dosering, een effectieve anticonceptiemethode toepassen.

■ Vanwege het verhoogde risico op veneuze trombo-embolie bij patiënten met multipel myeloom die lenalidomide en dexamethason gebruiken, worden gecombineerde orale anticonceptiva niet aangeraden. In overleg met arts dient altijd het risico van behandelen te worden afgewogen ten opzichte van de complicaties/bijwerkingen.

■ Overgevoeligheid voor het werkzame bestanddeel of voor een van de hulpstoffen zoals lactose.

■ Lactose-intolerantie: patiënten met zeldzame erfelijke aandoeningen als galactose-intolerantie, Lapp lactasedeficiëntie of glucose-galactosemalabsorptie dienen dit geneesmiddel niet te gebruiken.

■ Voorzichtigheid is geboden bij patiënten met een verminderde nierfunctie: oudere patiënten hebben vaker een verminderde nierfunctie. De dosis dient zorgvuldig gekozen te worden en het is verstandig om de nierfunctie te bewaken en eventueel dosisaanpassing te overwegen.

■ Voorzichtigheid is geboden bij patiënten met een verminderde leverfunctie.
■ Diep veneuze trombose (DVT): De combinatie van lenalidomide en dexamethason is bij patiënten met multipel myeloom geassocieerd met een verhoogd risico DVT en longembolie (pulmonale embolie; PE). Gelijktijdige behandeling met erytropoëtine of een voorgeschiedenis van DVT kan het risico op trombose bij deze patiënten verder verhogen. Daarom dient voorzichtigheid betracht te worden bij het gebruik van erytropoëtines of andere middelen die het risico op trombose kunnen verhogen zoals hormoonvervangingstherapie (bijvoorbeeld anticonceptiva).
■ Aanbevolen wordt tromboseprofylaxe te starten in de vorm van ascal of laagmoleculaire heparines.
■ Lenalidomide dient niet te worden toegepast bij kinderen < 18 jaar aangezien de werkzaamheid en veiligheid niet zijn vastgesteld.

15.3.8 Bijwerkingen
De bijwerkingen van lenalidomide ontstaan veelal tijdens de eerste drie cycli van de behandeling. De intensiteit van de bijwerkingen neemt meestal af met voortgezette behandeling.

■ Meest voorkomende bijwerkingen (> 10%):
  – beenmerg: neutropenie, trombopenie en anemie;
  – dermatologisch: rash en pruritus;
  – gastro-intestinaal: constipatie, diarree, misselijkheid, buikpijn;
  – spier en skelet: spierkramp, arthralgie, rugpijn;
  – luchtwegen: luchtweginfecties, toename hoesten, epitaxis, dyspnoe;
  – constitutioneel: vermoeidheid, asthenie, slapeloosheid, anorexie, duizelig, hoofdpijn;
  – cardiovasculair, perifeer oedeem.
■ Ernstig (CTC-graad 3-4):
  – hart- en bloedvaten: DVT, PE;
  – zenuwstelsel: perifere neuropathie (weinig voorkomend);
  – beenmerg: neutropenie, trombopenie, anemie;
  – dermatologisch: rash en pruritus.

15.3.9 Aandachtspunten
■ Informeer de patiënt mondeling over lenalidomide, verstrek de folder met informatie voor patiënten en de folder 'Doelgerichte therapie'.
■ Informeer de patiënt hoe te handelen indien klachten ontstaan en benadruk het zo snel mogelijk melden van symptomen zoals benauwdheid, pijn, zwelling van arm of been om verergering te voorkomen.
■ De behandeling wordt poliklinisch gegeven.

- Geef informatie over voorzorgsmaatregelen om zwangerschap te voorkomen. Hiertoe behoort onder andere de eerste vier weken elke week het uitvoeren van een zwangerschapstest, daarna om de vier weken.
- In verband met verhoogde kans op trombopenie en neutropenie dient regelmatig (gedurende de eerste acht weken) bloedcontrole plaatst te vinden.
- In verband met verhoogde kans op DVT en PE nauwkeurig monitoren van verschijnselen zoals benauwdheid, pijn, zwelling van arm of been.
- Regelmatig controle therapietrouw.
- In verband met uitscheiding via de nieren wordt aanbevolen de nierfunctie te bewaken. Wanneer de nierfunctie afneemt (< 50 ml/min), neemt de totale geneesmiddelklaring evenredig af waardoor hogere plasmaconcentraties kunnen ontstaan.

Patiëntenbrochures
- Folder Doelgerichte therapie, SIG Immuno-/Targeted Therapy, uitgave 2008. http://oncologie.venvn.nl/Vakgroepenoncologie/tabid/1401/language/en-US/Default.aspx.
- Patiëntenbrochure Revlimid, te verkrijgen bij Celgene BV.

LITERATUUR
Europees openbaar beoordelingsrapport (EPAR) Revlimid, samenvatting voor het publiek, ©EMEA 2007.
Joseph D. Tariman, RN, MN, APRN-BC, Lenalidomide, a new agent for patients with relapsed or refractory Multiple Myeloma, Clinical Journal of Oncology Nursing 2007;11(4):569-574.
Revlimid SPC, Celgene, juni 2007.

Websites
www.celgene.com
www.emea.europa.eu
www.kahler.nl

16 Overige targeted therapie

16.1 TEMSIROLIMUS (TORISEL®)

A.Q.M.J. van Steijn-van Tol

16.1.1 Algemene beschrijving
Temsirolimus is een selectieve remmer van mTOR (mammalian target of rapamy-cin), een belangrijke component van cellulaire signaleringspaden die betrokken zijn bij celcyclus, proliferatie en angiogenese.

16.1.2 Werkingsmechanisme
Temsirolimus bindt aan een intracellulair eiwit (FKBP-12). Dit eiwitcomplex bindt zich aan mTOR. Hierdoor wordt de activiteit van mTOR en daarmee translatie van verschillende eiwitten die opdracht geven tot celcyclusproliferatie geremd.

mTOR reguleert tevens de omzetting van de hypoxie-inducerende factoren HIF-1-alfa en HIF-2-alfa. Deze transcriptiefactoren reguleren de mogelijkheid van tumoren om zich aan te passen aan zuurstofarme micro-omgevingen en om VEGF te produceren. Het antitumoreffect van temsirolimus kan het gevolg zijn van verlaging van HIF- en VEGF-spiegels in de tumor of in de micro-omgeving rond de tumor. Hierdoor wordt de ontwikkeling van de vaten belemmerd.

16.1.3 Toepassingen
Temsirolimus is geïndiceerd als eerstelijnsbehandeling voor patiënten met een gevorderd niercelcarcinoom die in de *poor risk* groep volgens de Motzer*-criteria – oftewel de Memorial Sloan Ketteringcriteria – worden ingedeeld en ten minste drie van de zes prognostische risicofactoren hebben (zie tabel 16.1).

16.1.4 Dosis en toediening
Temsirolimus is beschikbaar als injectieflacon van 30 mg, 1 ml concentraat bevat 25 mg temsirolimus. Na verdunning met diluent bevat de oplossing 10 mg/ml temsirolimus.

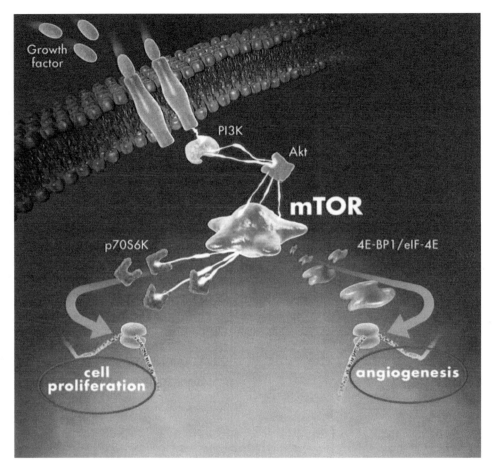

Figuur 16.1   Werkingsmechanisme temsirolimus
(Deze afbeelding is beschikbaar gesteld door Wyeth)

De aanbevolen dosis is 25 mg, één keer per week intraveneus toegediend per infuus. De inlooptijd is 30-60 minuten. Na bereiding en voorafgaand aan de toediening het product voorzichtig zwenken (niet schudden). De vloeistof dient helder en vrij van zwevende deeltjes te zijn.

De voorgeschreven hoeveelheid temsirolimusoplossing dient te worden toegevoegd aan een infuuszak met 250 ml 0,9% natriumchloride. Om schuimvorming te vermijden de infuuszak ter vermenging van de oplossing zachtjes keren.

Patiënten dienen 30 minuten voor de start van iedere toediening 25 tot 50 mg difenhydramine-medicatie (of een vergelijkbaar antihistaminicum) intraveneus toegediend te krijgen.

Toediening onder gebruikmaking van een infuuspomp verdient de voorkeur om zeker te zijn van een nauwkeurige afgifte van de medicatie.

Voor toediening wordt een in-linefilter met een poriegrootte van niet meer dan 5 micron aanbevolen.

Na intraveneuze toediening bereikt temsirolimus piekwaarden in het plasma na 1 uur.

De eliminatiehalfwaardetijd van temsirolimus is 18 uur.

Dosisaanpassing of stoppen van de behandeling

De behandeling met temsirolimus dient te worden voortgezet totdat de patiënt klinisch geen baat meer heeft bij de behandeling of totdat onacceptabele toxiciteit optreedt.

Er is geen specifieke dosisaanpassing nodig voor de oudere patiënt, oedeemvorming en pneumonie kunnen bij deze patiëntengroep echter eerder optreden.

Bij ernstige bijwerkingen, graad 3 of hoger, dient de behandeling te worden gestaakt of – indien dit niet mogelijk of gewenst is – de dosering te worden verlaagd in stappen van 5 mg per week. Wanneer de toxiciteit weer gedaald is tot graad 2 of lager, kan men terug gaan naar de volledige dosis, in één stap of stapsgewijs. Bij ernstige overgevoeligheidsreacties dient de toediening met temsirolimus te worden gestaakt en de patiënt ten minste gedurende 30-60 minuten geobserveerd te worden; toediening hervatten 30 minuten na toediening van een antihistaminicum en/of een H2-antagonist intraveneus.

Het gebruik van temsirolimus is geassocieerd met abnormale wondgenezing. Daarom dient voorzichtigheid te worden betracht bij het gebruik van temsirolimus in de perichirurgische periode.

16.1.5 Metabolisme

Temsirolimus wordt voornamelijk in de lever (78%) via CYP3A4 gemetaboliseerd.

Medicijnen die worden verwerkt via eenzelfde enzymsysteem beïnvloeden elkaar, waardoor plasmaconcentraties verlagen of verhogen. Hierdoor kan de (bij)werking van temsirolimus en/of comedicatie versterken of afnemen.

- De temsirolimus plasmaconcentratie wordt verhoogd door gebruik van: antifungale middelen (ketoconazol), calciumkanaalblokkers (verapamil), macrolide antibiotica (clarithomycine, erytromycine), cimetidine en grapefruitsap.
- De temsirolimus plasmaconcentratie wordt verlaagd door gebruik van: carbamazepine, fenobarbital, rifampine en sint-janskruid.

16.1.6 Interactie

1 Gelijktijdig gebruik van temsirolimus en ACE-remmers geeft verhoogde kans op ontstaan van angioneurotisch oedeem.
2 Gelijktijdig gebruik van temsirolimus en interferon-alfa geeft verhoogde kans op ontstaan van cataract.

16.1.7 Houdbaarheid
- De medicatie in kartonnen doosje tot bereiding bewaren in de koelkast, (2-25 °C), in originele verpakking ter bescherming tegen licht.
- De medicatieoplossing is 24 uur houdbaar op kamertemperatuur (20-25 °C).
- Na toevoeging van de temsirolimusoplossing aan een infuuszak met 250 ml 0,9 % natriumchloride dient infusie binnen 6 uur plaats te vinden.

16.1.8 Contra-indicaties
- Overgevoeligheid voor temsirolimus, de metabolieten (waaronder sirolimus), polysorbaat 80 of voor een van de hulpstoffen van temsirolimus.
- Zwangerschap en borstvoeding.
- Er zijn gegevens bekend over het gebruik van temsirolimus bij ouderen, deze groep patiënten kan eerder bepaalde bijwerkingen zoals oedeem en pneumonie ontwikkelen.
- Extra voorzichtigheid is geboden bij patiënten:
  - met leverfunctiestoornis, (bij patiënten met ernstige leverinsufficiëntie wordt temsirolimus *niet* aangeraden);
  - bij ernstige nierfunctiestoornis;
  - met tumoren in het centrale zenuwstelsel (CZS) en/of die anticoagulantia-therapie krijgen; deze patiënten hebben een verhoogd risico op het ontwikkelen van cerebrale bloedingen wanneer zij een behandeling met temsirolimus krijgen.

16.1.9 Bijwerkingen
De bijwerkingen van temsirolimus ontstaan tijdens de behandeling. Het verloop van de bijwerkingen is divers, sommige bijwerkingen variëren van mild tot ernstig. Over het herstel en het tijdstip van deze bijwerkingen van temsirolimus is nog weinig bekend.

- Meest voorkomend (> 10%):
  - algemene aandoeningen en toedieningsplaatsstoornissen: oedeem (gezichts-perifeeroedeem), koorts, asthenie;
  - bloeding: epistaxis; beenmerg: anemie, trombopenie;
  - constitutioneel: pijn, buikpijn, pijn op de borst;
  - dermatologisch: rash, maculopapulaire huiduitslag, pustulaire huiduitslag, pruritis, nagelstoornis, droge huid;
  - gastro-intestinaal: buikpijn, braken, stomatitis, diarree, nausea;
  - infecties en parasitaire aandoeningen: bacteriële en virale infecties, urine-weginfecties, faryngitis;
  - allergische/overgevoeligheidsreacties;
  - metabool: hypercreatinine;
  - neurologisch: dysgeusie;

- pulmonaal: dyspneu, hoest;
- skeletspierstelsel- en bindweefselaandoeningen: rugpijn, arthralgia;
- voedings- en stofwisselingsstoornissen: hyperglykemie, hypercholesterole-
mie, hyperlipidemie, anorexie.
■ Ernstig (> 10 %, CTC-graad 3-4):
  - beenmerg: anemie;
  - constitutioneel: asthenie;
  - voedings- en stofwisselingsstoornis: hyperglykemie;
■ Ernstig (< 10 %, CTC-graad 3-4):
  - beenmerg: neutropenie, lymfopenie;
  - constitutioneel: pijn;
  - pulmonaal: dyspnoe;
  - voedings- en stofwisselingsstoornissen: hypofosfatemie.

16.1.10 Aandachtspunten

■ Informeer de patiënt schriftelijk en mondeling over temsirolimus, de te verwachten bijwerkingen, verstrek de brochure met informatie voor patiënten en
geef informatie over hoe te handelen bij optreden van bijwerkingen.
■ Informeer de patiënt ook over gebruik van temsirolimus in combinatie met andere geneesmiddelen/producten. Sommige geneesmiddelen kunnen een interactie (verergering of remming) aangaan met temsirolimus. Grapefruitsap dient
om deze reden te worden vermeden, het geeft een verhoging van de concentratie
van temsirolimus in het bloed.
■ Bespreek het belang van regelmatige bloedcontrole. Neem wekelijks bloed af om
eventuele afwijkingen van de normaalwaarden te constateren.
■ Verduidelijk de symptomen die kunnen optreden ten gevolge van hyperglykemie. Een patiënt moet alert zijn op overmatige dorst of een toename van de
mictiefrequentie als teken van hyperglykemie en deze symptomen melden. In
het geval patiënten glucoseverlagende medicatie gebruiken en/of insuline, kan
het nodig zijn de dosis aan te passen.
■ Temsirolimus kan ernstige allergische reacties veroorzaken, ademhalingsmoei-
lijkheden en/of gezichtszwelling. De patiënt moet voorafgaand aan de behandeling worden geïnformeerd over het risico op het ontstaan van een allergische
reactie. Bespreek zorgvuldig met de patiënt de symptomen hiervan en informeer
hoe te handelen indien klachten ontstaan en benadruk het zo snel mogelijk melden van een allergische reactie om verergering te voorkomen.

Tabel 16.1 Memorial Sloan Kettering Centre/Motzer-criteria (toegepast bij Temsirolimus)

Op grond van zes risicofactoren worden drie afzonderlijke risicogroepen gedefinieerd. De risicofactoren zijn:
- Tijdstip van de diagnose van gevorderd niercelcarcinoom, minder dan 1 jaar geleden
- Karnofsky prestatiestatus, < 80
- Hemoglobinegehalte, < dan de ondergrens van de normaalwaarde
- Gecorrigeerd calcium, mg/dl, > dan 10mg
- LDH > 1.5 x de bovengrens van de normaalwaarde
- Meer dan 1 orgaan met metastasen

De drie risicogroepen zijn:
1 Gunstig /'favorable risk'-groep: 0-1 risicofactoren
2 Intermediaire /'intermediate risk'-groep: 2 risicofactoren aanwezig
3 Ongunstig /'unfavorable' oftewel 'poor risk'- groep: 3 of meer risicofactoren aanwezig

Patiëntenbrochures

Folder doelgerichte therapie, SIG Immuno-/Targeted Therapy, 2008. Website http:// www.oncologie.vevnn.nl/Vakgroepenoncologie/tabid/1401/language/en-US/Default.aspx

LITERATUUR

Tarek M. Mekhail, Rony M. Abou-Jawde, BouMerhi G, Malhi S, Wood L, Elson P, Bukowski R. Validation and Extension of the Memorial Sloan-Kettering Prognostic Factors Model for Survival in Patients With Previously Untreated Metastatic Renal Cell Carcinoma. Journal Of Clinical Oncology, 2005 (23):832-841.

Hudes G, Carducci M, Gokmen E,. Motzer RJ. Temsirolimus, Interferon Alfa, or Both for Advanced Renal-Cell Carcinoma, for the Global ARCC Trial. The new engl and journal *of* medicine. pg 2271-2281.

Bukowski[1] R.M., Negrier[2] S, Elson[1] P. Prognostic Factors in Patients with Advanced Renal Cell Carcinoma, Development of an International Kidney Cancer Working Group. Clinical Cancer Research Vol. 10, 6310S-6314S, 2004, © 2004 American Association for Cancer Research.

Samenvatting van de productkenmerken (SmPC) Torisel.

Websites

www.emea.com
www.wyeth.com

APPENDIX 1 CLASSIFICATIELIJSTEN EN PERFORMANCE STATUS

1 Karnofsky Performance Schaal (KPS)

score	
100%	Normaal, geen klachten, geen aanwijzingen voor ziekte
90%	In staat tot normale activiteit, geringe verschijnselen
80%	Normale activiteit met inspanning, enige verschijnselen
70%	ADL zelfstandig, niet in staat tot normale activiteit
60%	Heeft soms hulp nodig, goed zelfredzaam
50%	Heeft veel hulp nodig en frequente medische verzorging
40%	Invalide, speciale hulp en zorg nodig
30%	Ernstig invalide, opgenomen in ziekenhuis, geen onmiddellijke levensbedreiging
20%	Erg ziek, actieve ondersteunende behandeling nodig
10%	Stervend, snel progressief
0 %	Dood

2 Performance status volgens ECOG/WHO*

Graad 0	In staat tot alle normale activiteit zonder beperkingen
Graad 1	Ambulant, kan licht werk uitvoeren, beperking t.a.v. fysiek inspannende arbeid
Graad 2	Ambulant en ADL zelfstandig, maar kan geen arbeid verrichten; meer dan 50% uit bed of stoel gedurende de dag
Graad 3	Beperkt ADL zelfstandig: in bed of stoel gedurende meer dan 50% van de dag
Graad 4	Volledig invalide, volledig ADL afhankelijk, geheel bedlegerig of in stoel gezeten
Graad 5	Dood
	WHO: World Health Organization
	ECOG: Eastern Cooperative Oncology Group
	ADL: algemene dagelijkse levensverrichtingen

*As published in Am. J. Clin. Oncol.:
Oken, M.M., Creech, R.H., Tormey, D.C., Horton, J., Davis, T.E., McFadden, E.T., Carbone, P.P.: Toxicity And Response Criteria Of The Eastern Cooperative Oncology Group. Am J Clin Oncol 5:649-655, 1982.

3 Motzer criteria bij gemetastaseerd niercelcarcinoom

Memorial Sloan Kettering Cancer Centre/ Motzer-criteria
Op grond van vijf risicofactoren worden drie afzonderlijke risicogroepen gedefinieerd.

De vijf risicofactoren zijn:
- Lage Karnofsky-performance-score (< 80%)
- Hoog LDH (> 1,5 x de normaalwaarde)
- Laag hemoglobine (beneden de normaalwaarde)
- Hoog serumcalcium (> 249 mmol/L, gecorrigeerd voor albumine)
- Tijd tussen diagnose en start behandeling < 1 jaar

De drie risicogroepen met hun mediane overleving zijn:

risicogroep	risicofactoren	
laag	0	20 maanden
intermediair	1 of 2	10 maanden
hoog	3, 4 of 5	4 maanden

4 Classificatie van congestief hartfalen volgens de New York Heart Association (NYHA)

NYHA Klasse I	geen klachten
NYHA Klasse II	alleen klachten tijdens forse inspanning
NYHA Klasse III	klachten bij matige inspanning
NYHA Klasse IV	klachten in rust of lichte inspanning

5 Response Evaluation Criteria in Solid Tumors (RECIST)

Voor het bepalen van een respons op antikankerbehandelingen bij solide tumoren wordt gebruikgemaakt van de RECIST-criteria. Hieronder volgt een korte samenvatting van deze criteria, voor de volledige criteria wordt verwezen naar de website van de EORTC (http://www.eortc.be).

Het vaststellen van representatieve baseline targetlaesies vooraf aan de behandeling die kunnen worden vervolgd is het uitgangspunt van deze criteria met een maximum van 5 laesies per orgaan en een maximum van 10 laesies in totaal. Deze worden gemeten aan de langste diameter. Er worden indien van toepassing ook non-targetlaesies vastgelegd (laesies die om uiteenlopende redenen niet kunnen dienen als targetlaesies) en vervolgd.

Evaluatie van de targetlaesies

Complete respons	Het verdwijnen van alle targetlaesies
Partiële respons	Een afname van minimaal 30% in de som van de langste diameter van de targetlaesies vergeleken met de baseline
Progressieve ziekte	Een toename van minimaal 20% in de som van de langste diameter van de targetlaesies vergeleken met de baseline of het verschijnen van een of meer nieuwe laesies
Stabiele ziekte	Geen afname van meer dan 30% of geen toename van meer dan 20% in de som van de langste diameter van de targetlaesies vergeleken met de baseline

Evaluatie van de non-targetlaesies

Complete respons	Het verdwijnen van alle non-targetlaesies en normalisatie van de tumormarker
Incomplete respons/ Stabiele ziekte	Het aanblijven van een of meer non-target laesies en/of handhaven van tumormarker boven normaalwaarde
Progressieve ziekte	Het verschijnen van een of meer nieuwe laesies en/of duidelijke progressie van bestaande non-target laesies

APPENDIX 2 CTC AE, VERSIE 3.0

Adverse Event	Short Name	1	2	3	4	5
			ALLERGY/IMMUNOLOGY			
Allergic reaction/ hypersensitivity (including drug fever)	Allergic reaction	Transient flushing or rash; drug fever < 38 °C (<100.4 °F)	Rash; flushing; urticaria; dyspnea; drug fever ≥38 °C (≥ 100.4 °F)	Symptomatic bronchospasm, with or without urticaria; parenteral medication(s) indicated; allergy-related edema/angioedema; hypotension	Anaphylaxis	Death
Autoimmune reaction	Autoimmune reaction	Asymptomatic and serologic or other evidence of autoimmune reaction, with normal organ function and intervention not indicated	Evidence of autoimmune reaction involving a nonessential organ or function (e.g., hypothyroidism)	reaction involving function of a major organ or other adverse event (e.g., transient colitis or anemia)	Autoimmune reaction with life-threatening consequences	Death
Allergy/Immunology Other (Specify, ―)	Allergy – Other (Specify)	Mild	Moderate	Severe	Life-threatening; disabling	Death
			BLOOD/BONE MARROW			
Hemoglobin	Hemoglobin	< LLN – 6.2 mmol/L	< 6.2 – 4.9 mmol/L	<4.9 – 4.0 mmol/L	<4.0 mmol/L	Death
Leukocytes (total WBC)	Leukocytes	< LLN – 3.0 x 109 /L	<3.0 – 2.0 x 109 /L	<2.0 – 1.0 x 109 /L	<1.0 x 109 /L	Death
Lymphopenia	Lymphopenia	< LLN x 0.8 – 109 /L	<0.8 – 0.5 x 109 /L	<0.5 – 0.2 x 109 /L	<0.2 x 109 /L	Death
Neutrophils/granulocytes (ANC/AGC)	Neutrophils	< LLN – 1.5 x 109 /L	<1.5 – 1.0 x 109 /L	<1.0 – 0.5 x 109 /L	<0.5 x 109 /L	Death
Platelets	Platelets	< LLN – 75.0 x 109 /L	<75.0 – 50.0 x 109 /L	<50.0 – 25.0 x 109 /L	<25.0 x 109 /L	Death

Adverse Event	Short Name	1	2	3	4	5
			CARDIAC			
Hypertension	Hypertension	Asymptomatic, transient (< 24 hrs) increase by > 20 mmHg (diastolic) or to > 150/100 if previously WNL; intervention not indicated	Recurrent or persistent (≥ 24 hrs) or symptomatic increase by > 20 mmHg (diastolic) or to > 150/100 if previously WNL; monotherapy may be indicated	Requiring more than one drug or more intensive therapy than previously	Life-threatening consequences (e.g., hypertensive crisis)	Death
Hypotension	Hypotension	Changes, intervention not indicated	Brief (< 24 hrs) fluid replacement or other therapy; no physiologic consequences	Sustained (≥ 24 hrs) therapy, resolves without persisting physiologic consequences	Shock (e.g., acidemia; impairment of vital organ function)	Death
Left ventricular systolic dysfunction	Left ventricular systolic dysfunction	Asymptomatic, resting ejection fraction (EF) < 60 – 50%; shortening fraction (SF) < 30 – 24%	Asymptomatic, resting EF < 50 – 40%; SF < 24 – 15%	Symptomatic CHF responsive to intervention; EF < 40 – 20% SF < 15%	Refractory CHF or poorly controlled; EF <20%; intervention such as ventricular assist device, ventricular reduction surgery, or heart transplant indicated	Death
			CONSTITUTIONAL SYMPTOMS			
Fatigue (asthenia, lethargy, malaise)	Fatigue	Mild fatigue over baseline	Moderate or causing difficulty performing some ADL	Severe fatigue interfering with ADL	Disabling	—
Fever (in the absence of neutropenia, where neutropenia is defined as ANC <1.0 x 109/L)	Fever	38.0 – 39.0 °C	> 39.0 – 40.0 °C	> 40.0 °C for ≤ 24 hrs	> 40.0 °C for > 24 hrs	Death
Insomnia	Insomnia	Occasional difficulty sleeping, not interfering with function	Difficulty sleeping, interfering with function but not interfering with ADL	Frequent difficulty sleeping, interfering with ADL	Disabling	—

Adverse Event	Short Name	1	2	3	4	5
Rigors/chills	Rigors/chills	Mild	Moderate, narcotics indicated	Severe or prolonged, not responsive to narcotics	—	—
Sweating (diaphoresis)	Sweating	Mild and occasional	Frequent or drenching			
Weight loss	Weight loss	5 to < 10% from baseline; intervention not indicated	10 – < 20% from baseline; nutritional support indicated	≥ 20% from baseline; tube feeding or TPN indicated	—	—
Weight gain	Weight gain	5 – < 10% of baseline	10 – < 20% of baseline	≥ 20% of baseline		
DERMATOLOGY/SKIN						
Dry skin	Dry skin	Asymptomatic	Symptomatic, not interfering with ADL	Interfering with ADL	—	—
Injection site reaction/extravasation changes	Injection site reaction	Pain; itching; erythema	Pain or swelling, with inflammation or phlebitis	Ulceration or necrosis that is severe; operative intervention indicated	—	—
Nail changes	Nail changes	Discoloration; ridging (koilonychias); pitting	Partial or complete loss of nail(s); pain in nailbed(s)	Interfering with ADL	—	—
Pruritus/itching	Pruritus	Mild or localized	Intense or widespread	Intense or widespread and interfering with ADL	—	—
Rash/desquamation	Rash	Macular or papular eruption or erythema without associated symptoms	Macular or papular eruption or erythema with pruritus or other associated symptoms; localized desquamation or other lesions covering < 50% of body surface area (BSA)	Severe, generalized erythroderma or macular, papular or vesicular eruption; desquamation covering ≥50% BSA	Generalized exfoliative, ulcerative, or bullous dermatitis	Death
Rash: acne/acneiform	Acne	Intervention not indicated	Intervention indicated	Associated with pain, disfigurement, ulceration, or desquamation	—	Death

Adverse Event	Short Name	1	2	3	4	5
Rash: hand-foot skin reaction	Hand-foot	Minimal skin changes or dermatitis (e.g., erythema) without pain	Skin changes (e.g., peeling, blisters, bleeding, edema) or pain, not interfering with function	Ulcerative dermatitis or skin changes with pain interfering with function	-	-
Urticaria (hives, welts, wheals)	Urticaria	Intervention not indicated	Intervention indicated for < 24 hrs	Intervention indicated for ≥ 24 hrs	-	-
ENDOCRINE						
Thyroid function, high (hyperthyroidism, thyrotoxicosis)	Hyperthyroidism	Asymptomatic, intervention not indicated	Symptomatic, not interfering with ADL; thyroid suppression therapy indicated	Symptoms interfering with ADL; hospitalization indicated	Life-threatening consequences (e.g., thyroid storm)	Death
Thyroid function, low (hypothyroidism)	Hypothyroidism	Asymptomatic, intervention not indicated	Symptomatic, not interfering with ADL; thyroid replacement indicated	Symptoms interfering with ADL; hospitalization indicated	Life-threatening myxedema coma	Death
GASTROINTESTINAL						
Anorexia	Anorexia	Loss of appetite without alteration in eating habits	Oral intake altered without significant weight loss or malnutrition; oral nutritional supplements indicated	Associated with significant weight loss or malnutrition (e.g., inadequate oral caloric and/or fluid intake); IV fluids, tube feedings or TPN indicated	Life-threatening consequences	Death
Colitis	Colitis	Asymptomatic, pathologic or radiographic findings only	Abdominal pain; mucus or blood in stool	Abdominal pain, fever, change in bowel habits with ileus; peritoneal signs	Life-threatening consequences (e.g., perforation, bleeding, ischemia, necrosis, toxic megacolon)	Death

Adverse Event	Short Name	1	2	3	4	5
Constipation	Constipation	Occasional or intermittent symptoms; occasional use of stool softeners, laxatives, dietary modification, or enema	Persistent symptoms with regular use of laxatives or enemas indicated	Symptoms interfering with ADL; obstipation with manual vacuation indicated	Life-threatening consequences (e.g., obstruction, toxic megacolon)	Death
Dehydration	Dehydration	Increased oral fluids indicated; dry mucous membranes; diminished skin turgor	IV fluids indicated < 24 hrs	IV fluids indicated ≥24 hrs	Life-threatening consequences (e.g., hemodynamic collapse)	Death
Diarrhea	Diarrhea	Increase of < 4 stools per day over baseline; mild increase in ostomy output compared to baseline	Increase of 4 – 6 stools per day over baseline; IV fluids indicated < 24hrs; moderate increase in ostomy output compared to baseline; not interfering with ADL	Increase of ≥7 stools per day over baseline; incontinence; IV fluids ≥ 24 hrs; hospitalization; severe increase in ostomy output compared to baseline; interfering with ADL	Life-threatening consequences (e.g., hemodynamic collapse)	Death
Dysphagia (difficulty swallowing)	Dysphagia	Symptomatic, able to eat regular diet	Symptomatic and altered eating/swallowing (e.g., altered dietary habits, oral supplements); IV fluids indicated < 24 hrs	Symptomatic and severely altered eating/swallowing (e.g., inadequate oral caloric or fluid intake); IV fluids, tube feedings, or TPN indicated ≥ 24 hrs	Life-threatening consequences (e.g., obstruction, perforation)	Death
Enteritis (inflammation of the small bowel)	Enteritis	Asymptomatic, pathologic or radiographic findings only	Abdominal pain; mucus or blood in stool	Abdominal pain, fever, change in bowel habits with ileus; peritoneal signs	Life-threatening consequences (e.g., perforation, bleeding, ischemia, necrosis)	Death

Life-threatening consequences (e.g., obstruction, perforation)

Adverse Event	Short Name	1	2	3	4	5
Esophagitis	Esophagitis	Asymptomatic pathologic, radiographic, or endoscopic findings only	Symptomatic; altered eating/swallowing (e.g., altered dietary habits, oral supplements); IV fluids indicated < 24 hrs	Symptomatic and severely altered eating/swallowing (e.g., inadequate oral caloric or fluid intake); IV fluids, tube feedings, or TPN indicated ≥ 24 hrs	Life-threatening consequences	Death
Gastritis (including bile reflux gastritis)	Gastritis	Asymptomatic radiographic or endoscopic findings only	Symptomatic; altered gastric function (e.g., inadequate oral caloric or fluid intake); IV fluids indicated < 24 hrs	Symptomatic and severely altered gastric function (e.g., inadequate oral caloric or fluid intake); IV fluids, tube feedings, or TPN indicated ≥ 24 hrs	Life-threatening consequences; operative intervention requiring complete organ resection (e.g., gastrectomy)	Death
Heartburn/dyspepsia	Heartburn	Mild	Moderate	Severe	—	—
Mucositis/stomatitis (clinical exam)	Mucositis (clinical exam) • Select	Erythema of the mucosa	Patchy ulcerations or pseudomembranes	Confluent ulcerations or pseudomembranes; bleeding with minor trauma	Tissue necrosis; significant spontaneous bleeding; life-threatening consequences	Death
Mucositis/stomatitis (functional/symptomatic)	Mucositis (functional/symptomatic) • Select	Upper aerodigestive tract sites: Minimal symptoms, normal diet; minimal respiratory symptoms but not interfering with function Lower GI sites: Minimal discomfort, intervention not indicated	Upper aerodigestive tract sites: symptomatic but can eat and swallow modified diet; respiratory symptoms interfering with function but not interfering with ADL Lower GI sites: Symptomatic, medical intervention indicated but not interfering with ADL	Upper aerodigestive tract sites: symptomatic and unable to adequately aliment or hydrate orally; respiratory symptoms interfering with ADL Lower GI sites: Stool incontinence or other symptoms interfering with ADL	Symptoms associated with life-threatening consequences	Death

Adverse Event	Short Name	1	2	3	4	5
Nausea	Nausea	Loss of appetite without alteration in eating habits	Oral intake decreased without significant weight loss, dehydration or malnutrition; IV fluids indicated < 24 hrs	Inadequate oral caloric or fluid intake; IV fluids, tube feedings, or TPN indicated ≥ 24 hrs	Life-threatening consequences	Death
Perforation, GI • Select: • Appendix • Biliary tree • Cecum • Colon • Duodenum • Esophagus • Gallbladder • Ileum • Jejunum • Rectum • Small bowel NOS • Stomach	Perforation, GI – *Select*	Asymptomatic radiographic findings only	Medical intervention indicated; IV fluids indicated < 24 hrs	IV fluids, tube feedings, or TPN indicated ≥ 24 hrs; operative intervention indicated	Life-threatening consequences	Death
Taste alteration (dysgeusia)	Taste alteration	Altered taste but no change in diet	Altered taste with change in diet (e.g., oral supplements); noxious or unpleasant taste; loss of taste	–	–	–
Vomiting	Vomiting	1 episode in 24 hrs	2 – 5 episodes in 24 hrs; IV fluids indicated < 24 hrs	≥ 6 episodes in 24 hrs; IV fluids, or TPN indicated ≥ 24 hrs	Life-threatening consequences	Death

Adverse Event	Short Name	1	2	3	4	5
			INFECTION			
Colitis, infectious (e.g., Clostridium difficile)	Colitis, infectious	Asymptomatic, pathologic or radiographic findings only	Abdominal pain with mucus and/or blood in stool	IV antibiotics or TPN indicated	Life-threatening consequences (e.g., perforation, bleeding, ischemia, necrosis or toxic megacolon); operative resection or diversion indicated	Death
Febrile neutropenia (fever of unknown origin without clinically or microbiologically documented infection) (ANC < 1.0 × 109/L, fever ≥ 38.5 °C)	Febrile neutropenia	-	-	Present	Life-threatening consequences (e.g., septic shock, hypotension, acidosis, necrosis)	Death
Infection (documented clinically or microbiologically) with Grade 3 or 4 neutrophils (ANC < 1.0 × 109/L) • Select	Infection (documented clinically) with Grade 3 or 4 ANC – Select	—	Localized, local intervention indicated	IV antibiotic, antifungal, or antiviral intervention indicated; interventional radiology or operative intervention indicated	Life-threatening consequences (e.g., septic shock, hypotension, acidosis, necrosis)	Death
Infection with normal ANC or Grade 1 or 2 neutrophils • Select	Infection with normal ANC – Select	—	Localized, local intervention indicated	IV antibiotic, antifungal, or antiviral intervention indicated; interventional radiology or operative intervention indicated	Life-threatening consequences (e.g., septic shock, hypotension, acidosis, necrosis)	Death
Opportunistic infection associated with ≥Grade 2 Lymphopenia	Opportunistic infection	—	Localized, local intervention indicated	IV antibiotic, antifungal, or antiviral intervention indicated; interventional radiology or operative intervention indicated	Life-threatening consequences (e.g., septic shock, hypotension, acidosis, necrosis)	Death

METABOLIC/LABORATORY

Adverse Event	Short Name	1	2	3	4	5
ALT, SGPT	ALT	>ULN – 2.5 × ULN	>2.5 – 5.0 × ULN	>5.0 – 20.0 × ULN	>20.0 × ULN	-
AST, SGOT	AST	>ULN – 2.5 × ULN	>2.5 – 5.0 × ULN	>5.0 – 20.0 × ULN	>20.0 × ULN	-
Bilirubin (hyperbilirubinemia)	Bilirubin	>ULN – 1.5 × ULN	>1.5 – 3.0 × ULN	>3.0 – 10.0 × ULN	>10.0 × ULN	-
Calcium, serum-low (hypocalcemia)	Hypocalcemia	<LLN – 2.0 mmol/L	<2.0 – 1.75 mmol/L	<1.75 – 1.5 mmol/L	<1.5 mmol/L	Death
Calcium, serum-high (hypercalcemia)	Hypercalcemia	>ULN – 2.9 mmol/L	>2.9 – 3.1 mmol/L	>3.1 – 3.4 mmol/L	>3.4 mmol/L	Death
Creatinine	Creatinine	>ULN – 1.5 × ULN	>1.5 – 3.0 × ULN	>3.0 – 6.0 × ULN	>6.0 × ULN	Death

MUSCULOSKELETAL/SOFT TISSUE

Adverse Event	Short Name	1	2	3	4	5
Arthritis (non-septic)	Arthritis	Mild pain with inflammation, erythema, or joint swelling, but not interfering with function	Moderate pain with inflammation, erythema, or joint swelling interfering with function, but not interfering with ADL	Severe pain with inflammation, erythema, or joint swelling and interfering with ADL	Disabling	Death

NEUROLOGY

Adverse Event	Short Name	1	2	3	4	5
Mental status	Mental status	1 – 3 point below age and educational norm in Folstein Mini-Mental Status Exam (MMSE)	> 3 point below age and educational norm in Folstein MMSE	-	-	-
Mood alteration • Select: • Agitation • Anxiety • Depression • Euphoria	Mood alteration – *Select*	Mild mood alteration not interfering with function	Moderate mood alteration interfering with function, but not interfering with ADL; medication indicated	Severe mood alteration interfering with ADL	Suicidal ideation; danger to self or others	Death
Neuropathy: motor	Neuropathy: motor	Asymptomatic, weakness on exam/testing only	Symptomatic weakness interfering with function, but not interfering with ADL	Weakness interfering with ADL; bracing or assistance to walk (e.g., cane or walker) indicated	Life-threatening; disabling (e.g., paralysis)	Death
Adverse Event	**Short Name**	**1**	**2**	**3**	**4**	**5**
Neuropathy: sensory	Neuropathy: sensory	Asymptomatic; loss of deep tendon reflexes or paresthesia (including tingling) but not interfering with function	Sensory alteration or paresthesia (including tingling), interfering with function, but not interfering with ADL	Sensory alteration or paresthesia interfering with ADL	Disabling	Death

OCULAR/VISUAL

Adverse Event	Short Name	1	2	3	4	5
Uveitis	Uveitis	Asymptomatic	Anterior uveitis; medical intervention indicated	Posterior or pan-uveitis; operative intervention indicated	Blindness (20/200 or worse)	—
Vision-blurred vision	Blurred vision	Symptomatic not interfering with function	Symptomatic and interfering with function, but not interfering with ADL	Symptomatic and interfering with ADL	Disabling	—

PAIN

Select:	Pain – *Select*	1	2	3	4	5
Pain		Mild pain not interfering with function	Moderate pain; pain or analgesics interfering with function, but not interfering with ADL	Severe pain; pain or analgesics severely interfering with ADL	Disabling	—

PULMONARY/UPPER RESPIRATORY

		1	2	3	4	5
Bronchospasm, wheezing	Bronchospasm	Asymptomatic	Symptomatic not interfering with function	Symptomatic interfering with function	Life-threatening	Death
Cough	Cough	Symptomatic, non-narcotic medication only indicated	Symptomatic and narcotic medication indicated	Symptomatic and significantly interfering with sleep or ADL	—	—

Adverse Event	Short Name	1	2	3	4	5
Dyspnea (shortness of breath)	Dyspnea	Dyspnea on exertion, but can walk 1 flight of stairs without stopping	Dyspnea on exertion but unable to walk 1 flight of stairs or 1 city block (0.1km) without stopping	Dyspnea with ADL	Dyspnea at rest; intubation/ventilator indicated	Death

SYNDROMES

Adverse Event	Short Name	1	2	3	4	5
Cytokine release syndrome/acute infusion reaction	Cytokine release syndrome	Mild reaction; infusion interruption not indicated; intervention not indicated	Requires therapy or infusion interruption but responds promptly to symptomatic treatment (e.g., antihistamines, NSAIDS, narcotics, IV fluids); prophylactic medications indicated for ≤ 24 hrs	Prolonged (i.e., not rapidly responsive to symptomatic medication and/or brief interruption of infusion); recurrence of symptoms following initial improvement; hospitalization indicated for other clinical sequelae (e.g., renal impairment, pulmonary infiltrates)	Life-threatening; pressor or ventilatory support indicated	Death

REMARK: Cytokine release syndromes/acute infusion reactions are different from Allergic/hypersensitive reactions, although some of the manifestations are common to both AEs. An acute infusion reaction may occur with an agent that causes cytokine release (e.g., monoclonal antibodies or other biological agents). Signs and symptoms usually develop during or shortly after drug infusion and generally resolve completely within 24 hrs of completion of infusion. Signs/symptoms may include: Allergic reaction/hypersensitivity (including drug fever); Arthralgia (joint pain); Bronchospasm; Cough; Dizziness; Dyspnea (shortness of breath); Fatigue (asthenia, lethargy, malaise); Headache; Hypertension; Hypotension; Myalgia (muscle pain); Nausea; Pruritis/itching; Rash/desquamation; Rigors/chills; Sweating (diaphoresis); Tachycardia; Tumor pain (onset or exacerbation of tumor pain due to treatment); Urticaria (hives, welts, wheals); Vomiting.

ALSO CONSIDER: Allergic reaction/hypersensitivity (including drug fever); Bronchospasm, wheezing; Dyspnea (shortness of breath); Hypertension; Hypotension; Hypoxia; Prolonged QTc interval; Supraventricular and nodal arrhythmia – Select; Ventricular arrhythmia – Select.

Adverse Event	Short Name	1	2	3	4	5
Flu-like syndrome	Flu-like syndrome	Symptoms present but not interfering with function	Moderate or causing difficulty performing some ADL	Severe symptoms interfering with ADL	Disabling	Death

REMARK: Flu-like syndrome represents a constellation of symptoms which may include cough with catarrhal symptoms, fever, headache, malaise, myalgia, prostration, and is to be used when the symptoms occur in a cluster consistent with one single pathophysiological process.

Tumor lysis syndrome	Tumor lysis syndrome	—	—	Present	—	Death

ALSO CONSIDER: Creatinine; Potassium, serum-high (hyperkalemia).

VASCULAR

| Thrombosis/thrombus/embolism | Thrombosis/thrombus/embolism | - | Deep vein thrombosis or cardiac thrombosis; intervention (e.g., anticoagulation, lysis, filter, invasive procedure) not indicated | Deep vein thrombosis or cardiac thrombosis; intervention (e.g., anticoagulation, lysis, filter, invasive procedure) indicated | Embolic event including pulmonary embolism or life-threatening thrombus | Death |

APPENDIX 3 VERKLARENDE WOORDENLIJST

Acute Respiratory Distress Syndrome (ARDS)	Een ernstige longaandoening ten gevolge van een heftige ontstekingsreactie, waarbij vocht, eiwitten en ontstekingscellen uit de longbloedvaten in het longweefsel terechtkomen en zuurstofopname wordt bemoeilijkt. Kans op overlijden: ongeveer 30%
Adenovirus	DNA-virus met voorkeur voor lymfatisch weefsel; kan dienen als vector bij gentherapie
Allogeen	Van een ander individu afkomstig (donor) Een donor kan verwant zijn (broer, zus of ander familielid) of onverwant
Amplificatie	De productie van meerdere kopieën van een deel van het DNA
Anafylactische reactie (anafylaxie)	Een ernstige en snelle systemische allergische/overgevoeligheidsreactie op een allergeen vaak gepaard gaand met acute verwijding van bloedvaten en vernauwing van luchtwegen
Angiogenese	De nieuwvorming van bloedvaten, ook wel angioneogenese en neovascuralisatie genoemd
Angiogenese switch	Het moment waarop de tumorcel door zuurstof- en voedingstekort signaalstoffen gaat afgeven om bloedvaten te gaan ontwikkelen
Angio-oedeem	Vorm van urticaria met meer uitgebreide zwelling door vochtophoping. Kan zich behalve in de huid ook in slijmvliezen voorkomen (keel) en wordt dan angio-oedeem genoemd
Antibody dependent cell mediated cytotoxicity (ADCC)	Antilichaam gemedieerde celdood door geactiveerde cytotoxische T-cellen
Antidotum	Tegengif; toepassing bij overdosering van een geneesmiddel
Antigeen	Elke stof die in staat is - na binnendringen in het lichaam - de productie van antistoffen door het immuunsysteem te stimuleren
Antilichaam	Eiwit geproduceerd door B-lymfocyten als reactie op het binnendringen van een antigeen met het vermogen specifieke antigenen te binden
Apoptose	Geprogrammeerde celdood; natuurlijk celproces dat leidt tot het afsterven van cellen die een afwijking vertonen en daardoor niet (meer) goed functioneren
Arthralgia	Gewrichtspijn
Asthenie	Algehele lichaamszwakte
Autoloog	Van hetzelfde individu afkomstig
Bronchiolitis obliterans	Ontwikkelingen van granulatie weefsel in het lumen van de kleine luchtwegen leidend tot opstopping ervan en littekenvorming

Bronchospasme	Vernauwing van de luchtwegen door kramp in de spiertjes rondom bronchiën
Cachexie	Een sterk verslechterde lichamelijke gesteldheid, gekenmerkt door vermagering en spieratrofie
Cellulaire immuunrespons	De immuunrespons met behulp van T-lymfocyten
Chemotaxie	Proces waarbij witte bloedcellen naar beschadigd of geïnfecteerd weefsel worden geloodst (waar hun functie gewenst is), door signalen afkomstig van chemokinen
Chimeer	Een chimeer (bijvoorbeeld) monoklonaal antilichaam bestaat voor een deel (antigeenbindend deel) uit humaan en een deel muiseiwit.
Chimerisme	Mate waarin de cellen van patiënt en van de donor naast elkaar voortbestaan: Gemengd chimerisme: er is sprake van bloedvorming waarbij de cellen afkomstig zijn van zowel de ontvanger (gastheer/patiënt) als de donor. Volledig donor-chimerisme: er is sprake van bloedvorming (of hemopoëse) waarbij de cellen alleen afkomstig zijn van de donor
Complement dependent cytotoxicity (CDC)	Complement activatie waardoor celdood plaats vindt
Complementsysteem	Een serie serumeiwitten die de werking van antilichamen complementeren; zij zijn in staat bacteriële cellen te vernietigen, de chemotaxie in gang te zetten en hebben een functie bij de regulering van de immuunrespons.
Conditionering	Voorbereiding op stamceltransplantatie door middel van chemotherapie, immuunsuppressieve medicijnen en/of bestraling
Congenitaal	Aangeboren
Conjugaat	Een koppeling van een stof bijvoorbeeld een medicijn, toxine of radioactieve stof aan een biologische stof zoals een (monoklonaal) antilichaam
Conjunctivitis	Ontsteking van het oogbindvlies
Continious Venovenous Hemofiltration (CVVH)	Een vorm van nierdialyse
'Cross-fire' effect	Het stralingseffect op de naaste omgeving van de tumorcel door het radioactief geladen deeltje dat is gebonden aan een monoklonaal antilichaam bij radio-immunotherapie
CYP1A2 en CYP3A4	Enzymen die een rol spelen in de stofwisseling van diverse lichaamseigen en lichaamsvreemde stoffen waaronder ook verschillende geneesmiddelen en voedingsmiddelen
Cytogenetisch	Cytogenetica betreffende, met betrekking tot chromosomen
Cytokinen	Eiwitten vrijgekomen uit geactiveerde cellen na contact met een specifiek antigeen, deze beïnvloeden de groei en differentiatie van witte bloedcellen en de immuunrespons
Cytotoxisch	Giftig voor cellen
Deoxyribonucleïnezuur (DNA)	Drager van erfelijke informatie in de celkern

Depletie	Onttrekking of vermindering
Differentiatie van een cel	Het ontwikkelen in een bepaalde richting c.q. functie van een cel
Dimerisatie	Het vormen van een paar door receptoren van eenzelfde receptor (homo-dimerisatie) of van verschillende receptoren (hetero-dimerisatie) met als gevolg het op gang komen van de signaaltransductie
Donor Lymfocyten Transfusie (DLI)	Transfusie van T-lymfocyten, afkomstig van een donor
Duale tyrosinekinaseremmers	Tyrosinekinaseremmers die twee verschillende tyrosinekinasedomeinen kunnen binden
Dysgeusie	Smaakstoornis, niet goed kunnen proeven
Eerstelijnsafweer	De eerste afweerreactie door de huid en slijmvliezen met behulp van macrofagen, immuuncellen en immunoglobulinen
Effector cellen	Cellen die bij een bepaalde prikkel de bedoelde werking effectueren
EGFR	Epidermale groeifactorreceptor
Eliminatie	Verwijdering uit het lichaam
Eliminatiehalfwaardetijd	De tijdsduur waarin de helft van een in het lichaam gebrachte substantie verdwenen is (door uitscheiding of afbraak)
Endotheelcellen	De cellen die de binnenkant van de bloedvaten bekleden
Engraftment	Donorcellen vinden hun weg naar het beenmerg van de patiënt en groeien uit tot een goed functionerend hematopoëtisch systeem (synoniem graft-take)
Epitoop	Het deel van een antigeen waaraan een antistof bindt
European Organisation for Research and Treatment of Cancer (EORTC)	Europees netwerk van onderzoekers en artsen voor onderzoek en behandeling van kanker
Extracellulaire domein	Het gedeelte van een receptor buiten de cel
Fagocytose	Het opnemen en afbreken (opeten) van micro-organismen of bepaalde deeltjes zoals celresten. Neutrofielen en macrofagen functioneren als fagocyten
Fenomeen van Trousseau	Het ontstaan van een spastische buiging van het polsgewricht en een obstetrische hand bij latente tetanie
Food and Drug Administration (FDA)	Amerikaanse instantie die verantwoordelijk is voor de veiligheid van onder andere voeding, geneesmiddelen, vaccins, medical devices, bloedproducten en cosmetica
Genoom (menselijk)	De volledige verzameling van menselijke genen
Glucose 6 fosfaat dehydrogenase (G6PD) deficiëntie	Aangeboren enzymafwijking waarbij hemolyse kan optreden na blootstelling aan bepaalde geneesmiddelen
Glucuronidatie	Ontgiftigingsreactie van de lever

Graft	Transplantaat
Graft failure	Onvoldoende functioneren van het transplantaat (graft) bij de patiënt (host)
Graft rejectie	Een immunologische reactie van de T-lymfocyten van de patiënt tegen het transplantaat waardoor het transplantaat verdwijnt
Graft take	Aanslaan van transplantaat (synoniem engraftment)
Graft versus host disease (GVHD)	Graft-versus-hostziekte (GVHZ): een immunologische reactie van de T-lymfocyten van de donor (graft) tegen het lichaam van de ontvanger (host). De donor-T-lymfocyten vallen aan en doden de cellen van de ontvanger omdat deze cellen vreemde antigenen dragen. Deze reactie wordt ook wel 'omgekeerde afstotingsreactie' genoemd. Hierbij worden zowel de organen van de patiënt als ook eventueel resterende kankercellen aangevallen
Graft versus Tumor (GVT)	Een immunologische reactie van T-lymfocyten van de donor tegen de kankercellen (leukemie-, lymfoom-, myeloom- of andere maligne cellen)
HACA	Human Anti Chimeric Antibodies: antistoffen tegen chimere monoklonale antilichamen
HAHA	Human Anti Human Antibodies: antistoffen tegen humane monoklonale antilichamen
HAMA	Human Anti Mouse Antibodies: antistoffen tegen muriene monoklonale antilichamen
HBeAg	Eiwit dat door Hepatitis-B-virus wordt geproduceerd. Bepaalt mate van besmettelijkheid en activiteit van het virus
HCV-RNA	Hepatitis C Virus PCR bepaling
Hematocriet	Volume aan (rode) bloedcellen op de totale hoeveelheid bloed, uitgedrukt in een fractie of percentage
Hematopoïese	Proces van vorming van bloedcellen vanuit de multipotente stamcellen in het beenmerg
Hemopoëtische stamcellen	Jonge stamcellen (voorlopercellen) die in staat zijn, zich telkens te vernieuwen en te differentiëren tot essentiële bloedcellen (o.a. erytrocyten, leukocyten, trombocyten)
Herpesvirus	Groep van DNA-virussen onder andere gekenmerkt door persistentie in de gastheer en reactivatie onder andere bij immunosuppressie; kan dienen als vector bij gentherapie
Heterogeniteit van een tumor	De verscheidenheid van een tumor: een tumor bestaat niet uit één en dezelfde soort cellen en in eenzelfde stadium, bijvoorbeeld vitaal weefsel versus necrotisch weefsel
HIF -1 en 2 alfa	Hypoxie inducerende factoren. Deze omzettingsfactoren reguleren de mogelijkheid van tumoren om zich aan te passen aan zuurstofarme micro-omgevingen
Hirsutisme	Overbeschaving
Histamine	Een stof die vrijkomt bij een allergische reactie uit mestcellen en basofielen

Host	Ontvanger
Humaan Leucocyt Antigeen (HLA)	Antigeen (eiwit) dat aanwezig kan zijn op de celmembranen van vrijwel alle lichaamscellen (voornamelijk op leukocyten) en een belangrijke rol speelt bij antigeenpresentatie en transplantatie. Onderverdeling in 'klasse 1-antigenen', alle kernhoudende cellen en 'klasse 2-antigenen', cellen van het immuunsysteem. De codes voor deze eiwitten liggen vast in het DNA van het individu en zijn daarmee overerfelijk
Humorale immuunrespons	De immuunrespons met behulp van B-lymfocyten, plasmacellen en antilichamen (immunoglobulinen)
Hybridoma technologie	Een techniek om met behulp van een zoogdier(lijn) een kweekvijver te maken voor de productie van monoklonale antilichamen
Hyper Sensitivity Reaction (HSR)	Engelse benaming voor een allergische reactie
Hyperthermie	Met behulp van microgolven kan lokaal in de omgeving van de tumor, een gecontroleerde temperatuursverhoging (40-45 °C) worden bereikt. Maligne cellen kunnen slecht tegen deze lichte temperatuursverhoging en zullen sneller afsterven
Hypoxie	Zuurstofgebrek
Immunoglobulinen	Antilichamen geproduceerd tijdens een humorale immuunrespons
Inhibitie	Remming of onderdrukking van een impuls of bepaald effect
Interfereren	Tussenkomen in een werking, ingrijpen
International Normalized Ratio (INR)	Een internationale maat voor de stollingstijd van bloed. Het geeft aan hoeveel langzamer het bloed van de patiënt stolt dan bij iemand zonder afwijkende bloedstolling
Intracellulaire domein	Het gedeelte van de receptor op een cel, wat zich in het cytoplasma bevindt
Keratoconjunctivitis	Ontsteking van het oogbindvlies en hoornvlies
K-ras	Kirsten-ratsarcoom, viraal oncogen van een rattenvirus
Lactate dehydrogenase (LDH)	Melkzuurdehydrogenase bevindt zich zo goed als overal in het lichaam en is daarmee dus een weinig specifiek enzym
Lentivirus	Verzamelnaam voor retrovirussen die langzaam-degeneratieve ziekten veroorzaken, waarbij vaak het centrale zenuwstelsel is betrokken; kan dienen als vector bij gentherapie
Lichen planus	Een sterk jeukende ontsteking van de huid (of slijmvliezen) die gepaard gaat met rode bultjes.
Lichenoide manifestaties	Verhevenheden in huid of slijmvlies
Ligand	Signaalmolecuul

Linkerventrikel ejectiefractie (LVEF)	De pompkracht van de linker hartkamer; kan gemeten worden met een MUGA-scan of een echocardiografie
Low Molecular Weight Heparin (LMWH)	Laag moleculair gewicht heparine. Dit is een heparine waarbij het mengsel bestaat uit minder verschillende en overwegend kortere ketens
Major Histocompatibility Complex (MHC)	Ook wel 'transplantatie antigenen' of Humane Leuko-cyten Antigenen (HLA) genoemd. Een groep moleculen die een belangrijke rol spelen bij het onderscheid maken tussen lichaamseigen en lichaamsvreemd materiaal bij mensen
Matched unrelated donor (MUD)	Onverwante donor voor allogene stamceltransplantatie, geworven via één van de wereldwijd opererende stam-celdonorbanken
Metabolisme	Stofwisseling, omzetting en afbraak
Mitose	De normale celdeling waarbij het aantal chromosomen na deling gelijk is gebleven
Modulatie	Verandering aanbrengen, beïnvloeding
Morbiditeit	Ziektecijfer, mate van ziekte
Mortaliteit	Mate van sterfte uitgedrukt in de verhouding tussen het aan-tal overleden patiënten en het totale aantal patiënten met een bepaalde ziekte of op een bepaalde manier behandeld
Multikinaseremmers	Tyrosinekinaseremmers die meerdere verschillende tyrosinekinasedomeinen kunnen binden
Murien	Afkomstig van muizen
Myelo-ablatie	Agressieve chemotherapie, waardoor (ook) het beenmerg volledig wordt vernietigd
Myeloïde systeem	Het myeloïd betreffende, afkomstig van beenmerg
Myelosuppressie	Onderdrukking van de functie van het beenmerg, en daarmee van de vorming van bloedcellen
Myositis	Spierontsteking
Natural killer cel (NK-cel)	Cellen die van nature instaat zijn tot het doden van bepaalde tumorcellen en virusgeïnfecteerde deeltjes
Neutrofielen	Neutrofiele granulocyten, de primaire afweer van het lichaam tegen onder andere bacteriën en schimmels. Neutrofielen maken gewoonlijk meer dan 70% uit van het totale aantal witte bloedcellen
Neutropenie	Tekort aan neutrofiele granulocyten in het bloed
Niet-myeloablatieve stamceltransplantatie (NMA SCT)	Het beenmerg wordt niet volledig vernietigd door de conditionering
Overexpressie	Een overmatig voorkomen van bijvoorbeeld groeifactor-receptoren op een cel
Oxidatieve metaboliseringsproces	Stofwisseling waarbij gebruik wordt gemaakt van zuurstof

P53-gen	Het gen wat apoptose initieert bij waargenomen schade aan het DNA tijdens de celdeling
Palmoplantaire erytrodysesthesie (PPE)	Hand-voetsyndroom
Paracrien	In de directe omgeving
Paresthesie	Stoornis in gevoelswaarneming zoals tintelingen die zonder uitwendige prikkels ontstaan
Pathogenen	Ziekteverwekkers van een biologische oorsprong
Perichirurgische periode	Periode rondom een operatie
Pluripotente stamcel	Stamcellen die kunnen differentiëren naar (een beperkt aantal) celtypen. Daarnaast kunnen zij zichzelf door verdubbeling in stand houden. Dit geldt voor bijvoorbeeld hematopoëtische (bloedvormende) stamcellen, neurale stamcellen uit hersenweefsel, stamcellen in huid- en vetweefsel
Poikiloderma	Combinatie van grillige gehyperpigmenteerde maculae, atrofie, en teleangiëctasiën
Polycythemie	Toegenomen hoeveelheid bloedcellen, vooral erythrocyten
Polyethyleenglycol (PEG)	Toevoeging van één enkel molecuul polyethyleenglycol geeft een verlengde werkingsduur van onder andere groeifactoren zoals pegfilgrastim (Neulasta)
Proliferatie	Het rijpen van een cel door middel van celgroei en het vermenigvuldigen van de cel in identieke cellen door celdeling
Proto-oncogenen	Regelgenen die verantwoordelijk zijn voor de aanmaak van eiwitten die zorgen voor normale celgroei en differentiatie en vaak zijn betrokken bij het proces van signaaltransductie
Pruritus	Jeuk
Pure red cell aplasia (PRCA)	Afwezigheid van voorlopers van rode bloedcellen in het beenmerg bij normaal aantal megakaryocyten
Recombinant-DNA-technologie	Moleculair biologische technieken die het mogelijk maken om bepaalde genen zodanig te manipuleren dat alleen de gewenste eigenschappen overblijven (bijvoorbeeld bepaalde groei-eigenschappen bij gewassen
Reduced Intensity Conditioning (RIC)	Conditionering bij een RIC is minder intensief dan bij een myelo-ablatieve SCT
Reduced Intensity Stem cell Transplantation (RIST)	Conditionering bij een RIST is minder intensief dan bij een myelo-ablatieve SCT
Refractair	Ongevoelig voor bepaalde behandeling
Retrovirus	Een virus dat RNA bevat en dat in de gastheer het RNA omzet in DNA
Reversibel	Omkeerbaar, herstel mogelijk

Ribo Nucleic Acid (RNA)	Ribonucleïnezuur bestaat uit ketens van nucleotiden. RNA lijkt qua chemische structuur op DNA. Het wordt in organismen geproduceerd tijdens de transcriptie, het proces waarbij DNA wordt afgelezen
Sicca-syndroom	Syndroom van Sjögren, uiting van cGVHD gepaard gaand met droge mond en ogen.
Signaaltransductie	Een keten van processen tussen een extracellulair signaal en een cel. Signalen worden doorgegeven via 'paden' (eiwitten) naar celkern, waarna een activiteit volgt bijvoorbeeld: beweging, doodgaan (of niet), starten met deling, enz.
Stamcel transplantatie	Het transplanteren van stamcellen afkomstig uit beenmerg, perifeer bloed of uit navelstrengbloed
TBC	Tuberculose is een ernstige, soms besmettelijke bacteriele infectieziekte veelal veroorzaakt door Mycobacterium tuberculosis. Deze bacterie is in 1882 ontdekt door Robert Koch
T-cel depletie	Onttrekken van T-lymfocyten aan het transplantaat met als doel de GVH reactie te verminderen
Teken van Chvostek	Toename van de mechanische prikkelbaarheid van de nervus facialis
Teleangiëctasiën	Blauwe of rode vlekken ontstaan door verwijding van bloedvaten
Teratogeen	Eigenschap van een stof om bij de ongeboren foetus afwijkingen te veroorzaken indien in aanraking gekomen met deze stof
Tetanie	Verschijnsel waarbij sprake is van de aanwezigheid van verhoogde reflexen, krampachtige buigingen van polsen en enkels. Dit wordt meestal gevolgd door krampen over het gehele lichaam als gevolg van een te laag calciumgehalte in het bloed
Thyroïdstimulerend hormoon (TSH)	TSH is een hormoon dat geproduceerd wordt door de voorkwab van de hypofyse (adeno-hypofyse). Het zet de schildklier (thyroïd) aan tot productie van schildklierhormonen welke het metabolisme stimuleren
Transmembrane domein	Het gedeelte van de receptor waarmee deze vastzit aan de celwand; verbinding tussen extracellulaire en intracellulaire gedeelte
Tumorantigenen	Herkenningspunten die kunnen ontstaan door een veranderd celmetabolisme
Tumorsuppressorgenen	Regelgenen die bij een fout bij DNA-duplicatie tijdens de celdeling een signaal afgeven waardoor deze fase van de celdeling wordt gestopt; beschermt de cel tegen kwaadaardige ontaarding en kan apoptose van kankercellen initiëren

Tweedelijnsafweer	De afweer (cellulair en humoraal) die volgt op een inadequate eerstelijnsafweer
Tyrosinekinase	Een kinase is een verzamelnaam voor een groep enzymen die een fosfaatgroep kan aanbrengen op een ander eiwit of een ander molecuul (fosforylering), terwijl een fosfatase een dergelijke groep kan verwijderen (defosforylering). Een kinase verbruikt bij deze kathalysatiereactie (kinetische) energie, vandaar de naam kinase. Vaak wordt door zo'n fosforylering of defosforylering het doeleiwit geactiveerd of gedeactiveerd. Deze schakelfunctie kan zo chemische reacties in de cel aansturen en vormt een belangrijke factor in de signaaltransductie. Afhankelijk van de plaats waar een fosfaat door een kinase wordt geplaatst wordt de naam van het kinase ook bepaald
Tyrosinekinasedomein	Het intracellulaire gedeelte van de receptor waar na activatie van de receptor door tyrosinekinasen de signaaltransductie op gang wordt gebracht
UGT1A9 en UGT1A1	Enzymen in het metabolisme van geneesmiddelen
Urticaria	'Galbulten' of 'netelroos'; sterk jeukende, scherp omschreven bulten in de huid, die onder invloed van onder andere histamine ontstaan
Vascularisatie	Vorming van bloedvaten
Vector	Gen overdrachtsysteem door middel van virus (deeltje) als transportmiddel om 'vreemd' genetisch materiaal in te brengen
Virale interferentie	Een weefsel of organisme dat met een virussoort is besmet, kan niet nog eens door een ander virussoort besmet worden
Vitiligo	Huidafwijking met pigmentloze vlekken
Voluntary unrelated donor (VUD)	Onverwante donor voor allogene stamceltramsplantatie, geworven via één van de wereldwijd opererende stamceldonorbanken
Xerosis	Droge huid

APPENDIX 4   LIJST VAN AFKORTINGEN

ADCC	antibody dependent cell mediated cytotoxicity
AE	adverse event
ALL	acute lymfatische leukemie
Allo PBSCT	allogene perifere stamceltransplantatie
AlloSCT	allogene stamceltransplantatie
AML	acute myeloïde leukemie
ANC	absolute neutrofile count
APTT	geactiveerde partiele tromboplastinetijd
ARDS	Acute Respiratory Distress Syndrome
ASCO	American Society of Clinical Oncology
ASI	Actieve Specifieke Immunotherapie
ATG	antithymocytenglobuline
ATP	adenosine-tri-fosfaat
Autologe -	
PBSCT	autologe perifere stamceltransplantatie
BCG	Bacillus Calmed Guerin
bFGF	basis-fibroblasgroeifactor
BMR	biological repons modifiers
CBG	college ter beoordeling van geneesmiddelen
CCMO	centrale commissie voor mensgebonden onderzoek
CDC	complement dependent cytotoxicity
CIN	cervicale intra-epitheliale neoplasie
CISH	chromogene in situ hybridisatie
CLL	chronische lymfatische leukemie
CML	chronische myeloïde leukemie
CMV	cytomegalovirus
CRS	cytokine release syndroom
CsA	cyclosporine A
CSF	Colony Stimulating Factors
CTC	common toxicity criteria
CTL	cytotoxische T-lymfocyten
CVVH	Continious Venovenous Hemofiltration
CZS	centraal zenuw stelsel
DC	dendritsche cel
DFS	Disease Free Survival; ziektevrije overleving
DLI	donor lymfocyten infusie
DNA	deoxyribonucleic acid
DTH	Delayed Type Hypersensitivity
DVT	diep veneuze trombose

EBV	Epstein-Barr-virus
ECD	extracellulaire domein
ECOG	Eastern Cooperative Oncology Group
ECP	Extracorporeal photopheresis; extracorporele fotoferese
1CR	eerste complete remissie
EGFR	Epidermale groeifactorreceptor
EMEA	europe medicine agency
EORTC	European Organisation for Research and Treatment of Cancer
EPH	ephrin A receptor
ESA	erytropoese stimulating agent
FDA	Food and drug administation
G6PD	Glucose 6 fosfaat dehydrogenase
G-CSF	Granulocyt-Colony Stimulating Factor; Granulocyten koloniestimulerende factor
GIST	gastrointestinale stromaceltumor
GVHD	Graft-versus-hostdisease
GVHZ	Graft-versus-hostziekte
GVT	Graft-versus-tumoreffect
FISH	fluorescentie in situ hybridisatie
HACA	human anti chimeric antibodies
HAHA	human anti human antibodies
HAMA	human anti mouse antibodies
Hb	hemoglobine
HbAg	hepatitis-B-antigen
HCV	hepatitis-C-virus
HFS	hand feet syndroom (hand voet syndroom)
HIF- 1 en -2 alfa	hypoxie inducerende factoren
HLA	humane leukocytenantigeen
HPV	Human Papilloma Virus
HSR	Hyper Sensitivity Reaction
HSTK`	herpes simplex thymidine kinase (enzym)
IHC	immunohistochemie
IKC	integraal knakercentrum
ILP	isolated limb perfusion
INR	International Normalized Ratio
JACIE	Joint Accreditation Committee of ISHAGE-Europe and EBMT
KGF	keratinocyten groeifactor
KIT	stamcelfactorreceptor
KWF	kankerbestrijdingfonds
LDH	Lactate dehydrogenase
LFS	leukemia-free survival; leukemie-vrije overleving

LMWH	Low Molecular Weight Heparin
LVEF	linkerventriculairejectiefractie
MA	myeloablatief
MDS	myelodysplastisch syndroom
MHC	Major Histocompatibility Complex
MM	multiple myeloom (Morbus Kahler)
MMP	matrix metalllo proteinasen
MRD	minimale residuale disease
MRI-scan	Magnetic Resonance Imaging-scan
MSC	mesenchymale stamcellen
MTX	methotrexaat
MUD	matched unrelated donor
NCCN	National Comprehensive Cancer Network
NCI	national cancer institute
NK-cel	natural killercel
NMA	niet myeloablatief
NSCLC	niet-kleincellig longcarcinoom
NVOG	Nederlandse Vereniging voor Obstetrie en Gynaecologie
NYHA	New York Heart Association
PBSC	perifere bloedstamcellen
PCP	pneumocytis carinii pneumonie
PCR	polymerase chain reaction
PDGFR	platelet derived growth factorreceptor
PE	pulmonale embolie
PEG	polyethyleenglycol
PET scan	Positron Emissie Tomografie-scan
PPE	palmoplantaire erytrodysesthesie
PT	protrombinetijd
PTS	post-trombotisch syndroom
RECIST criteria	response evaluation criteria in solid tumours
RIC	reduced intensity conditioning
RIST	reduced intensity stem cell transplantation
RIT	radio-immunotherapie
RNA	Ribo Nucleic Acid
RS	respiratoiry syncitial
SCT	stamceltransplantatie
SJS	stevens-johnson-syndroom
SmPC	summary product characteristics
STR	short tandem repeat
TBC	tuberculosebacil
TBI	total body irradition; totale lichaamsbestraling

TE	tracheo-oesofagale fistels
TEN	toxische epidermale necrolyse
TIL	tumor-infiltrerende-lymfocyten
TLS	tumorlysissyndroom
TNF	tumornecrosefactor
TS	transferrinesaturatie
TSH	Thyroidstimulerend hormoon
VEGFR	vasculaire endotheliale groeifactorreceptor
VLP	Virus-Like-Particles
VOD	veno occusive disease
VROM	ministerie van Volksgezondheid, Ruimtelijke ordening en Milieubeheer
VUD	volunteer unrelated donor
VWF	Von Willebrand factor
VWS	ministerie van Volksgezondheid, Welzijn en Sport
WHO	World health organization

Register

Printed in the United States
By Bookmasters